董氏奇穴高级讲座系列

董氏奇穴治疗析要

杨维杰 著

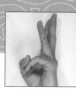

人民卫生出版社

图书在版编目（CIP）数据

董氏奇穴治疗析要 / 杨维杰著.—北京：人民卫
生出版社，2018

（董氏奇穴高级讲座系列）

ISBN 978-7-117-27503-3

Ⅰ.①董… Ⅱ.①杨… Ⅲ.①奇穴－穴位疗法　Ⅳ.
①R224.2

中国版本图书馆 CIP 数据核字（2018）第 227589 号

人卫智网　**www.ipmph.com**	医学教育、学术、考试、健康，	
	购书智慧智能综合服务平台	
人卫官网　**www.pmph.com**	人卫官方资讯发布平台	

董氏奇穴治疗析要

著　　者：杨维杰

出版发行：人民卫生出版社 （中继线 010-59780011）

地　　址：北京市朝阳区潘家园南里 19 号

邮　　编：100021

E - mail：pmph @ pmph. com

购书热线：010- 59787592　010- 59787584　010- 65264830

印　　刷：北京铭成印刷有限公司

经　　销：新华书店

开　　本：710×1000　1/16　　印张：22

字　　数：359 千字

版　　次：2018 年 11 月第 1 版　2024 年 4 月第 1 版第 11 次印刷

标准书号：ISBN 978- 7- 117- 27503- 3

定　　价：68.00 元

打击盗版举报电话：010- 59787491　E- mail：WQ @ pmph. com

（凡属印装质量问题请与本社市场营销中心联系退换）

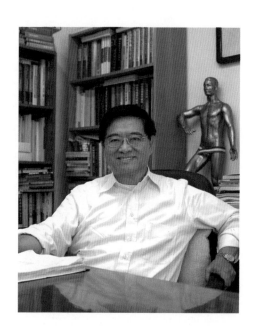

杨维杰医师，生于山东青岛，中国台湾长大，现常居美国，为北京大学哲学博士，北京中医药大学医学博士，中山大学史学访问学者。对于文史哲医学皆有研究，医学及易学造诣尤深。家学中医，并师从多位名医学习。系中国台湾著名针灸师、董氏奇穴创始者董景昌之嫡传弟子，北京中医药大学伤寒论泰斗刘渡舟之博士门生，北京大学著名易学家朱伯崑之博士门生。曾为中国台湾多家报纸撰写医药保健专栏多年。曾任台北市中医师公会理事，美国针灸学会学术组长。

杨维杰医师系第一位（1975 年）著述发扬董氏奇穴，并将其推向世界之医师。从事中医临床四十多年，曾于 1990 年获中国台湾杰出中医师针灸科第一名华佗奖，2000 年获世界中医大会年度最杰出人物奖，以擅治疑难杂症著称。曾为国画大师张大千等人诊治，曾赴缅甸、吉尔吉斯斯坦等地义诊。

1980 年赴新加坡教授《伤寒论》及针灸，1992 年受邀担任上海普陀中医院顾问，在上海讲授董氏奇穴，将董氏奇穴带进祖国大陆。曾应邀在日本、韩国、加拿大、瑞士、马来西亚、澳大利亚、以色列、德国、西班牙、葡萄牙、英国及美国各地讲学。著有《中医学概论》《黄帝内经译解》《针灸经纬》《针灸经穴学》《董氏奇穴针灸学》《实用五输穴发挥》《杨维杰一针疗法》《周易精解》《伤寒论临床应用讲座》等著作。发表中医药及针灸论文百余篇。多本著作已翻译成韩文、英文及西班牙文出版。现于多所中医药大学博士班担任教授及博士生导师，为国际著名医师及学者。

这本书是维杰在欧美亚洲多国讲课《高级董氏奇穴讲座——治疗学》的内容,是一本综合性很强的治疗学,包括了个人研究,以及应用十四经穴、奇穴的精华。本书的内容几乎吸取了《内经》《难经》《针灸甲乙经》《针灸大成》等书的精华,并融入了董师及维杰个人的经验,极具实用性。

奇穴并非万能,十四经穴亦有所不足。虽然讲述的是董氏奇穴的治疗,实际综合了个人其他几本针灸书籍而成,包括:《针灸经纬》《针灸经穴学》《实用五输穴发挥》《杨维杰一针疗法》《基础董氏奇穴讲座——穴位学》《基础董氏奇穴讲座——治疗学》《董氏奇穴高级讲座系列——董氏奇穴穴位诠解》《董氏奇穴高级讲座系列——董氏奇穴原理解构》等书。此书在国外系作为《杨维杰针灸全集》的第九本以繁体字出版。

董氏奇穴今日已成为世界针灸界的显学,可惜迄今市面仍无治疗学的专著发行,维杰值教学及临床之便,时时留心,处处注意,经多年之整理、体会,得将个人经验汇编为《基础董氏奇穴讲座——治疗学》讲义。曾于2004年在韩国庆熙大学主讲,后经韩国大兴出版社将录音转成文字出版。自从2006年《基础董氏奇穴讲座——治疗学》出版以来,转眼间已十二年矣。2006年版的《基础董氏奇穴讲座——治疗学》被韩国医学界认为是董氏奇穴的颠峰之作。

古人云"十年磨一剑",不能否认,十多年间又累积了甚多的数据及临床经验,尤其是对董氏奇穴原理做了深层解构之后,乃以异于《基础董氏奇穴讲座——治疗学》不同的风格,重新编写了"董氏奇穴高级讲座系列——董氏奇穴治疗精要"教材,授课时,专题讲述,反应良好。应人民卫生出版社之邀,决定重加校编,转为文字出版。

做学问当求有用于世,这本书的写作目的,即是在这种期望与目标之下着手进行的。本书是《基础董氏奇穴讲座——治疗学》的升级版本。古人云:"操千曲而后晓声,观千剑而后识器",治疗学的综合性很高,需要丰富的临床经验,它不是一件简单的事情,需要时间的历练及经验的累积。

这本书终于要出版了,的确有着无限的感慨,也有着无比的欣喜。针灸之学浩瀚博大,任何一本书都不可能求其尽善尽美方才出版,这本书不足及错误之处在所难免,还请高明先进不吝指正。

　　1997 年在台北教课,感叹学习中医走遍了大江南北,大洋东西,研读了数千本书籍。当时与三十几名特考及格的中医学生,谈及自己的经验,曾仿关汉卿元曲,做过一首打油词与同学共勉,倏忽又是二十年过去了,今天仍愿把当年的感言,拿来与青年学子共勉。

**　　三十年烈日寒霜,天高地远。**

**　　百万里凄风冷月,水阔山长。**

**　　洒不尽点点方药泪,滴不完苦苦针灸血,中医路几曾稍歇。**

　　本书在编撰讲义时承学生吴静宜帮忙分类,又承入室弟子郑承濬率学生将录音转成文字文件。复承内人庄慕瑜医师校对编稿,特此一并致谢。

**　　　　　　　　　　杨维杰 2018 年初夏于第九次赴欧洲讲学前夕**

1. 这是一本讲述董氏奇穴治疗应用的专门著作,为杨维杰"高级董氏奇穴讲座——治疗学"课程的内容,本为录音,转成文字编辑而成。

2. 本书分为两篇,上篇是"董氏奇穴治疗学基础",首先复习了应用董氏奇穴治疗,必须了解的一些知识,如:奇穴穴位定位及治疗原理、太极全息定位(太极对应)、体应针法、董氏奇穴手法。下篇为"董氏奇穴各科治疗学",介绍了实际的各科治疗,共分七章,包括痛症、内科病变(脏腑疾病)、头面颈项、五官科、妇儿科病、皮肤外科、其他疾病。

3. 每一讲之每一病种,内容一般皆分为三大项详解。即"概说""董师原书设穴""临床常用选穴"。

4. "概说"系针对比较重要之病种或病症,就病症病因先加以简单介绍,有些病症比较浅显易明,就省略了概说。之后若有董老师之设穴,则先列出"董师原书设穴",有些病种原系老师书中所无,为维杰后来加入者,则无"董师原书设穴",直接讲解"临床常用选穴"。

5. "董师原书设穴"部分,将董老师的《董氏针灸正经奇穴学》按病症分门别类,选出设穴。选出的设穴穴位前面列有数字代号,表示属于哪一部位。便于寻找。例如:11 手指,22 手掌,33 前臂,44 后臂,55 脚底,66 脚面,77 小腿,88 大腿,99 耳朵,1010 头面,1111 背腰,1212 胸腹。若后面穴位同属一个部位者,只在第一个穴位写上代号。这个部分以"**解析**"加以**分析**,为什么选用此穴,若治疗同病的穴位有多个,则加以比较,何者为优,先选何穴。

6. "**临床常用选穴**",即目前用于临床的常用选穴,以"**解说**"加以**说明**,基本上皆为维杰个人的经验,有些用法是随老师学习时的临床所见,也公开于课堂,让学员有一个比较。若再冠以"维杰特殊经验"者,系维杰临床应用有效的特殊经验,常是老师书中未设的穴位。

7. 在临床讲述中提到多项的"区位特效二针",即所谓之"**杨二针**",这是维杰临床四十多年,由博返约的特效心得,仅以两针治疗大面积多病种,例如以大白穴配三叉三穴治疗几乎大部分的头痛,可立见疗效,效果甚佳,一般称之为"**头痛杨二针**"。又如治疗肩膀痛,一针取阳陵泉,一针取肾关,就是所谓的"**肩颈杨二针**",简单而有效。再如治腰痛心门配中白是"**腰痛杨二针**",这组穴治疗肾虚腰痛很好,甚至急性腰痛都有效。治疗膝痛,有两组特效杨二针,一组是奇穴,一组是十四经穴。火主配心门就是第一组"**膝痛杨二针**",内关配太冲是治疗膝痛的另一组杨二针。当年维杰就是用这组配针治愈了国画大师张大千的膝痛。在没有出版专书前,本书已公开了多组的杨二针,读者可以在书中找寻应用。

8. "**针方对应**"是维杰针灸教学的新趋势,由于国际最近几年流行经方,维杰在世界十多个国家讲学,发现瑞士不能用细辛,澳洲不能用附子,美国不能用麻黄,有些地区甚至这三味药都不能用,这几味药物不能用,《伤寒论》中的方子,一下子将近三分之一没有药物可用,成不了方子。缺方缺药,还有伪药、重金属的问题,困扰不少人,维杰以教学及临床运用《伤寒论》与针灸四十多年的经验,研究出"针方对应",以针代方,解决了许多问题,并在一些国际中医大会担任主讲,讲授"针方对应",反响甚好。本书从几个病的治疗中介绍了一些"针方对应",例如"感冒杨二针"系三叉三配鱼际(土水中)穴。这组配穴可以代用多个方子。

三叉三进针从荥穴液门透到输穴中渚,可以对应柴胡桂枝汤。三叉三穴若再深透,可以透到手解(少府)穴,这是心经的火穴,就有附子温阳的作用,这样,类似麻黄附子细辛汤的作用也就涵盖进来。鱼际(土水中)穴,是肺经火穴,同辛温药物一样,它本身就有桂枝汤的作用,因为针灸穴位多有双向调节作用,古书讲此穴"无汗能发,有汗能止",可以调节汗液,《伤寒论》说,心下有水气会咳嗽,土水就是胃里面有水,土水穴就能治心下有水气,善于治咳嗽气喘。

土水穴一穴等于多方,如此这两个穴一结合,可以等于大青龙汤、小青龙汤、麻黄汤、柴胡桂枝汤、麻黄附子细辛汤,这两个穴合用就包括了多个方子。在本书中有更详细的解说。

9. 为使读者能够快速寻找治疗穴位的位置,书后附录了每一大部位的彩色总图。大家可以进一步与《董氏奇穴穴位诠解》合参,就能更正确地取穴,提高疗效。

　　近年来维杰已经将董氏奇穴治疗的层次,提升到"区位针法"与"针方对应",并融入董氏奇穴治疗学的讲座中。学习董氏奇穴,不但可以掌握一门新技术,更可以促进十四经,甚至其他科别的进步,这是学习及研究董氏奇穴最大的收获。

上篇　董氏奇穴治疗学基础

下篇　董氏奇穴各科治疗学

上篇 董氏奇穴治疗学基础

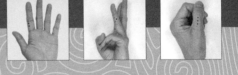

现在市面上的董氏奇穴书籍都是以穴位学为主,穴位学里虽然也有介绍一些治疗学,但不是专门,都是附带的。事实上治疗学非常重要,就如同我们学中医处方一样,一般认为把药物学学好了,就很好,那是不对的,药物学只是基本,怎么把药物配伍得更好,成为方子,成为治疗学,这才重要,我们知道治疗学比单纯的药物、穴位更重要。

　　简单举个例子,比如说我们研究药物,研究得再好,你不把它组成方剂,你应用起来等于堆砌药物。现在很多人应用针灸治疗,也在堆砌穴位。例如一碰到坐骨神经痛,他看到董氏奇穴书上设有 26 个治坐骨神经痛的穴位,他不知道怎么选,每次就都用上去。这些年国内出版了一些董氏奇穴的书,有些一看就知道没有学过董氏奇穴,也在编书,但是写得冠冕堂皇,说什么感谢一些老师,包括了感谢杨维杰老师。其实他可能只是看过我及其他人写的书,再重新排列组合一下,就在编书了。他的书前面讲穴位,后面讲治疗,根本就是把董氏奇穴的主治堆砌排列,比如说坐骨神经痛一项,他把所有董师的设穴,二十几个穴都列上了。膝盖痛他把董师的所有设穴十几个穴,也都列上了,也不加以解说,读者根本就不知道怎么选择,一用就要十几二十个穴,这样反而不如其他不学董氏奇穴的医生,干脆在痛的地方扎个五六针,用针可以少些。

　　我们学中医,比如说学方剂,你方剂背熟了,药物的主治虽然不熟,还是能用得很好。一样的道理,我们把奇穴治疗学搞熟了,反过来穴位学的主治也就明白得更深,更灵活。有句话说"熟读汤头,临证不愁",没有人说,熟读本草,临证不愁,因为汤头方剂"上连临床各科,下连药物"。比如我们讲《伤寒论》,我问你,麻黄汤主治什么? 桂枝汤主治什么? 这就是方剂学。如果是问你,感冒伤寒无汗用什么方? 感冒中风汗出用什么方? 答案汗出用桂枝汤,无汗用麻黄汤,那就是内科学,内科学包含了方剂学。学问就是这样一层一层地往上发展的,现在讲的治疗学当然比前面的穴位学要深入,大家都已有穴位学的基础,再往上就要学习及深入治疗学。

　　以下要讲的都是我这些年来更实用、更常用的,希望大家跟我一起研究过之后回去都用得很好。

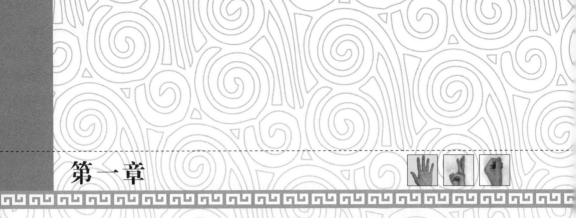

第一章

奇穴穴位定位及治疗原理

　　大家读过我的穴位学，或者过去上过穴位学的课，虽然已经学过基本原理，这里还是要对奇穴原理复习一下，并且做一些补充。在董老师的唯一著作《董氏针灸正经奇穴学》里原来没有任何原理，这些原则原理都是我经过几十年临床及教学，逐步研究累积而成的，对于学习董氏奇穴及应用于治疗很有帮助。

　　应用董氏奇穴要掌握几个基本原则原理，最重要的是三个方面，即：**脏腑别通**、**太极对应**和**体应针法**。

　　"脏腑别通"可以说是特别的脏腑经络学说，有别于十四经络的表里经、同名经。脏腑别通可以解说董氏奇穴很多穴位的主治原理。

　　再来是**"太极对应"**，太极对应可以分析认识董氏奇穴的布局，进而也就可以用于治疗。比如膝盖对应到肘，这是一种对应，也就可以用于治疗；肘有病可以针膝盖附近的侧三里、侧下三里，遇到膝盖痛就可以针肘部附近的穴位，如心门、曲池，都是很有效的。

　　在后面会有更深入的解析，哪一方面的膝盖痛用哪方面对应的穴位，这就说明了太极对应的重要性。我研创的**区位针法**，尤其是以太极为最重要的基础，然后再配合三才，就发展出几十组特效的**区位治法**，只凭两针的组合，就能治疗大面积、多症状的疾病。

　　第三是**"体应针法"**，体应针法是我应用及发挥董氏奇穴的一大特色，在《内经》里虽也有五体刺法，但《内经》讲的多半是局部刺，偏于阿是刺法，哪个关节痛，就扎哪个关节的部位，哪个肌肉痛就扎哪个肌肉的部位。我的体应针法则是远处取穴。

体应针法的"以体应体"就是以骨治骨，以筋治筋，以肉治肉，以皮治皮。针肌肉能治远处的肌肉病，针骨节能治远处的骨节痛。

体应针法的"以体应脏"还可以对应到内脏，贴着骨头的穴位进针，就可以治疗肾脏的病；贴近筋进针或刺入筋，就能治疗肝的病。

体应针法是很重要的一种针法，临床上我们会遇到很多骨头病，就需要贴骨针或者针抵骨的穴位；很多筋方面的病，我们就要贴筋针或刺入筋，例如脖子扭伤，脖子是个大筋，我们针跟腱上的正筋穴效果非常好。这是我们基本要了解的。

这些脏腑别通、太极对应、体应针法，都是我经过几十年研究总结出来的，作为解构董氏奇穴的原理，并用来作为发挥董氏奇穴的工具，这样穴位就很容易应用了。可以这么说，最后穴位变成了原理的工具，你掌握原理之后，不只是董氏奇穴是应用的工具，十四经你也可以套用这些原理。

太极、体应、脏腑别通这几个原理方法掌握了，我们就可以进一步地来介绍董氏奇穴的治疗了。在介绍董氏奇穴治疗的时候，我也会把相关的十四经特效穴给大家介绍。为什么呢？因为有个比较，也有相辅相成的作用。

我们治什么病，最好要掌握两组穴位，哪怕是董氏奇穴，你治一个病也要有两组穴位，这样可以切换轮替，如果加上十四经也有特效穴，那么变化就更灵活。早年我还在读大学时，有一次在一个地方义诊，好多医学院的学生跑来看，说：这有什么稀奇，就靠奇门怪穴来治病。我听他们这么讲，就全部改成十四经，他们又说了：哇，十四经也这么有效。所以我们不只奇穴要熟练，十四经也要好。事实上，我是先有十四经的基础，然后才能再深入研究发挥奇穴的。当年考中医师执照主要是只考十四经穴为主的，古歌诀一定要背得很熟，才能考取。我的第一本书是《针灸经纬》，第二本著作是《针灸经穴学》，这两本书对于十四经穴位的主治应用做了很深入的分析，被韩国誉为20世纪最好的关于十四经穴的书。我在这两本书中提到了很多董氏奇穴，很多人想了解董氏奇穴，之后我才写了一本《董氏奇穴针灸学》，由于有了十四经的基础，我才能发挥董氏奇穴，但是在深入董氏奇穴以后，我又从董氏奇穴里面得到一些新的启示，再回过头来回馈十四经,十四经穴的应用也跟着进步,相辅相成。

我们不要认为学习董氏奇穴可以通治百病,的确可以治百病,可是有些病也许你用董氏奇穴有七成效果,可是有些十四经穴却可能有八成效果,所以我们不要太偏执,不要认为学了董氏奇穴就不用学别的东西了,董氏奇穴及十四经穴都是中医学大整体里的一部分,有一定相关性,可以相辅相成。方药也如是,针灸跟方药有同样的道理,你针灸学好了,有时候回头再看方药,也随之进步了,也就是说整个中医的知识越深入、越全面,那么董氏奇穴也会学得越好。大家已经学过奇穴的主治及应用了,若能多方面地认识中医理论,董氏奇穴就可以应用得更好。

接下来,我们开始进入主题,是复习,也可以说再深入,认识一下董氏奇穴治疗学的几个重要原理原则。

第一节　脏腑别通

首先谈谈脏腑别通,经我多年研究,它的由来及原理与开枢阖有关,我们过去上课已介绍得非常清楚,还不明白的,可以看看我写的《董氏奇穴原理解构》。

脏腑别通本来只有五脏别通,原称"**脏腑通治**",首见于明代李梴的《医学入门》中,清代唐宗海之《医经精义》有稍详细的解说,条文主要是"**心与胆通**,心病怔忡,宜温胆为主,胆病战栗颠狂,宜补心为主;**肝与大肠通**,肝病宜疏通大肠,大肠病宜平肝经为主;**脾与小肠通**,脾病宜泄小肠火,小肠病宜润脾为主;**肺与膀胱通**,肺病宜清利膀胱水,膀胱病宜清肺气为主;**肾与三焦通**,肾病宜调和三焦,三焦病宜补肾为主"。没有提及心包络与胃。

唐宗海所说的治则很简单,**只说到"心与胆通**,心有病宜温胆,胆有病宜补心;**肝与大肠通**,肝病宜疏通大肠,大肠病宜平肝经;**脾与小肠通**,脾病宜泄小肠火,小肠病宜润脾;**肺与膀胱通**,肺病宜清利膀胱水,膀胱病宜清肺气;**肾与三焦通**,肾病宜调和三焦,三焦病宜补肾"。没有提出是用针灸还是用中药,也没有提出详细治法。

可是这段条文给了我一个启示:例如"肺与膀胱通",我在临床扎针就发觉,针肺经的穴道可以治很多膀胱经的病,针膀胱经的穴道可以治很多肺经的病,后来我跟董老师学习的时候，发现董老师的许多穴道跟这些原理相合，比十四经大部分的穴道更合这些原理。我再深入研究，发觉这竟是董氏奇穴在中医针灸学的核心思想内容。董老师在他的董氏奇穴书里讲述，其祖先用的穴虽然叫正经，跟十四经略有区别，但没有指出区别在哪里。我个人经过临床深入探索及验证，发现区别就在这里。

李梴及唐宗海的书中所述，本来只有肝心脾肺肾的五脏别通，后来我就想：那心包跟胃呢？是不是也通呢？经过实践，我用内关治膝盖痛，发现效果非常好，内关自此成为我四十几年来治疗膝盖痛的特效针。

讲到这里，要讲个小故事，大家不要在不了解状况前，就对某一门学问加以排斥。那年海峡两岸刚刚开放，1989 年我有一个学生，他跑到北京，在中医研究院附属的一个医院看诊，在那里跟某名医观摩学习几天，第二天看诊时来了个膝盖痛的病人，此位名医就以膝盖周围为主，扎了好多针。我那个学生摇了一下头，不幸被那位医生看见了，就问他："我针得不对吗？你们那里怎么针？"学生回答："我的老师只针内关一针。"那位医生马上恼羞成怒，他带了一堆学生，就大声地对着学生说："哪有听过内关治疗膝盖痛的？你们几位有没有看过书上有这样记载的？有这种道理吗？"我的学生赶忙说对不起，只好低着头就走人了。这件事说起来，那位医生可惜了，他当时可以问一问我那个学生："你们老师为什么针内关？你讲讲道理，出处在哪里？"我那位学生就会跟那位医生讲是因为透过脏腑别通，因为我都教过我学生出处。如果这位医生听了回去研究，以他的经验学识，一定会有更多发现发明，因为他太有名了，我就不讲名字了。

其实内关治膝盖痛非常有效，因为它在两筋中间，我们知道古人称膝盖为"筋之府"，膝盖是人身屈伸度最大的活动部位，所以"筋会阳陵泉"，就在膝盖旁边，膝盖血管很密集，很多心脏衰弱的人膝盖会跟着受影响，所以为什么董老师治膝盖痛的穴位都是跟心有关，跟强心有关。古人治膝盖痛最常用的穴位是行间与太冲，肝主筋，行间跟太冲当然是肝经的穴位。董老师的火硬、火主穴，紧邻在太冲、行间旁边，名叫火硬能使心脏强硬，称火主就是主宰心脏，这两个穴位强心是非常好的，古人用来治膝盖痛，我们就可以把它联系在一起。所以我用内关也是强心的，而且内关在两筋之间，通过手足厥阴经相通至肝经，可以治疗膝盖痛。

后来，我又再研究，发现内关也是治疗胃痛特效的穴位，那么这个内关应该是透过胃,透过通达胃经来治疗膝盖痛的,为什么呢?因为行经膝盖最主要的经络是胃经,胃经通过膝眼犊鼻穴,所以我就想应该是胃经与心包络有相通关系,我回头再用胃经的足三里来治疗心脏病,也是特效,我就确定了胃与包络通,最后就把五脏别通加上了胃与包络通,因为全通了,我就不叫"五脏别通""脏腑通治"了,就改成了"脏腑别通"。原来没有应用的原则,后来我就用董氏奇穴来解说,再后来我又把它用在解说十四经穴,以及伤寒论的一些应用,非常实用。

下面我们就举些实例,对"脏腑别通"的应用加以说明。在我的《董氏奇穴穴位诠解》及《董氏奇穴原理解构》中,对脏腑别通都讲得很详细,这里粗略地跟大家讲讲,作为复习。

一、肺与膀胱通

董氏奇穴用肺经的重子穴、重仙穴治疗膀胱经的背痛,背痛在后面,与膀胱经有关,重子、重仙在肺经上,肺与膀胱通是最基本的原因。另一个原因是太极全息对应,我昨天也讲过了,重子、重仙两穴在手掌太极全息的分布,一个穴在胸部的部位,一个穴在脖子的部位,所以它们在治疗颈胸背的位置上,从太极对应也讲得通,再加上透过经络相通,也说得通,应用起来就更有信心了。

一个穴位能以越多的原理来解释它,那这个穴位你用起来就越有信心,越有效。有些穴位可以透过脏腑别通解释它,透过体应可以解释它,透过三才可以解释它,多个原理总合都说得通,应用起来绝对是特效的。

重子、重仙可以治疗子宫肌瘤,也可以说是透过脏腑别通的肺与膀胱通起到作用的,那妇科穴呢?妇科穴在肺经上,可以治妇科病,尤其是子宫痛,也是脏腑别通理论的发挥。大家会问:为什么治子宫病跟膀胱经有关呢?书上一般似乎没有讲子宫跟哪条经络有关?肝经绕阴部一周,这一定有关系,另外呢,从《伤寒论》及《金匮要略》里我找到了答案,《伤寒论》有个桃核承气汤,它能治疗蓄血证,血蓄于膀胱常常会精神恍惚。当年我在大学读书时,读的是当时最热门的企业管理系,可以说是报考大学首选的科系,大家都是经过严格的大专联考入学的,在考试过程承受了很大压力,很多女同学半年了月经还不通,有时候精神很恍惚,我就给她们开了桃核承气汤,月经很快通了,精神就好了。我们知道桃核承气汤可以治膀胱蓄血,跟气血有关。后来,我常用桂枝茯苓丸治子宫肌瘤非常好,桂枝茯苓丸跟桃核承气汤都有桂枝,桂枝是入膀胱经的,我就知道,子宫与膀胱经有关。所以我就用肺经的穴位来治子宫方面的病变。例如,用董氏奇穴妇科穴,或重子、重仙可以治妇科病。

二、脾与小肠通

来看脾与小肠通。湿热黄疸在古书中最常用的穴位是腕骨穴,《通玄赋》说:"固知腕骨祛黄疸";《玉龙歌》说:"黄疸亦须寻腕骨";《玉龙赋》说:"脾虚黄疸,腕骨、中脘何疑";《卧岩凌先生得效应穴针法赋》说:"固知腕骨祛黄,应在至阳"。腕骨为什么能治黄疸? 腕骨是小肠经的原穴,小肠为分水之官,大便从这里到大肠,小便从这里分入到膀胱,小肠经是泌别清浊的,所以解毒要穴分枝上、分枝下在小肠经上,跟免疫功能也有关联。

小肠经与利水祛湿很有关系,通过"脾与小肠相通"之原理,能治疗脾经之多种病变。对于湿热黄疸,古书用小肠经的原穴。董老师的肝门穴治疗肝炎黄疸特效,也在小肠经上。所以如果了解十四经经络原理,就会知道许多董氏奇穴是与十四经穴原理相符合的。肝门穴在小肠经上,可以治疗肝炎,效果更好,为什么呢? 这是因为穴位分布合乎三才,我们知道每个部位都有上焦、中焦、下焦,董氏奇穴的肝门在前臂的中央部位,对应中焦,对应到肝。

再来看看董氏奇穴之天皇(即脾经的阴陵泉)及肾关,治疗五十肩疗效显著。一般来讲,治疗后背痛、五十肩,小肠经的穴位是非常重要的,日本有几位针灸的名家,他们治疗肩背病常取小肠俞,我们知道小肠经络"……上循臑外后廉,出肩解,绕肩胛,交肩上",在肩胛(背部)绕过,用小肠经穴位治疗肩背痛,是有道理的。

董氏奇穴的天皇(阴陵泉)及肾关,能够治疗肩背痛,且效果很好,天皇(阴陵泉)、肾关是脾经的穴位,这就印证了脾与小肠通。虽说脾与小肠通,但你也不能随便扎一个脾经的穴位来治疗五十肩,还必须配合三才,用起来效果才好,阴陵泉及肾关在小腿的三焦对应来说,是偏于比较上面的部位。这只是举简单的例子,后面讲一些穴位的时候,我会把一些原理放进去,了解了为什么这么扎,你就有信心了,这很重要。

三、心与胆通

我们看心与胆通。针刺中九里穴（胆经的风市）治疗失眠、心脏病、胆囊炎效果非常好。有一句话说："诸痛痒疮，皆属于心"《素问·至真要大论》，怎么讲呢？痒的时候，心越烦躁越痒，越怕痛还痛。我们扎风市治痒痛都是非常特效的，为什么扎胆经穴位治疗痒痛呢？

中医把痛和痒归类于风，有痛风，有头风，有些痒症，像荨麻疹忽然就来了，属于痒风，这些病我们在风市扎针非常有效，这就是心与胆通，针胆经能治疗跟心经有关的病。一般来说，有一个病，或一个部位痛，可以取一个对应的特效针。全身好多部位痛，是不是一个一个取对应针呢？这样就太多了！不必。只要扎一个风市穴。还有一些病人来了，你一时不知道该扎哪里，就可以先针风市穴。这样一扎不管怎么样，他都好一点，先把他定在那里，你再进去翻书。有时候你早期临床，经验及知识不够，需要有一些小技巧，先把患者定在那里，再进去翻书，找更有效的穴位。找到穴位，你再回来问他是否好一点？病人会说"好一点了"。这时你可以说：好，我帮你换一针更有效的。其实，你是看了书以后才要换针的，病人会很感激你，认为你这么关心我。

这个风市穴就像小柴胡汤，很多医生治病也不知道怎么治，一般就先开个小柴胡汤，多少好一点，为什么呢？小柴胡汤可以让你胃口好一点，"寒热往来，胸胁苦满，嘿嘿不欲食"，这是小柴胡汤的主症。事实上，我们多数的疾病都会影响食欲，服了小柴胡汤食欲会好一点，下次来再给他换药。以前我知道有个姓王的医生，他每次看病都会让人开胃，病人就很高兴，下次再去，经过研究才给你换个对症方。同样的，小柴胡汤是少阳胆经方，风市也有这样的功效。所以说，针药理论基本上是相合的。

四、肾与三焦通

我们再看肾与三焦通，肾与三焦通用得挺多的，三焦经的几个五输穴：关冲、液门、中渚、阳池、支沟，都是水字旁，都跟水有关，董老师治肾炎常用中白穴、下白穴，中白、下白在三焦经上，透过肾与三焦通，有补肾治肾的作用。我们看一下掌太极，握起手掌，掌背每一指本节作一连线为腰脐线，在掌面则为感情线与智慧线的连线为腰脐线,腰脐线对应肚脐,腰脐线(倒象)下面一点为中白穴,就可以对应到肚脐上的水分穴,其作用就能利水治疗肾病。

或许董氏先祖原本是很有原理的,但董老师不太了解原理,平心而论,老师最大的功绩就是不私密,把绝学公开,这是非常重要的事。董老师因为很年轻就被抓去当兵,充军,跟着部队,读书不多,所以老师的唯一著作《董氏针灸正经奇穴学》,是老师口述,袁国本师兄记录,内容虽简略,却给我留下了很大的发展空间。

中白穴紧邻手掌腰脐线,可以说就是手掌的水分穴。董老师又称其为鬼门穴,"开鬼门,洁净府"是我们中医治疗水肿很重要的一个方法。开鬼门是发汗,洁净府是利尿,其实发汗利尿是一起的,通上窍启下窍,一般以为五苓散是利尿的,其实不是,五苓散你看后面写的是"多饮暖水,汗出愈"。服了五苓散要多喝温开水,出点汗,透过发汗利小便,开上窍启下窍。

对于鬼门穴,我认识的一位曾经跟老师学过奇穴的人,几十年没有做针灸,在其他行业工作,近些年董氏奇穴风行,他又开始重新从事针灸工作,他把鬼门穴当成如孙真人的十三鬼穴一样,意思及作用就差很远了。

中白穴可以利水,我们常以中白穴配脚上的临泣治疗水肿,董老师称临泣为水曲,也跟水肿有关。另外,中白穴治腰痛也很有效,它在三焦经上,三焦与肾通,但更重要的原因是它在腰脐线,治腰痛当然很有效。

腰脐线下一点,是肾脏线,肾脏线治腰痛也很有效。腕太极的手腕一带,也是腰脐线,都可以治腰痛,包括阳溪、阳池、养老,手腕腰脐线的上面是骨头,当然不可能扎,再上面一点,贴着骨头的几个穴,如下白、内白、手门金、灵骨等,都是在骨头上面,这个其实是腰肾线,它治腰也治肾,这一带能治腰痛,下面一点也治腰痛。

中白、上白、大白都分布在腰脐线,都治腰痛。在腰脐线的三叉一、三叉二、三叉三也都有治腰痛的作用。

肾与三焦通。治腰痛选三焦经的穴位甚好,三焦经的穴位,跟肾的关系最密切,所以我治一般的腰痛最常用中白。

董老师的奇穴还巢穴治疗不孕甚效,这个穴位其实也在三焦经上,也是透过脏腑别通,与肾通发挥作用的。我用妇科、还巢这两个穴,通治所有的妇科病,而且治不孕症极有效,几十年来治愈了数百对不孕夫妻,这两个穴一个是透过肾与三焦通调节肾脏,一个是透过肺与膀胱通调整子宫,这两针一扎,卵巢子宫就都治到了,而且很奇妙的,一个在阳面,一个在阴面,阴阳互济,所以作用非常好。从太极对应来说,大家知道掌太极的正向,指尖对应到阴部,再上面一点就对应小腹部,妇科穴、还巢穴都在这个水平,这也是有效的原因。我当年用的虽然很有效,但不像今天这样通晓原理,一些原理后来创研出来,解释得越来越合理,用得就更有信心。

五、肝与大肠通

来看肝与大肠通,曲池位于大肠经上,是降血压治头晕的特效针,也是治疗腹泻的特效针。根据三才定位来说,曲池在前臂的下焦尾,在上臂的的上焦头,所以它治疗头晕有效,治疗腹泻有效。治腹泻还因为它是大肠合穴,"合主逆气而泄"。能治头晕,则是透过大肠与肝通。同样的,灵骨治疗头晕也有效,大白治头晕也有效。

大白为什么治头晕很有效?因为它五行是属于木,木主风,大白不必讲三才也有效,所以另外一点,就是五行非常重要,虽然董氏奇穴好像没有讲井荥输经合,可是董氏奇穴基本上它的取名,常是以木火土金水命名的,跟五行有一定的联系,如果再按它的位置,配合五输穴——井荥输经合的位置,及木火土金水的属性搭配起来,会运用得更好。

再看几个肝与大肠通的例子,手指上的一些穴位,如大间、小间、外间、浮间,都可用来治疝气,效果非常好。疝气中医认为跟肝有关系,因为肝经绕过阴部一周,而且古代十个歌诀有九个都是用大敦,大敦为治疝气第一特效针,大敦是肝经的井穴,阴经的井穴五行属于木,它是木经的木穴,疏经调经的作用特别强,所以用大敦。

食指基本上与大肠经有关,食指上的穴位,透过大肠与肝通可治疗疝气。

另外,肝经的太冲可以治疗腹中痛泻,为什么?因为肝跟大肠通。太冲是木经的土穴,木土不合的病取用太冲很好,我们知道有一个病:腹泻,要用痛泻要方,什么叫痛泻?这就是肝气不和,当你想要拉肚子,就肚子很痛,拉过就好了,这就是木土不和,这种病扎太冲有效,因为它是木经的土穴。但我现在多半是用门金,门金在陷谷穴后面,因为陷谷本身是胃经的穴位,胃跟大肠是手足阳明经,同名经相通,而且陷谷本身是土经的木穴,也有木土两性,它就能够疏调木土,治疗肝脾不和,所以后来我就不用太冲了,因为门金更直接。原理都是相关的。肝与大肠通我只举这几个例子,后面很多的穴位会用得到。你们只要记住相通的基本应用就好。

六、心包与胃通

最后再看心包跟胃通,扎心包经的内关治胃痛很有效,治疗膝痛更有效,因为胃经直接经过膝盖的犊鼻穴,胃经的足三里可以治心脏病的胸闷,效果也很好,我们现在常用足三里治疗心脏的病,也可治肺的病。董老师用通关、通山、通天治心脏病,这三个穴是在胃经上,这都是包络跟胃通的用例。通关在膝盖上5寸,通山穴在膝盖上7寸,《针灸大成》说膝盖上6寸伏兔穴是脉络之会,这个络跟血络及心脏包络有关,通关、通山夹着伏兔穴,所以通关、通山能治疗心脏病,我们也可以说这是因为胃与心包络通,但为什么不用别的穴位呢? 因此也要考虑到这些因素。

目前针灸的经络疗法多半只是表里经,手阳明大肠病针肺,肺有病针大肠;或者同名经相通,就是手阳明治足阳明,手太阳治足太阳,等等。表里经取穴是一脏一腑,一阴一阳,重点在平衡;同名经是一手一脚,一上一下,重点在疏导,但脏腑别通呢,则是一脏一腑,一手一脚,一阴一阳,一上一下。就以肺与膀胱通来说,肺是手的阴经,膀胱是脚的阳经,肺是脏,膀胱是腑,这里就顾到了手与脚,阴与阳,脏与腑,既疏导又平衡,具有高度的疏导平衡作用,最为全面。效果当然突出,我研究这就是董氏奇穴原理中最重要的核心,所以排到前面跟大家讲。

第二节　太极全息定位(太极对应)

现在来看第二个部分:太极全息定位,或称太极全息观,简称太极对应,或"太极针法"。太极全息不只可以解释董氏奇穴穴位的布局,也可以解释许多十四经没有揭开的穴位布局之迷,太极可以说是解开穴位布局的钥匙。我的太极全息观是太极分两仪,两仪分四象,四象分八卦的太极观,是以活动中枢及元气中枢为主的一种太极观。

受宋明太极学说的影响，医者探求人生的太极，然后就找出了命门为太极，也有人认为肚脐是先天元气所生，为太极。这些学说就如同五脏别通，写得很简单，可是对于我来讲，却启发很大。

命门是人身的中枢，肚脐也是人身中枢，我综合以后，将命门及肚脐都作为人身的中枢，一为活动中枢，一为元气中枢。并把命门及肚脐连成一线，称为腰脐线，作为总太极，配合一处一太极，一物一太极，就研创出自己的太极全息观，后来更加发展，从大太极（肘膝太极）、中太极（腕踝太极），以至于手掌脚掌的小太极，发展至今已经很全面，原理原则越全面，穴位应用起来就越有信心、越灵活。

关于太极全息观更详细的原理原则，我已经写在《董氏奇穴原理解构》这本书里了，此书对于董氏奇穴的布局，解说得很详细，大家可以参考。

这里主要讲的是了解它的应用，太极全息观是以腰脐为总太极，其他太极之中央皆为腰脐，阳面对应腰命门，阴面对应肚脐。以下分别介绍一下大太极（肘膝太极）、中太极（腕踝太极），及面部、手掌的小太极。

一、大 太 极

先从大太极看起，大太极又称肘膝太极，是以肘膝为太极点，对应腰脐总太极。借由下面这个图，我们就很容易理解（图1）。

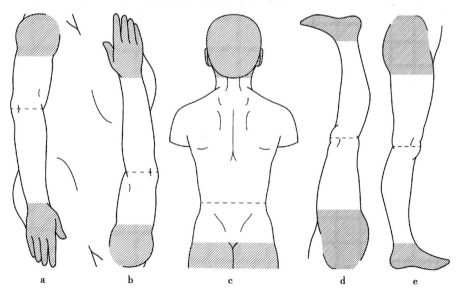

a　　　　　b　　　　　c　　　　　d　　　　　e

图1　大太极

太极对应的大太极,可以分为下面几种对应:

(一)手躯顺对

将上肢自然下垂,与躯干呈顺向并列对置,则有如下对应:即肩对应头,上臂对应胸(背)脘;肘对应脐(腰);前臂对应下腹(腰骶);手对应阴部。

例如肩膀对应到头,肩中穴就在肩膀中央,就对应到鼻子,所以治疗流鼻血及治疗鼻塞特效;再如上臂的天宗、人宗对应到心肺,治疗心脏病;上臂后面的首英、后枝就对应到脊椎,能治脊椎病;肘对应到肚脐,肚脐痛可以扎肘部的曲池穴;前臂对应到小腹部;手掌就对应阴部一带,包括髋骨,所以灵骨、大白就能治疗髋部一带的疼痛。

(二)手躯逆对

将手举起来,上肢与躯干呈逆向并列,可有下列对应关系:即手(腕)对应头(颈),前臂对应胸(背)脘,肘对应脐腰,上臂对应下腹(腰骶),肩对应阴部。

手掌对应到头,所以手掌的穴位我们常常用来治疗五官的病变;前臂对应到胸部,能治胸部病的穴位很多,如十四经的内关、间使,董氏奇穴的火串、火陵、火山等;头跟胸部之间的部位是脖子,手掌对应头,前臂对应到胸,手掌(对应头)跟前臂(对应胸)之间的手腕就是脖子线,所以手腕上的一些穴位,如养老、阳池可以治疗脖子病,因为它也是中太极(腕踝太极)的中点,即腰脐线,所以也可以治腰痛。

针灸歌诀说"头项列缺寻",列缺这个穴在手腕,在大太极,就是脖子线,对应脖子,可以治项,治脖子,但是如果按照三焦定位来讲,列缺是上焦的头,所以列缺可以治头痛,如此"头项列缺寻"的道理就很清楚了,古书只说头项列缺寻,没有解释原理,但从太极定位及三焦定位,我们就找出了理由。

此外,我们常用肩膀一带的穴位来治疗阴部的病变,因为这里肉多,所以它健脾的作用很好,我们知道白带多湿,健脾可以理湿,肉多处就可以健脾,所以这一带的李白、云白、肩中等穴位,都可以治妇科的病变。

(三)足躯顺对

将下肢与躯干顺向并列对置,则有如下对应:即髋部对应到头,大腿对应胸(背)脘,膝对应脐腰,小腿对应下腹(腰骶),足对应阴部。

大腿对应到胸部,所以治疗胸脘疾病,常取用大腿上的穴位,如驷马穴治肺,通关、通山治心脏。臀部对应到头,大腿对应到胸,所以臀沟部就对应到脖子。早期我曾治疗一些瘰疬,就是一颗一颗长在脖子的淋巴结节,我就用臀沟的承扶、秩边治疗,非常有效。

小腿对应下腹,小腿的穴位可以治疗下腹部位的病变,如下三皇、三阴交治疗妇科、泌尿系疾病,用得很多;脚就对应到阴部,治疗阴部的穴位就更多,如大敦、隐白可以治崩漏,大敦治疝气、阳痿等。

(四)足躯逆对

把脚举起来,将下肢与躯干呈逆向排列,可有下列对应关系:即足对应头、踝对应颈项、小腿对应胸(背)脘、膝对应脐(腰)、大腿对应下腹(腰骶)。

例如治疗头面的病,常用脚也常用手,当然手比较方便些。但治疗偏头痛,陷谷穴、门金穴比手更有效。很多人偏头痛已经十几二十年,我们说久病入肾,陷谷穴贴骨针的时候就变成门金,骨头跟肾相应,贴骨针可以治久病。

脚对应到头,小腿对应到胸,对应头胸之间的跟腱穴位,如昆仑、正筋、正宗都是治脖子病特效的穴位。治脖子一般病痛,我们用昆仑就可以,可是脖子病太严重了,就非董氏奇穴的正筋穴莫属。

大腿对应到小腹部,所以大腿的穴位,如姐妹一二三可以治妇科病,效果很好,它们的部位比较高,再过来髋部这一带可治疗阴部病,因为偏于局部的,我不太用,我用脚及小腿治疗阴部病比较多。

(五)手足顺对

将上肢与下肢顺向并列,以肘对应膝为中心,可有下列对应:即肩对应髋、上臂对大腿、肘对膝、前臂对小腿、手对脚。

所以,肩中穴可以治疗髋部痛及抬腿无力;膝部有病常取肘部穴位,我最常用心门穴治膝痛。常用手上的穴位来治疗脚的病,例如五虎穴,治疗脚、脚趾、脚踝非常特效。后来我又按微太极来分,将五虎一、五虎二、五虎三、五虎四、五虎五治什么,分得很细,这样我们用的时候就不需要五个穴都扎,有的人搞不清楚嘛,全身骨肿五个穴都扎,上肢肿也是五个穴,下肢肿也是五个穴,反正它们是治疗全身骨肿。实在没有必要,将五个穴区分开了,我们用穴就精简而有效。

(六)手足逆对

将上肢与下肢呈逆向排列,可有如下对应:即肩对应足、上臂对应小腿、肘对应膝、前臂对应大腿、手对应髋。

在手躯顺对中,手亦对应到髋骨,在这里可见手对应到髋部两次,所以它治疗髋骨及坐骨神经痛甚效,董师常取手上之灵骨、腕顺、中白等穴治疗坐骨神经痛,用得很多,效果很好,这是大太极,有六种对应定位,非常实用。

二、中 太 极

中太极又叫腕踝太极,以腕踝对应到腰脐,腕太极以手腕为主,前面到手指尖端,后面到前臂中段,踝太极以脚踝为中心对应到腰脐,前面到脚趾,后面到小腿中段,现在给大家看个图,就会比较清楚(图2、图3)。

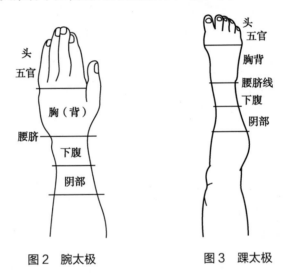

图 2　腕太极　　　　　　　图 3　踝太极

手腕是太极,即腰脐线,太极分两仪,两仪分四象,腰脐线之上面,手掌对应到胸背,所以重子、重仙治胸背甚效;手指(自本节至手指一二节)对应到五官,手指最后一个指节对应到头,指尖就对应到头顶,腰脐线之下面(前臂前段)对应到下腹,之后对应到阴腹部,尾端(前臂中段)支沟穴一带对应到前后阴,所以支沟(董氏奇穴火串)治疗便秘,肠门在小肠经,治腹泻,其门、其正在大肠经上,治疗痔疮,都与肛部有关。

如果是反过来,腰脐线不变,腰脐线之上面,手掌对应的是下腹(腰),手指对应到阴腹(有毛处)部,指尖对应到阴窍。腰脐线之下面(前臂前段)对应到胸脘(背);之后尾端(前臂中段)间使穴一带对应到头面,间使治疗五官病是不错的,治疗发音非常有效,所谓"病变于音者取之经",间使是经穴(属金),所以治疗声音沙哑等方面的病,我们常取间使;治疗打嗝,基本上也是最常用间使穴。间使的三焦定位近于上焦与中焦的交会附近,相当于膈部。攒竹穴(董氏奇穴上里穴)也是治疗打嗝的特效针,该穴位在上焦中焦交会的地方,它的三焦定位相当于膈,所以上里和间使都是治疗打嗝的特效针。

我们再看看脚踝太极,脚踝太极以脚踝为太极点,脚踝一带是腰脐线,所以正筋、昆仑、太溪都是治腰痛很有效的穴。脚踝太极也有正象、倒象,正象就是脚顺着,小趾头对应到头顶,脚趾间的穴位对应到五官,脚两边比较突出的骨头后是胸背,中太极是以脚踝为主,脚踝是腰脐线,腰脐线之前是胸背,之后是下腹,即在复溜、三阴交这一带是下腹,治疗下腹病甚效,到了小腿中段承山穴这一带是对应阴部及肛门,所以承山治疗痔疮,效果非常好,这是正象。

倒象则是小腿中段对应头,之前是五官区,五官区与脚踝之间对应胸背,脚踝对应腰脐,即腰脐线。脚踝之前对应下腹,脚趾间的穴位对应到少腹,脚趾头对应阴窍。这些应用有部分与大太极重复,前已论述,这里就不再说了。

三、小　太　极

我们看小太极,先看脸上的小太极,来看看下面这个图(图4),起源于《灵枢·五色》篇。从上往下,这可以说是面太极的正象图。

你们看,这个1是两眉中间印堂部位,肺在此处;两眼中间肺下来一点,2的部位是心;鼻子起头3的这个地方我们叫山根,山根这里是肝;鼻准(鼻头)4是脾;人中5是膀胱、子处,包括子宫;肝的两边内眼角下面6是胆;脾的两边鼻翼7是胃;眼下颧骨8的部位是小肠;眼角直下至颊部9的部位主大肠,由颧向颊部之处10的部位主肾(同鼻子下缘平行)。

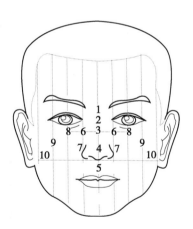

图4　面部小太极正象图

董氏奇穴面部许多穴位之应用,可以用此图说明,或者说是相符。

两眉中间是肺,两眼中间是心,董氏奇穴的镇静穴就在这里,扎针时最好从上面一点进针，从肺透到心，为什么呢？我等一下会讲微太极，手掌大白穴至灵骨穴间形成一个微太极，最上面大白是头，中央是胃，最下面灵骨是腿脚，合谷穴差不多相当于胃，大白相当于头，大白和合谷中间，我们叫间谷，间谷相当于心跟肺的地方，这个间谷是镇定治疗失眠非常好的穴位。我们读《伤寒论》，栀子豉汤治疗虚烦懊侬不眠，心胸这一带烦闷睡不着，吃了栀子豉汤后心胸就开朗了，烦闷清了，睡眠就好了。针方相对，同样的，治肺心的穴也能镇定，所以在 1 跟 2 对应肺心的地方，董老师的镇静穴就设在这里。

山根的地方反映肝，常见山根低陷或出现裂纹，易生肝病。眼角下是胆，胆固醇偏高的人这个地方常会有小肉瘤，称之为胆黄瘤（即睑黄瘤）。鼻准（鼻头）是脾，两边是胃，酒渣鼻就是脾胃湿热所致，人中这个地方看子宫及膀胱，如果火气大这边生了个小疮，小便也就会热辣辣的；人中沟一般要直要深，要上小下大，那么就子宫正常，如果有偏斜、裂痕或有小瘤，就可能有子宫的问题，从这个地方可以看出是不是子宫有问题，长肌瘤或开过刀，等等。

眼睛下面颧骨一带跟小肠有关，《灵枢·经脉》说："……其支者，别颊上𫖯，抵鼻，至目内眦，斜络于颧。"翻成白话就是"另有一条支脉，从颊部别出走入眼眶下而至鼻部，再至眼内眦，而又斜行络于颧骨部"。所以颧骨一带的病，如三叉神经痛，还有颜面神经的震颤，我们都用小肠经的穴位为主，用大白，配合后溪，因为通过脸面的为阳明经，颧骨为小肠经所过，所以我们小肠阳明一起治，治疗三叉神经痛、震颤都非常有效，我的叉痛二针，治疗三叉神经痛的特效两针就是大白配后溪，这是十四经穴、奇穴并用。如果不知道后溪，用腕顺一也可以。

10 的部位看肾脏，这是腰脐线的两边，有些尿毒症患者脸上的这两边会发黑。

以上是《灵枢·五色》篇里最早的面诊的脏腑分布。《灵枢·五色》篇列举五脏六腑所反映在面部的色泽是有一定位置的。这是正象，从上面往下看，五脏各部依次排列在自额至鼻准之端的中央部分，为肺心肝脾，六腑则夹其两旁。根据面部色泽的变化，可以推测脏腑的疾病。也等于是全息分布，但那时不叫全息。

我的太极全息观，眉毛以上主上焦，人中为元气中枢，为腰脐线，眉毛至腰脐线为中焦，人中以下为下焦（图 5）。上中焦的交会点在眉毛这个地方，就是膈，眉毛旁的奇穴上里及十四经穴攒竹治疗打嗝非常好。

人中横向两边为腰脐线,在这条线的穴位,包括人中,都能治疗腰痛。腰上一点就是肾的区域,就是马金水穴了,马金水贴骨进针,治疗肾脏病及腰痛,效果都非常好。鼻翼也在这个水平上,我用它治疗腰肾及坐骨神经痛都很有效。

近代又发展研究出倒象,这个倒象对应用董氏奇穴特别重要,倒象是从下面往上看,各脏腑分布从下巴开始到额头。

我们也来看看图(图6)。嘴唇下面是喉咙,喉咙两边是支气管,腮部两边是肺,我个人常针嘴角下面的水金穴,斜扎向肺区透针,这样一针,支气管、肺都治到了。这是治疗咳嗽及气喘第一特效针,十四经穴暂无此效果。有医师反映,过去有些咳嗽用药很好,但有些就控制不了,可是学了董氏奇穴用水金马上就见效了。

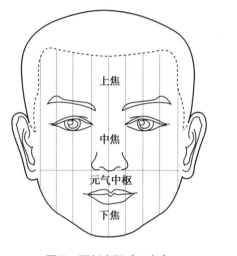

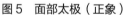

图5 面部太极(正象)

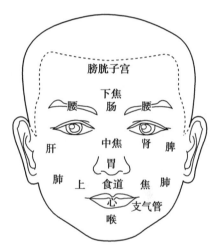

图6 面部太极(倒象)

嘴唇看心脏,心脏有问题的人嘴唇发白或发紫等;人中看食管,鼻子看胃。颧外侧右边看肝,左边看脾,在《内经》里讲,肝有病的话,脸色脏脏的,好像洗不干净,主要表现在这个看肝脾的部位(如果肾脏有病,两边是发黑的)。

眼胞看肾,肾亏的人常会有黑眼圈,肾炎水肿眼皮会肿起来。从肾往下看,眉毛一带就是腰脐了,所以奇穴上里(攒竹)穴治腰痛很好。大肠反应点也在这一带,这一带可以看腰,也可以看肠,所以董氏奇穴四腑一二,可以治大肠的肚子胀。额头就看下焦,神庭穴的地方就看膀胱跟子宫的疾病。

这些是面部的小太极,正象、倒象都颇有意义,倒象对应用董氏奇穴特别重要。手指也有小太极,了解大中太极,也就不难理解手上小太极了,另外单独的局部太极也是小太极,前臂、上臂、小腿、大腿也有局部之太极,我以三才区分应用。局部又有更小的太极就是微太极。灵骨、大白这里也有一个太极,即是微太极。这些基本上在高级奇穴的穴位学讲座都讲过了,如果还不明白,想进一步了解,也可以参看我写的《董氏奇穴原理解构》有关太极及三才章节,这里就不再多提了。

第三节　体 应 针 法

我们来看体应针法,及其在董氏奇穴的应用,体应针法包括"体应体",也包括了"体应脏",是我为了诠解董氏奇穴分布及应用所建构的中心思维。虽然早在《黄帝内经》就有五刺的技术,但是很少有这方面的论述,《内经》的五刺法重点是在层次的深浅,另外是局部刺,我受到《内经》的启发,在五刺的基础上研创发展了有自己特色的体应针法,重点就在皮脉肉筋骨部位的应用,而且是远处进针,我把它称为"五体对应针法",简称为"体应针法"。我也透过体应针法调整了一些穴位,让穴位贴骨或贴筋,效果就更好,使用的机会就更多。这里就综合我个人的经验,再来简单谈一谈体应针法。

一、以体治体(体体对应)

第一个体应是以体治体,又称体体对应。可分为以骨治骨、以筋治筋、以脉治脉、以肉治肉、以皮治皮。

1. **以骨治骨**　以骨治骨的刺法,有两种形式,第一个是贴骨进针,第二个是针入抵骨。就这两大方式。

因为骨膜富含血管神经,传导性比较强,因此以骨治骨,治疗骨关节的病效果最好,比如灵骨穴贴骨进针,治坐骨神经痛、网球肘、足跟的骨刺,都非常好。我有一组治疗骨刺的特效针,就是人中、后溪、束骨,已经用了四十多年了,人中、后溪、束骨几个穴位,基本上都是贴着骨头或抵骨的,人中一进去就到了牙龈骨头,扎不深。后溪、束骨则是贴着骨头,几十年来我用于治疗颈椎骨刺、腰椎骨刺,我治疗的病例最多的就是各种骨刺,超过千例,只要有恒心地扎人中、后溪、束骨,颈椎骨刺你可以扎这三针,腰椎骨刺你也可以扎这三针,也可以轮替性地一次治本这样扎,一次治标取其他穴。比如治颈椎,另外一次可以扎正筋、正宗,或者其他的,后面治疗部分再详细介绍。腰椎骨刺、坐骨神经痛用人中、后溪、束骨一组,另外一组就针灵骨、大白,灵骨、大白其实也不能说是治标,应该也是治本的,这样两组轮流,基本上坐骨神经痛都是椎间盘突出压迫了脊椎,那么这样一组人中、后溪、束骨,一组灵骨、大白,治愈的坐骨神经痛非常多,至少有三五百例,都是很快就痊愈。

现代人因为好逸恶劳,不太运动,不太做重活,稍微拿点重东西就扭伤腰了,扭伤了,可能一次两次没关系,累积几次后常会变成椎间盘的突出症状,那就麻烦了,针灸效果非常好。

治疗网球肘,曲池穴往后贴肘骨最有效,可以称之后曲池,我将其称为曲后,曲池穴在肘横纹上,往后贴骨,则距离原曲池有一个大拇指远,治网球肘最好,如果是左边网球肘,就扎右边的曲池贴骨,不是针同侧,此为等高水平对应,非常有效。

此外以骨治骨用得最多的就是灵骨、大白了,这两个穴都贴骨,其他,如脚上四花下、四花副这两穴进针都贴骨,治疗足跟骨刺、膝盖骨刺很好。另外,心门穴贴骨是治疗膝盖骨刺的特效针。

2. 以筋治筋 以筋治筋,刺法有两种形式,第一种是扎在筋上,比如董氏奇穴的正筋,它就扎在跟腱,扎跟腱不痛,但针要粗一点,这个筋不费力气扎不进去,所以如用 32、34 号针不太行,至少要用 28 号针,30 号也可以。现在 28 号买不到了,董老师那个时代用的针很粗,用的是 26、28 号,那时候的人比较不怕痛。我到乡下去看病,他们不穿鞋子,脚板已经厚得跟鞋子差不多了,你看乡下的农夫不穿鞋子,可他的脚底板很厚,日久自然形成的,他们的皮肤都很耐痛,现代人不行了。现在一般我用 30 号,好多医生都用到 32、34 号或更细,那样扎几次才顶我们针一次,有好处,也有坏处,好处是一点都不痛,坏处是效果大约是粗针的一半或三四成。如果你用 30、28 号,技术好还是没问题,《标幽赋》说:"左手重而多按,欲令气散,右手轻而徐入,不痛之因。"左手重而多按,就是要扎针前左手按重一点。欲令气散就是让他不要那么紧张。右手轻而徐入,不是右手太轻的意思,太轻根本在表皮上,进不去更痛。右手轻而徐入就是右手比左手轻,左手按压的沉重感超过了右手进针的痛感,那你只感到沉重而不感觉到痛,这是进针最重要的一环。右手轻而徐入的徐入,不是慢慢地进,那反而很痛,是要有步骤的,也就是我讲过的,我们进针分三次最好,现在多半用管针,第一步针从管子打进去,进到天部转一转,然后进到人部,再转一转,再进到地部转一转就留针,这就是《灵枢·官针篇》讲的三刺法:"所谓三刺……先浅刺绝皮,以出阳邪,再刺则阴邪出者,少益深绝皮,致肌肉,未入分肉间;已入分肉之间,则谷气出,故刺法曰:始刺浅之,以逐邪气,而来血气,后刺深之,以致阴气之邪,最后刺极深之,以下谷气。此之谓也。"

这里边带有补泻,是最简单的平补平泻手法,非常实用。

所谓三刺,是有浅中深三种不同的刺法,首先是浅刺到皮肤,可疏泄卫分浅表的阳邪;再刺较深,可以疏泄营分的阴邪,最后刺入较皮肤的浅层略深一些,刺进肌肉而不到分肉之间,就可以通导谷气,达到补虚泻实之效。《灵枢·终始》也说:"一刺则阳邪出,再刺则阴邪出,三刺则谷气至,谷气至而止。"

几十年来,我最常以此手法治病,不论十四经穴或董氏奇穴,皆以此法针之,进针看似一次刺入,实则分为三阶段,只是动作稍快,看似一刺完成,虽说不用补泻,然已寓补泻于其中。这样三阶段的进针法,病人不会感觉刺激太重,就不会有惧怕及不良反应,只会有好的效果。此种针法不刻意的针对补泻,却在平补平泻中达到了先泻后补的作用,最后得到平衡,补充了董师没有补泻手法的不足。

为什么董氏奇穴不用补泻,应该是有两个原因:一个就是倒马针法,它有接经通气的作用,两个穴位合用,就能通经接气。早在金朝(1232 年)《窦太师流注指要赋》后附的接经法就曾提出鱼际太渊治心肺痛、大都太白治胃心痛、行间太冲治肝心痛等,强调的是通接经气,足见在十四经很早就有此类针法的应用。或许受了当时的影响,董氏奇穴的倒马针法与其类同。倒马针法之"倒"同"导",不需要用特别的导气手法,也有通接经气作用。倒马能促进经气的流通发展,针灸作用就是要通,因此奇穴没有了补泻。我看董老师扎针并不是一次扎进去,是有步骤的,这或许是老师不用补泻的另一个原因。他传承下来这样的步骤,他可能不知道原理,但是我看了,颇有启发,后来就根据《内经》的三刺法,发展为三步进针法,扎针时要分三步进针,熟了以后就看似一步到位了。

针刺入跟腱那个大筋,治疗颈项强直疼痛很有效,治疗腰扭伤也很有效,脖子是个大筋,腰也是个大筋。正筋穴的位置恰好在脚踝太极的腰脐线,对应到腰,它在大(肘膝)太极对应到脖子,腰跟脖子之间的连线是脊椎,所以它治脊椎也非常好,当然了,它本身也与膀胱经有关。

以筋治筋,另外一种扎法,就是贴着筋,在筋的旁边刺入,例如尺泽穴,董氏奇穴叫曲陵穴,为什么叫曲陵? 将肘一弯,摸摸看旁边有一个大筋突出,如同鼓起了一个小山、小山陵,所以叫曲陵。董师原来不是贴筋针刺的,我发展调整为扎针贴在筋的旁边,治疗许多筋病,这个穴伸直了就摸不到筋,可是你一弯曲,筋就出现了,贴着筋旁扎针,治疗一些筋病就很有效,用泻法更好,这里十四经是尺泽,为肺经的合穴,五行属水,肺经属金,它就是肺经的子穴,在这里泻针,泻了金,金不克木(筋),木(筋)就松了。

针法可以简单地强捻针、速出针,但那样效果不强。最好是吸气进针,呼气出针,吸气时已经多了一口气,还把外面的气灌进去;呼气时已经少一口气了还出针,这是逆着它。古人的补泻法有十几种,但基本上顺着的就是补,逆着的就是泻,掌握这样就行了,所以有时候沿着经络顺着经络针的时候是补,逆着经络是泻。在曲陵扎针,用呼进吸出法,针完一出针,很多人的五十肩本来举不起来,但可能在一次泻针后就抬起来了。

五十肩的病患非常多,这种针法大家一定要会,这些年我在很多地方讲课,几乎示范时都会碰到这类的病例,前年我在德国罗滕堡讲课,第一天有一个五十肩的病人,好久抬不起肩膀来,针完当场就抬起肩膀了,全场热烈鼓掌,第二天又一个五十肩,也是一次就抬起来了,大家都拍手。去年在广州讲课,也有两位五十肩,针完就抬起肩膀来了,两百多位学员都看到了。

那年在德州讲课,有个医生说他肩膀抬不起来,八个月了,自己用了很多方法抬不起来,可我用了一针就抬起来了,他说怎么有这种针法,其实是这样的,你方法抓对了,可能就少走很多路。

这种以筋治筋的刺法,治疗筋病非常有效,包括身体的强直、痉挛、抽筋等都有效,例如承山、阳陵泉都能治筋病,也可以说是这种刺法的应用。

筋会阳陵泉,阳陵泉当然治筋病,承山是在腿肚子,腿肚子是一个块状的肉,我们讲"筋"这个字,竹字头下面有一个肉,然后一个力,是出力的肉,竹子是一节一节的,这个筋字很有意思,所以什么是筋呢? 块状的肉、条状束状的肉都是筋,承山是块状的筋,所以能治筋病。

肩中是块状的肉,肩中亦属于筋,膝为筋之会,所以肩中治膝盖痛有效。火腑海穴出力,成一条状,一压就痛,它也是筋,网球肘、肱骨外上髁炎,是整条条状的肉都痛,火腑海穴能治到筋,配曲后则筋骨并治,效果极佳。

为什么扎灵骨治网球肘也有效呢?灵骨不止是治到骨,透过大肠与肝通治筋,所以灵骨是筋骨并治,治网球肘不错,治疗坐骨神经痛不错。为什么治坐骨神经痛不是用别的经络而是用大肠经的灵骨、大白?而且贴骨呢?这其实也是筋骨并治,坐骨神经痛我们知道是坐骨的病变,可是它疼痛不能屈伸,也是筋的病,所以灵骨、大白我们除了考虑它的太极对应,还要考虑到筋骨并治。

3. 以脉治脉　以脉治脉也有两种,一种是直接扎在血管上出血,这是刺血疗法,治疗一些大病、热病、急病很好,治疗一些久病也很好。例如,在十二井穴刺血出血可以治疗中风、昏厥、高热等。治中风大家要有个常识,一中风就在十宣即十个指头的顶端刺血有效,对于没有学过针灸的人来说,刺十宣较为简单,如果你懂针灸,在十二井穴刺血更好,为什么呢?井穴基本上都在指趾端,在每个指趾的第一节,都是四肢的顶端,太极对应都可以算是对应到头的。井穴有个最大的好处,我们讲《伤寒论》,"凡阴阳经不相顺接便为厥(337条)",不相顺接便为厥怎么讲呢?井穴是每一经的终点或起点,所以要接十二经就要扎井穴。第二点,井穴有一个特点,它在指甲旁,介于赤白肉际之间,它本身即蕴阴阳,扎井穴除了接十二经的阴阳,本身局部也含阴阳,急救就比十宣在指尖要好。其实,古代最先的井穴位置,有一段时间也是在指尖,宋朝以后认为在十个指尖顶端刺血有点刑罚的味道,不宜,所以井穴就移到两边,有这个历史渊源。你们看我写的《实用五输穴发挥》,从《内经》唐宋一路发展下来,井穴的位置是有所变化的。十二井穴刺血治疗急救、高热很好,也适用于治一些急性疼痛。在我的《实用五输穴发挥》讲得很清楚,大家可以把五输、太极、体应、三才思维应用综合起来研究,这是一个方向。

我们看委中、尺泽都是最主要的刺血点,也就是肘弯和腿弯,尤其是委中刺血,严重的坐骨神经痛,严重的脖子痛,扎针虽也很有效,可是刺一次血,效果可能顶很多次扎毫针。而且病太久了刺血更好,因为久病多瘀。当年我刚到老师那边学习,看他的名片,包医痔疮摆在第一位,包医痔疮后面还写着免休息,不必开刀。以为是什么大技术,所谓"江湖一点诀,不说是宝藏,说穿不值钱"。几天后来了个痔疮的病人,老师说:"裤管卷起来,趴下。"在脚下垫了几张纸,然后在委中刺血。刺血后,病人站起来,老师问:"怎么样,好一些了吗?"患者说:"嗯,好舒服。"刺血量多,往往痔疮一次就好了,刺血量不够稍少一点,就叫病人隔五天至一周再来一次,再刺一次就好了。大部分人都是委中刺血一到两次就完全好了,它就干了、萎缩了,原来包医痔疮就这么简单,就在委中刺血。中下焦以下的病,比如腰腿痛、痔疮等,我们常在委中刺血。

肘弯刺血可以治疗上身方面的病,比如五十肩、气喘、心脏病等,在肘弯刺血疗效很好。

古人对一些流行病,如上吐下泻霍乱等,常是在委中跟肘弯一起刺血,为什么在腘窝、肘弯刺血,可以治疗这些病呢? 因为这些病常是寒热不调,寒热交杂,肘弯尺泽属手太阴是开,肺与足太阳膀胱也是开,有相同的性质,但是也有不同,手太阴肺跟热邪有关,足太阳跟寒邪有关,伤寒先伤太阳,尤其是足太阳;温热病先伤手太阴,所以这两个部位一起放血对寒热交杂的病能够通治。古人遇到一些寒热混杂的病,搞不清什么原因,认为可能是寒热交杂,就在肘弯、腿弯刺血,能治疗许多流行性的怪病。

董老师很善于刺血,他刺血的特点合乎古法,古人说"泻络远针,头有病而脚上针",这个"泻络远针"包括了手有病而脚上针,刺血尤其适宜以上面治下面,以下面治上面。目前市面上流通的刺血,绝大多数仍然是哪里痛刺哪里,可是在几十年前,我看董老师基本上就是在远处刺血。董老师在背部的三金穴,就是第三椎、第四椎、第五椎旁开 3 寸取穴,这三个穴治疗膝盖痛,非常有效;又如双河穴,就在腰部以下,刺血治疗背痛,以腰以下的穴位治背痛,以背部的穴位治膝痛,这就是泻络远针。

董老师常在小腿上的四花中、四花外穴,也就是丰隆这一带,刺血治疗心脏、血管、肺的病变。这都是泻络远针,是以刺血法来治疗血脉病。

以脉治脉的第二个方法,是贴近血管来扎针,这种刺法是刺在血管的旁边,紧贴血管,不伤血管不出血,例如脉会太渊,十四经里常用太渊治疗一些跟血管有关的病变,像无脉症,切不到脉,扎了太渊它就浮出来了。董老师的几个治疗心脏大病的穴位都贴着血管,像上臂的地宗穴,可治心脏病、血管硬化,脚上踇趾与第二趾之间的火硬、火主,能治心脏病,老师说火硬穴让火能够硬,可强心;火主穴能主控火而治心脏病,因为下面有太冲脉,所以常以这个穴来治血脉病,这些是以脉治脉。

4. 以肉治肉　以肉治肉的方式是扎在肌肉肥厚的地方,一般来讲,刺浅层的肌肉治肌怕冷、挛缩等，刺比较深层的肌肉、肉比较厚的地方，可以治肌肉痛、麻木不仁、萎缩。又如鸡爪刺，在患病部位左一针、右一针、后面一针，治什么病最多呢？早期我就用这种刺法治疗腱鞘囊肿，腱鞘囊肿就是在手腕的地方生出一个包来，像小弹珠、玻璃珠，大的就像乒乓球一样，有的生在脚背上，在脚腕解溪穴一带，早期我就用毫针从中央刺进一针，再从旁边刺一针，挤出点血来它就消了，鸡爪刺就是这样用的。后来我就用采血片，刺一针就能出不少血，再挤挤血，当时就消了。

也有少部分长在指节间，在指节纹旁弯曲的地方生出一个绿豆大的小囊肿。手腕腕背的地方长得常比花生米大，长在指节尖的像绿豆大。有些医生临床好多年才遇到这种病，我碰到几位已经看了好几年病的医师，问我这个病怎么治，我说当年上课时讲过，他说未遇过此病，所以忘了。

长在指节纹旁弯曲的、绿豆大的小囊肿，不难办，用一般的毫针刺进去很快出针，挤出一些像奶酪一样白白的分泌物，当场小囊肿就消了，很多人一次就好了。

治疗风寒失调所致的肌痹也可以以肉治肉，比如某一个地方发硬、不通、麻痹等。临床上常用合谷、曲池、手三里、足三里，及大腿驷马穴，还有肩膀的穴位等肉多的部位来治肌萎缩，效果最好。当年脑炎流行造成后遗症小儿麻痹，现在医学发达，这些病基本上已经没有了。得了小儿麻痹，小腿就萎缩得几乎没有肉了，走路就一拐一拐的，那种病就要扎肌肉多的地方，有些人罹患侧索脊椎神经萎缩，最常见到鱼际穴周边萎缩没有肉，凹下去了，手背合谷穴周边也没有肉了，扎驷马穴很好。驷马穴在大腿肉多的地方，扎肩中也可以以肉治肉，不但能让肉长出来，而且腿越来越有力，从董老师设在肩膀的几个穴位来看，其主治写小儿麻痹，并没有写肌肉萎缩，但是能治肌肉萎缩，治小腿肌无力。我们也常用肩中穴治疗爬楼无力，膝盖痛等。

5. **以皮治皮**　以皮治皮，一般是浅刺皮肤，来治疗皮肤病变，或者皮肤的神经感觉差，多半是用梅花针来轻轻敲击皮肤，如能稍微见点血丝更好。治疗秃头也是用梅花针在头皮上敲。

一般来说，董老师治疗皮肤病的穴位，多半都是在肌肉比较肥厚的地方，肌肉肥厚的部位属阳分，在我第一天上课，讲阴阳思路董氏奇穴的应用就讲过了，穴位比较突出的属阳，穴位比较凹陷的属阴，属阳的就走表分，走上面，向上、向外、向表，所以驷马、火腑海、肩中这些穴位，它肉厚能治气病、阳病、皮肤病，尤其是治皮肤，驷马穴治皮肤病很有效，老师常用驷马穴治疗顽固性的牛皮癣。为什么用驷马呢？因为它肌肉肥厚，走阳分、走表分。

大家知道发汗用大肠经的合谷穴，大肠经那么多穴，为什么用合谷呢？合谷穴肌肉丰厚，走阳分走表分，这是一个原因。此外，大肠主津，合谷是大肠经的原穴，原穴与卫气相通，主卫气，它下面有合谷脉，我们知道《内经》讲脉有三部九候，上部、中部、下部各有天人地，中部的天人地包括了太渊脉、合谷脉、神门脉，合谷下面有血脉能调营，如此则合谷穴能营卫并调而可发汗。《伤寒论》中桂枝汤的机制是什么？就是调营卫，所以能够发汗止汗，就是这样的道理。因此，我们要结合多种原理，就能把中医、董氏奇穴发挥得很好。

讲到手阳明大肠主津，这有什么意义呢？水分往外流的为津，就跟手阳明大肠有关，木穴我们用得很多，流眼泪多一扎木穴，不流了，出汗多一扎，好了，鼻涕多一扎马上没有了，为什么都用木穴呢？这就是因为大肠主津，津是往外流的水。至于水分往内流的为液，就跟手太阳小肠有关。就以黄疸病为例，我们就从小肠来治。

二、以体治脏（体脏对应）

第二个体应是以体治脏，又称体脏对应。可分为以皮治肺、以肉治脾、以脉治心、以筋治肝、以骨治肾。

1. 以皮治肺　皮能应肺，治疗一些肺的病我们常常沿皮透刺，比如说治疗痔疮，针其门、其正、其角，就是在大肠经上沿皮刺，大肠跟肺相应，而且肛门中医叫魄门。

治疗咳嗽气喘针水金、水通也是沿着皮刺，咳嗽气喘很多是感冒造成的，我们扎水金、水通沿皮刺，在太极对应来说，是从支气管的部位沿皮透刺到肺，这个水金、水通极为重要而实用，一定要掌握穴位及刺法。有一次，有人在讲奇穴的课，我的老学生去看，他们不知道他是谁，他去看了，居然看到是直的扎进去，这样扎有什么作用呢，既针不深，也对应不到支气管与肺，这个穴应该沿皮斜刺，以皮应肺。

我常用三叉三穴治感冒特效，三叉三治感冒的时候，一般可以从中央刺进去,因为这个三叉三穴相当于荥穴位置,本即是治五官要穴,而感冒多有五官症状。荥穴本来就能治感冒,效果很好。如果针入的角度,稍为往上一点接近皮下,进去以后浮在皮下,从手掌背面可以摸到针,以皮应皮的效果最好。

2. **以肉治脾**　刺肉应脾,这个脾是脾脏的脾,不是皮肤的皮,讲清楚一点,刺皮肤应肺脏,刺肌肉应脾脏,就不会有问题了。肉厚的穴位能补气理气,对应脾脏。例如治肺的驷马穴在肌肉肥厚的大腿部,能够健脾,跟肉厚与脾胃相应有关,所以常用驷马穴治肌肉萎缩,肌肉无力。也是治鼻子病、呼吸病很重要的穴位,虽说是治肺,其实也是健脾生金益肺的效果。

大腿穴位的分布,与《内经》开阖枢理论有关,肺主开,驷马穴在最外,少阴心肾皆主枢,在中,往内一点是通关、通山治心,再进来是通肾、通胃治肾。厥阴主阖,上三黄治肝,在大腿最内侧。从而可知,董氏奇穴的分布不是随便的,它是按照开阖枢而来,大腿穴位上下的安排则是根据脏腑位置来的,治肺的驷马穴在最上面;通关、通山治心,在驷马穴略下;治肝的上三黄在通关、通山略下,但在通肾、通胃略上,也就是在中央。

我们回头再看。十四经的分布也是按照《易经》来的,原来在马王堆帛书中只有十一条经络,后来为什么又变成十二条经络,这是根据天人相应而来,认为一年有十二个月,一天有十二时辰,每个经络配合时辰,就发展成为十二经络,我们讲春去夏来,夏去秋来,秋去冬来,一年四季是循环的,一年十二个月是循环的;一天十二时辰是循环的,十二经配合十二时辰也是循环的,所以十二经就相接起来。配合时辰也就有了十二经的子午流注。

虽说起先有些臆测推理的成分,但从临床验证,十二经的子午流注是确实存在的。我的经验,通过观察统计,十二经子午流注跟我们身体配合也有关系,由出生之十二时辰能推断出先天体质,再由其与时支及日支的关系也能断出疾病所在,关于断病之部分,可以参看我写的《系统八字学》断病部分。这里仅就出生之时辰与体质关系作叙述,这种断法是根据十二时辰各经气血流注的顺序配合脏腑经脉而来。每时配合一经,即子时胆经,丑时肝经,寅时肺经,卯时大肠经,辰时胃经,巳时脾经,午时心经,未时小肠经,申时膀胱经,酉时肾经,戌时心包经,亥时三焦经。各经当其时为气血盛,过其时为气血衰,综上所述,我的经验可以初步了解基本体质如下:

(1)子时生人:易得胆道及神经疾病(以及筋病)。

(2)丑时生人:易得肝脏疾病(较易疲劳等)。

(3)寅时生人:较易得呼吸系统疾病(胸闷、中气不足等)。

(4)卯时生人:较易患大肠病变(尤其是便秘)。

(5)辰时生人:最易生胃病及内分泌病变(糖尿病及不孕症尤多)。

(6)巳时生人:易得脾脏系统病变(脾气不足、胃下垂等)。

(7)午时生人:较易患心脏病变(心跳特别快)。

(8)未时生人:易患小肠病变(如吸收不良、胖不起来等)。

(9)申时生人:易患膀胱泌尿系统病变(关节病、子宫病、尿多等)。

(10)酉时生人:易得肾脏及神志病变(尤其是失眠、神经衰弱等)。

(11)戌时生人:易得血循环及血液系统病变(心脏病、胆固醇高等)。

(12)亥时生人:易得淋巴及免疫系统病变(小时候易发高烧、肾炎或气喘等)。

此外,根据《内经》一日四时分刺法的原则,朝午夕夜亦可等比于春夏秋冬。也就是说:寅卯辰三个时辰相当于春暖之气;巳午未三个时辰相当于夏热之气;申酉戌相当于秋燥之气;亥子丑三个时辰相当于冬寒之气。生于夏日中午,体质多热,体质与疾病就易于向热发展,生于冬日夜晚多寒,体质与疾病就易于向寒发展。这虽然不是绝对的,但临床观察有这样的倾向。

我临床常会治到一些小儿抽动秽语综合征,及气喘的患儿,好几位是冬天晚上9点多(亥时)出生的,冬月亥时,太冷了,亥是阴到极点了,体质寒,小时候就易多病,尤其是容易感冒气喘。这个子午流注与体质有关系,也是后来才研究出来的,我研究以体质来印证子午经络流注,印证后就更加强了理论的实际性。

3. 以脉治心 我们看以脉治心,董老师的几个治血脉病的大穴,都贴着血管,也能治心脏病,如上臂的地宗穴,能使阳症起死回生(强心),可治心脏病、血管硬化;脚上的火硬、火主,针此能强心,能治心脏病,治心脏麻痹,因为下面有太冲脉。曾有人治疗昏厥,经针人中、百会、内关未效,针太冲即效者。

通关、通山为老师总治心脏病要穴,此两穴夹着伏兔穴,伏兔为脉络之会,之所以能治心脏病,也是以脉治心之故。

刺血治疗心脏病甚为有效。我常以肘弯、四花中外(条口、丰隆附近)刺血,治愈多例严重的心脏病患者。

4. 以筋治肝 以筋治肝,就是说针某些在筋上的穴位,能治疗肝脏的病变,或肝的藏象病变,例如扎承山穴可以治脚抽筋,也可以治胃痉挛导致的疼痛、痛经。正筋穴也是如此。这样就扩展了它的作用,不只是治疗它对应部位筋的病,跟肝有关、肝主痉挛的病也能治。

5. **以骨治肾**　刺骨应肾,我的经验在董氏奇穴里用得最多,例如灵骨穴贴骨,能够补肾,治肾亏的病,常用于治腰痛、足跟痛。灵骨、大白温阳的作用很好。老年人病多半是阳虚,比我们年轻人容易怕冷得多,所以治老年人的病,我们有三个基本的穴道:灵骨、大白、肾关,这三个穴常用于治疗老年人病,为什么呢?老年人阳虚居多,肾亏居多。中医说"久病入肾",许多病最后都会久病入肾,例如血方面的病,本来是心肝血虚,到后来就会发展为肝肾阴虚,气病本来是肺脾气虚,到后来就发展为脾肾阳虚。所以,老年人脾肾阳虚跟肝肾阴虚的病特别多,肝肾阴虚,像高血压、心血管病之类的;脾肾阳虚,如肾功能衰竭、蛋白尿、水肿之类的。

无论是从气到阳,从肺脾气虚到脾肾阳虚,还是从血到阴,从心肝血虚到肝肾阴虚,都牵涉了肾虚。我们讲"血虚无水便是阴虚",阴虚比血虚更深一层,血虚只是血,到了阴虚是整个津液的不足了,又说"气虚无火便是阳虚",气虚到了动力都不够了,无火了,就是阳虚,阳虚比气虚又深一层,所以像补阳还五汤虽以黄芪补气为主,用了四两,补到极点就是补阳,所以扎大肠经的部位灵骨、大白,补气也就是补阳,是有关系的。

再看,妇科穴及还巢虽然治妇科病,但都是贴骨,就跟补肾有关。再如下白穴治肾绞痛与肾结石特效。十四经里面似乎没有这么好的穴位,下白、马金水两针合用治疗肾结石尤其特效,2015年在洛杉矶举行的纪念老师40年大会特刊里,就有学员谈到治疗肾结石的几个病例,这里也有一位医生,他曾经肾结石发作,痛得厉害,他打电话来:"哎呀,老师,我肾绞痛太厉害了,应该是肾结石,我扎哪里啊?"我说:"你赶快扎马金水跟下白吧,扎了之后怎么样告诉我。"10分钟后电话回报了:"扎了针马上就不痛了,真的很有效。"然后过了几天,结石就掉下来了。

6. **综合应用**　体应针法可以多重相应结合应用,或筋骨并治,或筋肉并治,两个穴一起用就可以多脏对应,这就是我的"区位针法",又称"杨二针疗法"的由来之一。"区位针法"仅以两针治疗多症候、大面积病变,甚至能以针代方,解决在国外缺方缺药的问题。这些年在欧美多处讲授,极获好评,之前我已经为大家讲过包括了五行的区位针法,还有五体的区位针法。

我们简单复习一下多重相应,比如说手三里或火腑海是针扎在筋上面,曲后穴是曲池往后,针贴到骨头,那么一针在筋上,一针在骨头上,这就是筋骨并治,也就是肝肾并补,治疗网球肘特别有效。我治疗很多运动选手的网球肘,比如说他右边患网球肘,扎对侧的曲后一针,加上火腑海一针,他就很好了,如果再加同侧的大白或灵骨做牵引,更为有效,因为不论是灵骨或大白,基本上都是肝肾并治的,因为一是它们贴骨,二是大肠跟肝通,跟筋有关。如果不扎对侧的曲后、火腑海,只扎灵骨、大白就会有效,肘痛用了火腑海、曲后就很有效,若再加灵骨或大白牵引针就更好。

这种病用对侧的侧三里、侧下三里也可以,侧三里、侧下三里在小腿的节段,也对应到手臂的节段,包括网球肘、高尔夫球肘都有效。远处扎针,放射的范围大,扎对侧侧三里、侧下三里,远处放射得远,所以高尔夫球肘、网球肘都治了。网球肘我治疗很多,运动员也不少,但也有很多人不是打网球的,比如有一天来了一个人,说这里怎么这么痛,我说噢,网球肘,他说我哪有这种福分,我只是个厨师,也有人是缝衣服的,筋骨都病了,扎法就是筋骨并治。

再如手千金、手五金,在手太阳经与手少阳经中间,它们基本上是在骨头的上面、筋的下面,把手臂握紧,筋就会很明显地露出来,所以它们也是筋骨并治的,治疗坐骨神经痛,效果非常好,其他所治的病也都跟筋骨肝肾有关。

三叉三穴是我常用的十大要穴之一,董老师原来的三叉一、三叉二、三叉三都在两指骨中间,后来我仔细研究了一下,在临床中不断摸索、改进,三叉一、三叉二还是在两指骨中间,但三叉三我就将其调整至贴着第四指骨,在筋的下面进针,而不像三叉一、三叉二在两骨中间。因为三叉三在筋下骨旁,这个地方扎进去是到了肉厚的部位,可筋骨肉并治。更重要的理由是,我的三叉三穴是往下白穴透针的,往下白透就治疗了上焦、中焦、下焦,而且它透到的部位,后面是下白,前面是手解,可以说是一针八透,等于透过了三焦经的中渚、中白、下白,及旁边小肠经的后溪、腕顺一、腕顺二,还有心经的手解也透到了,不论十四经穴或奇穴,绝对没有任何一个穴位有这么多透刺的,而且是筋骨肉、脾肝肾并治,一针八透,可以治的病好几十种,而且都是特效。我们后面讲的治疗学,很多病都会用到三叉三,这就是一种多重应用的综合应用。

从针方相对来看,这个三叉三,它可以代表很多方,首先是柴胡桂枝汤,柴胡桂枝汤是我治疗感冒最常用的方子。配合土水的时候,土水穴等于麻黄汤,因为土水穴(鱼际)又是治疗气喘的特效方,我们知道《伤寒论》中治疗气喘最有效的方子是小青龙汤,它的病机是"心下有水气",即胃里有水气,合乎土水穴的作用。

　　若从五输穴的角度来讲,土水穴就是肺经的鱼际,是治疗气喘的特效穴,为什么呢?因为鱼际是肺经的火穴,我们治疗气喘要强心理肺,它能够强心理肺,还是荥穴,很多气喘咳嗽都是受一点外感引起来,荥穴又善于治外感,所以有很多原理能够解释鱼际治气喘。在董氏奇穴,它是土水,就是心下有水气,为什么心下有水气?平常爱吃生冷的东西,吃冰的东西吃多了,那么胃里有寒气,但是只这样还不会咳嗽气喘,外寒引动内饮,这叫内饮,水饮病,稍为一受冷、一感冒,外寒引动,内饮就发作了,所以外寒常是一个条件。鱼际是土水穴,能治心下有水气,它又是荥穴,可以治外感,所以它是治气喘的特效针。咳嗽我常用尺泽,效果比较好,尺泽(奇穴曲陵)是肺经的合穴,合穴主逆气,尺泽配水金是"咳嗽杨二针";土水(鱼际)配合水金(或水通)就是"气喘杨二针",它可以不只一组,可以两三组,这是体应针法的扩大应用。

第二章

董氏奇穴手法

一、手法特点及优点

董氏奇穴的手法并不复杂,我们先了解一下董氏奇穴手法的特点,董氏奇穴一般是远处取穴,远处取穴的优点有下述几项:

(一)平衡

《标幽赋》说:"交经缪刺,左有病而右畔取。"左病取右,右病取左,那就是平衡。

(二)疏导与交济

《标幽赋》说:"泻络远针,头有病而脚上针。"远处扎针,上面有病针下面,下面有病针上面,这就是疏导。在疏导的时候,上面有病下面扎针,针气会透过中央脏腑,然后到达上面,这样病所与针穴,就会达到交济的作用,例如治疗偏头痛,扎脚上的门金穴,针气透过经络从下往上,就会经过脏腑。这样还能有调整内脏的作用,如此则治本性比较强,如果是哪里有病扎哪里,走的路线很短,只在附近,没有经过内脏,它整体性的调整就差,甚至没有。

(三)储蓄性与记忆性

另外,记忆很重要,因为为什么呢?

远处扎针都经过脊椎反射，比如手上有病针脚，它就要通过高级神经传导，有比较强的记忆性和储贮性，1992 年我在上海参加海峡两岸痛症研讨会，当时有几位大陆的医师讲的用穴基本上全是局部的，我讲我治痛症的经验则是远处扎针。当时有位曹医师，她是当年尼克松访问中国时针麻示范小组的一员，她说她反对局部扎针，赞成远处扎针，她扎针也多是远处取穴，远处扎针能透过高级神经传导，有记忆性及储蓄性。

　　我们看一些早期的针灸治疗的书本及文章，常讲一个疗程连续 7 天，现在谁有那么多时间给你连续 7 天扎针啊？一个礼拜来一两次就不错了，那么局部扎效果就不行，远处扎针，效果维持得较久。我个人的经验，发觉远处扎针一般能维持三四天的作用，所以一个礼拜针两次就可以维持得很好，如果针三次，效果就前进得更快。这牵涉针灸的频率。在后面治疗学方面，我会就某些疾病再分析。现代社会，大家都很忙碌，应用董氏奇穴远处扎针可以不必每天扎，一个礼拜两次就很好了。因为远处有记忆性。

（四）安全性

　　另外，董氏奇穴的优点就是安全，董氏奇穴在远处扎针，绝大多数都是针手脚，没有危险性。至于胸腹腰背部的穴位，只有分枝上下穴常用来解毒是用毫针，其他的都是用三棱针，多半用在瘰疬、疔症这类的病变，这类病我们现在已经很少看到及用到，三棱针我们知道，扎得很浅、很安全。

　　综上所述，我们知道董氏奇穴有几个特点及优点，即能够平衡、疏导，有储蓄性与记忆性，而且安全。

二、三大简易手法

（一）动气针法

　　董老师的《董氏针灸正经奇穴学》没有记述具体的针法，只在书中的导言说："董氏奇穴施针手术简便，仅用'正刺''斜刺''浅刺''深刺''皮下刺'与'留针'各种手法即可达到所期望之治效。不采'弹''摇''捻''摆'等手法，可减轻患者之痛苦，减少晕针的情况，亦不必拘泥于'补''泻'等理论。"其他就没有再提及任何手法。

　　我根据老师的实际临床状况，为老师确立了两种手法，第一个是动气针法，

"动气针法"这个名字是我为老师定的,当年我在老师那里跟师看扎针,老师扎针有个特点,扎完针就说"怎么样,动一动,有没有好一点",有时候他不讲动一动,而说"你试试看怎么样",那么病人当然要活动活动患处,我就设想,病人动一动,针气就会往痛的地方跑,我知道这是动引其气,我就跟老师说:"老师,你这个针法,我们叫动气针法好不好?""好,好",于是我就写在1975年我的第一本书《针灸经纬》里面,该书是1975年9月出版的,老师是1975年11月去世的,这本书写好拿给老师看过,所以我定的名称"动气针法",是经过老师确认的。其他还有"倒马针法",及自己研创的"牵引针法"都在《针灸经纬》书里。四十多年前写那本书,很多人都骂我:这小家伙怎么敢写,他能有多少经验。其实我读大学时,中午都在学校里义诊,后来学校安排活动中心让我为大家服务,每个暑假、寒假都到部队或乡下义诊,义诊一天可以看80个人,这样就累积了几万人次,所以大学毕业时已经积累很多病例了。各位学习初期要有经验,就要多义诊,有东西、有心得、有创见就写出来。当时,我看见外面的医师哪里痛扎哪里,补泻又那么复杂,所以我的著作针对这些方面提出了自己的看法,那时候写出来被人家骂得很凶,后来此书在韩国大受欢迎,当时我才二十几岁,因为写这本书,三十多岁就被选派到新加坡教课了。

动气针法就是这样,扎了针让病人患处动一动,董老师原先只是要确认扎了针是否有效,他也搞不清楚原理。董老师一般扎得都是对侧,比如说左肩膀痛,扎右边肩膀或小腿,左边肩有病扎右边肩是交经缪刺,左肩有病针右小腿是交经巨刺,是比较远的。像三叉神经痛,董老师就扎侧三里、侧下三里,扎了以后,让病人咬咬牙,张张口。坐骨神经痛扎灵骨、大白,也叫人试试看,有时老师不是叫病人活动,而是说试试看怎么样,很多痛症可以立即止痛,虽说奇穴有奇用,其实动气针法的功效是最主要的。动气针法不止对奇穴有用,对十四经穴也很用,那怎么用呢?

动气针法的原则是:先决定扎针的穴位。比如说患者左肩膀痛,我决定针右肾关,进针以后当然要转一转,患者要有酸麻感,如果什么感觉都没有那也不行,至少让他有点酸,这就是所谓的得气,然后就一面捻针,一面叫患者的患部抬一抬,活动活动,疼痛可以立即减轻,然后就可留针,比如说留45分钟,那么每隔15分钟捻针一次;如果留针半小时,可以每隔10分钟捻针一次,如果你的人力够,5分钟捻捻针也没问题。捻针的时候,叫患者患处动一动,如果是病在胸腹部,不能活动怎么办? 就叫病人深呼吸或提肛缩小腹。治疗眼病,扎针后就叫病人动眼球,眼睛除了闭闭张张,还要左右转,顺时针转,逆时针转,也是动气针法,效果很好,扎针治疗青光眼、飞蚊症,如果这样配合就会效果快一点。

好,这就是动气针法,不论用什么穴位,动气针法最基本的法则,尤其是治疗疼痛,一定要让疼痛的地方活动,痛的地方要能活动,当然就不能扎痛的地方,扎了就不能动了,所以要学会针远处,针远处就要学习认识特效的穴位,找出特效的穴位,还要研究为什么有这种效果,原理就跟着进步了。

很多人哪里痛扎哪里,不思考什么原理,他永远不会进步,哪里痛扎哪里,那与护士换一根针有什么不同,哪里能称为针灸医师。

(二)倒马针法

倒马针法是董老师所创用的一种特殊针法,是同一经络邻近两针或三针一起并用的针法。在董老师的原著《董氏针灸正经奇穴学》中并没有"倒马"二字,只有在两处提到回马针:在《董氏针灸正经奇穴学》34页"后椎穴"说:"两穴通常同时用针,即所谓回马针,效力迅速而佳。"在58页指出"一重,二重,三重穴同时下针(即所谓回马针),为治上述各症之特效针"。其他再也看不到回马字样。但董老师临床时几乎每日皆会提到倒马一词,老师的倒马就是回马。回马针与倒马针意义相同。"倒"有导转之意,"回"即回转、返回之意。所以倒马针又称回马针。回马一枪形容其威力强大。

维杰在1975年出版的《针灸经纬》中,正式将倒马针法形诸文字,具体叙述,当时董老师尚健在,经老师认同后开始大力推广。

倒马针的第一个作用主要是加强疗效,倒马针的法则是这样的,先决定一个穴位,比如说病人现在的病是脾肾两虚,主要是扎肾关,邻近再加一个天皇,或者是针天皇,再加个肾关,这就形成了倒马。

又比如病人罹患坐骨神经痛,我们最常用灵骨、大白穴倒马。在倒马的基础上配合动气针法来应用,效果更好。

奇穴跟十四经都可以组成倒马针来加强效果,例如十四经的内关、间使可以倒马,内关、大陵可以倒马,内庭、陷骨可以倒马。例如用内关治膝盖痛,要想加强效果,可以加个邻近的间使穴,捻针得气后,叫病人膝盖动一动,可立见效果。十四经穴亦可在邻近部位加针组成倒马并用,如内关、间使治心脏病,支沟、外关治坐骨神经痛、胁肋痛。其他,如合谷、三间倒马,复溜、太溪倒马,行肩、太冲倒马,不胜枚举。

内科病尤其多用倒马,例如奇穴的三通治心脏,下三皇治脾;上三黄治肝;驷马三穴治肺病。

倒马针的第二个作用,是"宁失其穴,勿失其经",经络可能并不是直着循行的,有可能有点弯曲,两针一起扎,经络就被包围了,或者扎中了,穴位可能有点失准,但经络不会漏失。总之,掌握经络是最重要的。

第三个作用,三针并用,像驷马上中下三针,驷马上治上面,驷马中治中间,驷马下治下面,就有全息的味道,就有三焦对应的味道。两针并用,例如灵骨、大白,就有上焦、下焦并治的味道,灵骨、大白夹着合谷,因为很近,夹起来还有合谷的作用。

这些就是倒马的几个作用。

(三)牵引针法

好,那我们看牵引针法。牵引针法原来并非董氏奇穴的针法,是我当年为了融合十四经跟董氏奇穴而研创的针法。

牵引针法的应用要点是:先在健侧远程取一个治疗针,然后在患侧(同侧)的远程根据痛点所属经络选取一个穴作牵引针,这个牵引穴一般来讲可以用输穴,也可以用荥穴,甚至可以用井穴刺血当牵引,都可以。

例如,治疗肩痛取用对侧肾关穴,嘱其活动肩膀,问问病况如何,他说"好是好了,但前面还在痛",因为前面是属于阳明经,我就根据"输主体重节痛",在阳明经的输穴三间加一针,他马上就会好更多,甚至完全好了。如果针过肾关,举起手说侧面还是有点痛,侧面是三焦经,就根据"输主体重节痛",加扎三焦经输穴中渚,再活动活动,马上也可能就全好了。

又如坐骨神经痛,针灵骨、大白好了很多,可他臀部大腿后面还有一点痛,那里属膀胱经,我就在膀胱经的输穴束骨穴加一针,针灵骨、大白可能只好了七成,加束骨后马上会好更多,或全好了。也有人侧面比较痛是属胆经,针灵骨、大白后,可以好个七八成,还有二三成痛,若再加针胆经的输穴临泣一针作为牵引,也是治疗针,他可能就完全好了。若是董老师,一般不会再加针,他会说"好很多了,下次再来"。根据临床经验,加一针牵引针,效果会好很多,就未必要下次再来。当然,若是拖了很久的病,就需要下次再来,甚至还要三五次。

从许多的临床实例与经验可以知道,牵引针的确有很好的加强作用,这是因为牵引针也是治疗针,等于双治疗,效果加倍,当然疗效很好。

由于针穴在左右上下两端,两针会发生牵引作用,两端同时捻针,有时候不必活动,两针相引经过痛处,就能达到效果。如果捻针时嘱患者痛处动一动更好。由于未针痛处,不会影响活动。也可配合留针加强效果,如果是留30分钟,那么每隔10分钟就捻捻针,捻针时就嘱其动一动,这个方法非常好,非常实用。

牵引穴有两种,另一种牵引针是用特效穴牵引,比如说颈项强硬,我们可以用董氏奇穴正筋、正宗来治疗,或者用十四经的后溪、束骨来治疗,都特效。不论哪一组,都可加一个承浆穴,承浆穴自古以来是治疗颈项强硬的特效穴,作为一个牵引针,治疗就更有效。

又如,治疗膝盖痛,我本来都是只用内关,后来我研究发觉古人用太冲或行间治疗膝盖痛甚为特效,我就取对侧的内关一针,再取患侧的太冲或行间作牵引。之后我用董氏奇穴的心门治疗膝盖痛,也非常有效,我还是加一针太冲或行间牵引针。如果是一般的痛,加行间或者奇穴火硬就可以了,若是骨头痛,增生性关节炎,我就贴骨,用太冲穴再稍后贴骨的火主,既牵引又能以骨治骨,达到最好的治疗效果。

好,治疗学必须了解的基本原理原则,我们就介绍到这里,主要在于复习,也介绍了一些新东西。大家如能对中医的其他理论了解得更多,就更有助于学习及应用董氏奇穴,这里就不再多说了,后面就正式讲解各科的治疗。

下篇 董氏奇穴各科治疗学

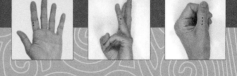

董老师唯一的著作《董氏针灸正经奇穴学》只有穴位的位置及主治,没有治疗学,治疗学系维杰跟随董老师学习多年之心得,并且综合个人临床经验整理编写而成。有了治疗学,读者始能从复杂的穴位主治中,化繁为简,以最有效的选穴应用于临床,才真正地带动了董氏奇穴的流行。

　　原来《董氏针灸正经奇穴学》中,每个穴的主治很多,每个病种也都有几个或十几个穴位可取,大家不可能一下几十个穴都摆上去,我们把它化繁为简,拣选找出最主要的,大家用起来就简单了。例如,坐骨神经痛,《董氏针灸正经奇穴学》中列有二十几个穴位可治,在治疗学中,我只选了三个最有效的——灵骨、大白、鼻翼,加以发挥,大家听了或读了,就能很快上手,用得很好。

　　讲课的要点及次序是:每个病症先列出**董师原书设穴**,这是董老师书中原设的治疗穴位,穴位前以阿拉伯数字列出治疗穴位的所在数字代号,方便在穴位学中寻找,若有多个在同一部位的穴位并列,如治疗偏头痛,在小腿部位有一重、二重、三重、四花外穴等,仅在最前面一个穴位写出代号"77 一重",后面不再重复。然后以"**解析**"加以分析,为什么这些穴能治疗这些病。第二部分是**临床常用选穴**,指临床治疗时,目前常用的取穴,这个部分以"**解说**"加以说明,这里面我保留了董氏奇穴原主治最有效的部分,有些在老师当时治疗效果并不是很好的,我则以自己四十年的临证经验进行了改进,做了修正,绝大多数的治疗用穴及奇穴主治,在老师书中没有,而是维杰自己增补加进去的,许多病种的治疗,没有用老师《董氏针灸正经奇穴学》书中的主治穴位,而是根据自己经验,以更有效的其他董氏奇穴替代,把最好的献给大家。

　　有些病种,老师没有设穴,即未列"董师原书设穴"。还有许多病种,是老师书中找不到的病种,是维杰与时俱进随着时代进步的产物。

　　随着年岁及临床经验的增加,多次调整,临床用穴益简,疗效益高,效果多经验证,值得广泛发挥应用。

　　有些较常见或较重要的病种,还特别加以叙述。

　　虽然列出多项治疗,并非每项都要用,也不是多项合用,可以交叉轮流应用,"**维杰特殊经验**"部分极为实用,特别用括号指出。

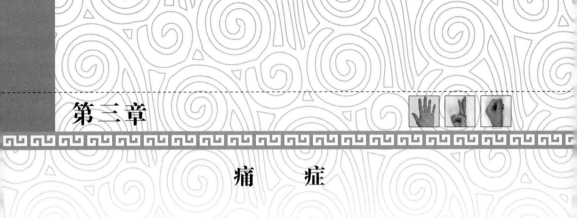

第三章

痛　　症

　　我们第一个先讲痛症,来找针灸看病的人,绝大多数是先从痛症开始的,痛症治得很好以后,病人有其他的疾病,也会来找你,而且痛症马上可以见到效果,最能让病人信服针灸。

　　对于痛症,我们要有一个基本的认识,痛症的病机病因是什么? 下面分别简单谈一谈。

第一节　痛症的病机及病因

一、痛症的病机

痛症的病机一般可以分为三点:**不通则痛,不松则痛,不荣则痛**。

　　1. **不通则痛**　一是经络本身气机不通,二是局部组织受压。这两点,我们扎针很好,刺血更好。如果局部组织受压了,多半会有瘀血,所以刺血更好。对于不通则痛,一般都有比较清楚的了解,就不多谈,会在后面的治疗学中个别加以分析说明。

　　2. **不松则痛**　是现代最常见的,因为是肌肉的过度使用造成的。西医的病称为肌筋膜疼痛,中医所谓的劳损劳伤就是这类的,目前绝大多数疼痛都属于这个范畴,例如,使用计算机过多易得颈椎病、腕骨病、腱鞘炎等;搬抬重力过多易患腰椎的病变,腰腿痛等。还有人生活紧张,白天紧张,晚上也就很紧张,得不到休息,全身肌肉酸痛,罹患肌痛综合征,这个也是肌肉不能放松之故,这方面的疾病,我们就要松弛病人的肌肉,泻曲陵很好,开四关,扎合谷、太冲,能疏肝,解决这种精神紧张的疼痛,开四关也是治疗四肢痛的,对于这类的最适合。

3. **不荣则痛** 不荣则痛多半是血虚,血虚气少也会疼痛,对于一个部位痛,我们可以针对性地选对应治疗穴,但这种血虚气少则可能是全身大范围的痛,那就要益气补血。常需要针与心脾有关的穴位,如人士、人宗、四肢等。人士在手太阴肺经前臂上,人宗在手太阴肺经上臂上,四肢穴在足太阴小腿,都跟脾有关系,脾主四肢,这类气血亏虚的疼痛,就要这样扎。

现在绝大多数疼痛,都是不松则痛,应该扎哪些穴位呢?泻金也可以,扎木也可以,泻金使金不克木,例如泻曲陵穴可以筋治筋,又曲陵相当于肺经的尺泽穴,它的五行属水,补要补母,金的母是土,泻要泻子,金的子是水,那么在这里泻针就是泻肺泻金,泻了金,金不克木,对全身的筋紧,包括五十肩特效,其他各类的筋病都有效。

老师治疗膝盖痛,在背后三金穴刺血,三金穴在第三椎、第四椎、第五椎旁开3寸,都在肺脏肺俞的位置,刺血一泻就是泻金了,金就不克木,膝是筋之府,筋是木所主,所以泻三金,金不克木,膝盖就灵活了。

大腿痛扎金陵穴,金陵穴名跟金有关,在背部,刺血等于泻针,泻了以后大腿就不痛了,泻金使筋不那么紧,属于这种劳损的,筋脉拘急收引的,需要泻金,最简单的就是在曲陵穴泻针,此外久病多瘀要刺血,在背后刺血也跟瘀血有关。

二、痛症的病因

根据三因学说,一般将痛症的病因分为外因、内因和不内外因三类。外因常见的为风邪、寒邪、热邪、湿邪。内因引起的痛症常由气虚、阴虚、血虚、阳虚所致。不内外因之痛症常见者有瘀血疼痛、气滞疼痛和痰浊疼痛。

(一)外因

现在来看痛症的病因,可由外邪造成,亦可由内邪造成。由外邪所侵,而造

成之疼痛,常见的有风邪、寒邪、热邪、湿邪等。其病机及性质如下:

1. **风邪致痛** 风有内风、外风之别,外风系指外来之风邪侵犯肌肉、关节、筋脉而产生疼痛。风者,善行而数变,风邪一般是游走性的,表现多为关节、肌肉游走性疼痛,痛无定处。或伴有恶风身楚。它善行是会跑动,数变是会变化,风为百病之长,很容易变化,跟湿结合起来变成风湿,出现肢体疼痛兼有酸困沉重之感,亦常兼热而成风热疼痛。

风之特点是痛无定处,常突然发作,有时并伴有抽筋、头晕等症。

内风则指肝风内动或风痰流窜而致头目及肢体疼痛。内风多因血虚或肝肾阴虚或风痰作怪所致。

治疗风病,我们可扎属木的穴位。感冒后会有关节疼痛,我们就扎木穴或大白等这些属于木的穴位。

2. **寒邪致痛** 寒为阴邪,性主收引,寒邪外束肌表或寒邪直中易导致气机闭塞,致经脉凝滞,阳气郁遏不得舒展,气血运行不畅,凝滞而产生疼痛;或阳虚内寒致使经脉受阻,气血运行不畅而发生疼痛。

寒邪致痛表现为拘急疼痛,有拘急紧束感,受了寒就发作,天气一冷就痛,痛势多较急暴,得热痛减,用热点的东西敷一下就好,喜热饮,比如说肚子痛,寒痛的喝点热的东西就好了,等等。它的特点是痛有定处,有些病患并有手足发凉,甚或厥冷,关节疼痛。舌苔白,脉紧。多见于风湿性关节炎及类风湿关节炎等。这就要扎跟水有关的穴位,因为寒邪跟肾相应,像三叉三穴治许多寒痛,它的五行就是属水,不一定要扎属火的穴位。主要是针荥穴很好,荥主身热能去寒。

3. **湿邪致痛** 多由雨露水湿之邪阻遏气机引起,湿邪的特点就是沉重,水气很重。因湿性重浊黏腻,湿阻气机,经络阻滞、不通而引起疼痛。特别是疼痛酸重(或困重)如裹(如布帛所包)。中国台湾的冬天比较多雨,洛杉矶也一样,冬天下雨的季节一感冒了就全身酸重,疼痛又带酸重。湿常影响消化,还会有胸脘满闷,胃口不好,大便湿溏或肢体麻木等,每遇阴雨天加重。舌苔可见白腻之象。湿性重浊,湿邪多易侵袭下肢关节。头面部湿邪较少,若侵袭于上多系与风邪合邪。

雨季,湿邪所致的疼痛,身体沉重,感冒也常是全身酸重,那么我们扎针就要扎跟湿有关的穴位,就以土的穴位为主。湿邪致病常常大便也是潮湿的,怎么擦似乎都擦不干净,擦了几张纸还黏黏乎乎的,那就是有湿,因为湿性属于阴邪,湿邪寒邪都是阴邪,拖得久就治得久,治的时间都会比风邪久。风邪来得快,去得也快。当然也有如三叉神经痛这种顽固的，如果刚刚罹患，一扎就好了。但也有很多人得了三叉神经痛十几年的，针灸虽然很有效，但扎几个月的也有，因为他已经在吃治癌症的吗啡之类的药了，不然他止不了痛。吃止痛药越多越久的，中医或针灸治起来就越费力，因为治疗疼痛，西医是抑制的，中医是疏导的，常因西药的抑制，影响针灸及中药疗效。

临床上常会遇到一些头痛的病人，痛得厉害了，就会恶心想吐，会喷出去的常是脑袋里长东西了。只要是头痛恶心呕吐，不喷出去的，反而比头痛不恶心呕吐的好治，中医称这种头痛，不论是前头、后头、偏头，只要痛了恶心欲呕都可算做厥阴头痛。我的经验用方就是吴茱萸汤了，使用吴茱萸汤有个特点，那就是很多人已经吃止痛药吃了很久，给予中药或针灸，有时候他第一天针灸后，或服药后会更痛，这是止痛抑制药跟中药疏导药在对抗，有这种现象，经过了这个愈痛后反而痊愈得更快，所以要先跟病人讲明：如果你过去吃止痛药越多的话，可能你回去后更痛，但你要忍耐一下，这样你好得更快。不过95%的人在治疗后是越来越不痛，只有少数，差不多5%的人更痛，不过却好得更快，这种现象，中医叫做瞑眩。经过瞑眩反而好得快，古书讲"药不瞑眩，厥疾弗瘳"，久病重病治疗后没有强烈的反应，反而不容易好，意思是这样，但很多病事实上也不一定要经过瞑眩过程才能痊愈。

4. 热邪致痛　外感热邪或其他病邪入里化热，热毒耗灼营血，营血结滞不通而产生疼痛。热为阳邪，多见患部红肿热痛，恶热喜冷，外科疮疡肿毒之疼痛，及热性风湿病如痛风之疼痛较多见，例如吃了些上火的东西，或虾蟹吃得多，再吃一些花生米、内脏之类的高嘌呤食物，喝些啤酒，就很容易得痛风，症状多呈胀痛，红肿热痛，痛则手不可触按。多有恶热，喜冷，口渴尿赤，舌苔薄黄，脉数。

（二）内因

现在我们看疼痛的内因，由于脏腑功能不足或气血津液亏损，造成气血阴阳之亏虚而导致各种疼痛，其总体特点为痛势绵绵不断、酸软无力。气虚的伴少气懒言自汗等；血虚的伴面色无华、头晕、心悸怔忡；阳虚的伴畏寒肢冷、便溏，遇寒及疲倦加重；阴虚的伴五心烦热尿赤。下面分别简单介绍一下：

1. 气虚疼痛　稍为动一动就气短欲喘，容易出汗，这就是气虚了，气虚的人，平时常常中气不够，多动就更痛。例如坐骨神经痛，多动多累就痛，这多是因为劳累过度伤气，或平素身体中气不足，气虚无力推动营血运行，滞涩而引起疼痛,常兼少气懒言,体倦乏力,纳差,自汗,舌淡,脉弱。

我们常说痛症的病人,在治疗期间,应该休息为要,只有五十肩,我说回去你就做做爬墙运动、摇肩运动、蹲扶运动等。在洛杉矶,有时早晚温差较大,白天纵然很热,有时下半夜还要盖被子,上半夜睡觉时肩膀露在外面,到了下半夜还露在外面,长久下来就容易得五十肩。五十肩又叫冻结肩,所以要让他多动,其他的痛症我都叫他少动。

气虚疼痛就要补气,像驷马、灵骨、大白、鼻翼这几个穴都与脾胃有关,都是治疗坐骨神经痛很好的穴位。坐骨神经痛以膀胱经疼痛为多,肺与膀胱通,气虚者很多是越动越痛的,所以我们补气治疗疼痛就从驷马、灵骨、大白、鼻翼下针。

2. **血虚疼痛**　血虚的脸色比较苍白或暗黄,或有点贫血状貌,常因失血过多或思虑过度,耗伤心血,或摄入营养不足,或运化不良,导致营血亏虚不能荣养而引起疼痛。临床表现为容易头晕,兼或心悸怔忡,痛多为隐痛、空痛、昏痛或拘急作痛,唇甲色淡,舌淡苔白,脉细。

血虚的疼痛要补血,可以针通关、通山这类的补血穴位,董氏奇穴的玉火,也善治血虚的疼痛。

3. **阳虚疼痛**　阳虚很重要的一个特点是怕冷,阳虚的疼痛遇冷就发作,疲劳也容易发作,多因素体阳虚或久病阳气损伤,或误用苦寒损伤阳气,导致阳虚脉络失于温养,气血运行迟缓或滞涩不通而发生疼痛。临床表现还有肢冷畏寒,容易出汗,便溏,舌淡苔白,脉沉无力。

用针取穴可取灵骨、大白,两穴补气也能温阳,气虚至极也会阳虚,鼻翼能补气,也能温阳。

4. **阴虚疼痛**　热病日久或过汗伤阴,阴液不足,使脉络失于濡养而引起疼痛。例如经过几次发烧感冒之后热过头了,或出汗多了,津液不足了,就疼痛了。水不足嘛,火就旺了,这类人也常会失眠。临床表现还有疼痛时作时止,五心烦热,盗汗,尿赤便秘,舌红少津,脉细数等。对于这类的阴虚疼痛,可扎属金水方面的穴位,金水是滋阴的。至于木火则是温阳的。

阴虚的病多在下午晚上比较容易发作,阳虚的病多在早上白天比较容易发作。很多人罹患过敏性鼻炎,早上起来打喷嚏流鼻水很厉害,这多属阳虚,阴虚的病多在晚上发作。阴虚的病常见失眠,在耳尖刺血最为特效,但如果是早上刺,效果就差,很多人说我治失眠用耳尖刺血,效果没有你说的那么好,我说你下次改到申时以后,下午3点以后刺血试试。我们知道,酉时出生的人失眠率最高,很有意思,跟肾有关系,一般说肾开窍于耳,但《素问·金匮真言论》说:"肾开窍于耳,心亦开窍于耳。"所以耳内有条直沟,我们叫冠状沟,要注意冠心病,有一条斜沟我们叫耳鸣沟,常见有此沟的人易患耳鸣。耳朵可以反映心肾,亦可心肾并治,即交通水火,就能治失眠。耳尖刺血最好在下午,因为它也要有个反应的时间,若是上午刺血,可能想要睡觉时还在下午,那到了晚上已经没有作用了,所以要下午刺。

(三)不内外因

1. **气滞疼痛**　气滞方面的疼痛多由精神情绪因素影响,如:忧思过多,或恼怒生气,情志不舒,导致脏腑气机郁滞不畅而引起疼痛。多发于胸胁脘腹,这类病在内脏病比较多,常伴有胸闷、嗳气等症状,多呈胀痛闷痛,脘腹、胁肋胀痛,攻窜不定,每遇情志不遂或精神刺激而加重,生气或紧张压力大就疼痛。喜叹息,常常要嗳气深呼吸,这才舒服些。

由于此病多见有肝气不调,肝脾不和,所以针与木有关的穴位,具有木土双性的穴位更好。例如太冲,它是木经的土穴,又如门金、陷谷是土经的木穴,这几针为什么用得极多?现代人生病,常有两个特点,一是紧张,压力太大,易致肝脾不和,所以取用木土穴;一个是糖分摄取太多,就有一些痰湿方面的病,易生怪病,也常取用木土穴。

2. **瘀血疼痛**　瘀血疼痛的特点是固定不移,很久都好不了,多因外伤,如金刃创伤,跌打损伤;或气滞、气虚不能推动血行导致瘀血阻滞,脉络不通引起疼痛。临床表现为痛点固定不移,久痛不休,它偏实证,拒按,有些酸痛虚证揉一揉就好了,它揉一揉反而不舒服,痛如针刺,午后及夜间加重,为什么?晚上睡觉不动,不活动气血就更瘀,所以就痛。胸痛常伴有胸闷气急,腹部常有肿块可以触及,有些局部可有瘀斑或瘀血,舌青紫或有瘀点,脉细涩。

3. **痰饮疼痛**　痰饮(水气)痰浊停滞导致阳气不得舒展,升降失调,气机不畅,阻滞经络引起疼痛。常见头昏沉发蒙,精神不振作,肢体发麻,痰饮影响胸胁的气机升降,而致气机不畅,多表现为胸脘满闷,胸胁满痛,伴有呼吸困难,气短气促,有时候要嗳气叹息;痰饮上泛的,除头痛头昏外,还常伴有恶心呕吐,苔白腻,脉弦滑。

现在很多人,除了吃甜食多,还吃得太油腻了,也会造成痰浊,例如胆固醇偏高、血脂偏高,就属这类。痰饮常会变成一些怪症,所以我们常在四花外、木斗、木留、三重、侧三里、侧下三里、足五金、足千金这几个穴位扎针,这些穴介于少阳、阳明之间,阳明主痰,少阳主风,风痰很容易产生怪病,所以这些穴用得多。后面很多地方还会讲到这些穴位的应用。

4. 虫痛　主要是指肠道寄生虫所引起的腹痛。症状多见绕脐作痛,乍痛乍止。主要见于肠道寄生虫病。

5. 食痛　是由饮食或暴食引起的肠胃疼痛。特点为按之痛剧,伴恶心呕吐,嗳有腐败卵气,大便酸臭,多见于慢性胃肠炎及消化不良等。

虫痛我们就不多讲了,食痛当然是以针大肠经及胃经的穴位为主,常取曲池、门金、足三里等穴。

第二节　痛症治疗的时空观

一、空　间　观

每个穴都有时间性及空间性,疾病也有空间及时间的不同,用针时,穴位的空间性、时间性,要与疾病(包含痛证)的空间性及时间性结合起来考虑,这样用穴才能有的放矢,效果才高。

穴位的空间观,包括了太极、阴阳、三才、五行、脏腑、经络、深浅。基本上多已在穴位学中详细讲述过,前面治疗学基础篇里也做了重点的复习,这里就不再多谈。

二、时　间　观

关于时间观,内容极为丰富,应用最主要的是五输穴的时间应用,包括:四季分刺法、一日四时分刺法、子午流注针法、五输穴的时间对应等。这里主要谈谈与应用董氏奇穴治疗比较相关的五输穴的时间对应。

五输穴的时间对应,必须掌握《灵枢·顺气一日分为四时》篇所说的"病在脏者取之井,病变于色者取之荥,病时间时甚者取之输,病变于音者取之经,经满而血者病在胃,及饮食不节得病者取之于合",及《灵枢·邪气脏腑病形》篇说的"荥输治外经,合治内府",《难经·六十八难》说的"井主心下满,荥主身热,输主体重节痛,经主喘咳寒热,合主逆气而泄,此五脏六腑井荥输经合所主病也"。根据这些论述,可以对五输穴时间对应归类分析如下:

1. 井穴治病最急。井穴刺血常用于治疗中风病,有急救作用。井穴能醒脑开窍、宁神泄热及泻实祛邪。常用于发现神志突变之急救。《伤寒论》说:"凡厥者,阴阳气不相顺接,便为厥。"井穴皆在指趾之末端,为十二经交接点,能接通阴阳,急救必用,可治中风及各种急症。

2. 荥穴治病次急。中风以外较急的病,就是突然来的感冒及过敏病。"荥输主外经""荥主身热",荥穴位置在井穴之后,所治较井穴为缓,荥穴善于治疗外感症,外感症虽不如中风昏迷急迫,但风者善行而数变,常突如其来,亦属急症,只是较中风昏厥略缓而已。"病变于色者取之荥",晕针脸色发白,不可谓不急。针心经荥穴少府强心(奇穴手解穴)。又如荨麻疹突如其来,极为瘙痒,皮肤发红疹,亦可说是病变于色之急症,根据"诸痛痒疮,皆属于心",取心经荥穴少府(奇穴手解穴)可立刻止痒。感冒最常用董氏奇穴土水中,及三叉三穴特效,此两穴皆属荥穴。

3. 输穴治缓急之间的病变,阵发性病变,以及定时发病者。输穴介于井荥与经合之间,位于五输穴的中间,善于治疗不快不慢、不表不里的疾病。井荥所治偏于急病,经穴、合穴所治偏于缓病,输穴之位置不啻位于表里之间,可以说相当于方剂的小柴胡汤,所治多为半表半里之病及有时间性的病变,对于一些不算太急也不算太缓的病都可运用,治疗作用及范围可谓很广。

"病时间时甚者取之输",所谓"时间时甚"有两个意义:一是有时间歇(停止),有时严重。什么叫时间? 就是有的时候会间歇;什么叫时甚? 就是有的时候会严重。我们常听一句话说"你不要欺人太甚",这个"甚"代表严重。所以时间时甚,就是有的时候会间歇,有的时候会严重,就必须针输穴。其实,我们绝大多数的疾病都是时间时甚的,感冒的时候,头疼痛不休,感冒好了,就没事了。癌症则是一直痛,没有间歇的时间。其他的都是累了就痛,天气变了就痛,这都属于时间时甚,这种状况的病变在临床最为常见,因此输穴在治疗疼痛方面应用最多。"时间时甚"可说是有时间性之疾病,即定时发病。对于发病有规律的时间性者,可以按"子午流注"纳子法的脏腑归属,采用五输穴施治,每获佳效。

比如一位患者每天下午三点，胃就痛了，下午三点是申时，是膀胱经流注的时间，不论患者什么时候来治疗，就针膀胱经的输穴一针，因为输主"时间时甚"。不管他是胃痛、肚子痛，或脚痛、头痛，每天到了下午三点就发作，纵然跟膀胱没有关系，但是发作的时间跟膀胱经有关。他可能上午就来看病，虽然是上午，可他说每天下午三点就痛，还是针膀胱经的输穴束骨一针，第二天他来，说不痛了，好多了。又如，患者每天晚上七点半以后就发气喘，晚上七点半是戌时，是心包经流注时间，就扎心包经的输穴大陵一针，他就会好多了，这叫定时针法。这是一种扎法，基本上掌握发作的时间性。

也可以有第二种针法，就是针对病症的输穴扎针。因为他发作的是气喘，气喘跟肺有关，可以加一针肺经的输穴太渊，那就更好。纵使不加针对病症的用针，只扎针对时间性的穴位，就很有效，但是如果再配合疾病的脏腑属性来用针，那就更好。所以还是两针就够了。

我再举个例子，我看过很多在夜里发作的气喘，不一定是照肺经的时间，在寅时发作，他可能一过了子夜11点到12点钟之间就发作气喘，半夜11点到1点是子时，子时是胆经的时间，病患都是白天来看病，主诉在晚上胆经的时间发作，你第一个针对他胆经发作的时间针输穴，就是足临泣，针了就会有效，如果想要更有效，另一个是按症状取输穴治疗，气喘是肺经，就取肺经输穴太渊，这样两针就非常好了。

4. 经穴主治有输合之性，急病能治，但所治之病仍以慢性居多。从经穴之位置来看，经穴在输穴及合穴之间，络穴也在这个范围内，四个络穴紧邻经穴之前，八个络穴紧邻经穴之后，参考络穴的主治除联络表里外，也善治络病，所谓"久病入络"，因此，经穴所治之时间性与络穴有相近之处。

5. 合穴之主治以慢性病为主，尤其是脏腑一切慢性病。合穴之作用有"合治内府""经满而血者病在胃，及饮食不节得病者取之于合""合主逆气而泄"等。合穴虽亦治急性之肠胃病及脏腑逆气病变，但治疗以慢性病居多。《灵枢·邪气脏腑病形》篇说："荥输治外经，合治内府。"合穴在五输穴之最后，位置都在肘膝附近，穴位外围肌肉肥厚，穴位最深，穴气较充，适于治疗体内各自所属脏腑的疾病。合治内腑，其时也包括了脏病。其原因除合穴位置较深外，中医认为久病多入肾，肾为水火两脏，气虚则多由肺脾而入肾，血虚则多由心肝而入肾，而阳虚多见脾肾阳虚，阴虚则多见肝肾阴虚，皆能入肾。

总之,五输穴的空间观,反映了穴位主治由浅入深的空间层次。五输穴的时间观,反映了穴位主治由急到慢的时间阶段。五输穴的时空观含蕴着穴位与自然时空结合的内容,它们的运用印证了中医学说最高的哲学思想精髓"天人合一"之道,掌握其用法并发挥极致,就能多病取一针,以一针治多病,这就是针灸之道。

第三节　头项上肢部位痛

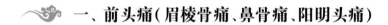

一、前头痛(眉棱骨痛、鼻骨痛、阳明头痛)

针灸治疗头痛,见效快,疗效显著。不论十四经穴或董氏奇穴,用针灸治疗皆应以经络学说为根据。

前头痛病在阳明经,以前额部疼痛、眉棱骨痛、眼眶疼痛为主。见于眼、鼻、咽喉疾患,热性病及贫血;包括现代医学之眶上神经痛、鼻渊性头痛。

（一）董师原书设穴

眉酸骨痛	11. 二角明穴;66. 花骨一穴;77. 天皇副穴(肾关);1010. 鼻翼穴
鼻骨痛	11. 二角明穴;66. 花骨一穴;77. 天皇副穴(肾关)

【解析】

前头痛包括了眉棱骨、眼框、鼻骨等区域。眉酸骨痛及鼻骨痛皆为前头痛之范围,眉酸骨痛及鼻骨痛,取穴基本一样。所以眉酸骨痛有二角明、花骨一、鼻翼、天皇副,那么鼻骨也有二角明、花骨一、天皇副。

二角明穴在中指心包经上,中指的穴位与后天离卦心脏,及先天乾卦督脉有关,督脉行经前头,所以二角明穴能治面部之眉棱骨痛、鼻骨痛。又二角明位于心包经上,心包与胃通,也是此穴能治面部之眉棱骨痛、鼻骨痛的原因。

花骨一穴在脚底,在太冲穴之反面,肝经"循喉咙之后,上入颃颡,连目系,上出额,与督脉会于巅"。经脉所过,主治所在,治疗前头痛同太冲穴。**肾关穴**在小腿三才之上焦部位,治疗前头痛甚佳。至于**鼻翼穴**治疗眉酸骨痛,则有在局部附近治疗之意味,虽未写出鼻骨痛,亦能治之。

（二）临床常用选穴

1. 天皇穴（维杰特殊经验）。

2. 针火菊穴立止疼痛（维杰特殊经验）。

3. 五虎一、五虎三亦效（维杰特殊经验）。

4. 肾关穴甚效。

5. 四花中点刺，效果亦佳。

董师常用：①火连；②肾关。

维杰特效经验：前头痛：①天皇；②火菊。

【解说】

治疗前头痛，老师最常用的是肾关穴，就是天皇副穴，肾关穴在脾经上，其在小腿三焦之正象为头，故治前头痛甚效。此外，董老师虽然书上没写，但常用火连治疗前头痛亦甚效，火连相当于脾经之太白穴，就是脚趾公孙穴的前面，在足部之太极全息中对应前额，故能治疗前头痛。久病在四花中点刺，效果亦佳。

我则喜用天皇穴，相当于脾经的阴陵泉。天皇穴在小腿之上端，较肾关部位尤高，治疗前头疼痛甚为对位，极为有效。此外，余用火菊穴治疗前头痛亦极为有效，火菊相当于脾经的络穴公孙，但较为贴骨。前头痛我们称阳明头痛，公孙联络脾胃，治胃经之前头痛甚效。

另外，五虎一穴、五虎三穴治疗前头痛亦效。按照手上的全息来讲，五虎一可以治上部，最初我是用五虎三，后来用五虎一，也就是说五虎一、五虎三都可以用。如果不是很重的头痛，用五虎一就可以解决，五虎一可以治头痛，但是一般是比较轻的，比如说你今天有点头昏昏的、前头有点痛，好，那我给你针个五虎一。

治疗前头痛，一般我最常用天皇（阴陵泉），裤管一掀就可进针。如果针脚还要脱鞋子，甚至要脱袜子，比较麻烦。

从治疗前头痛的用穴，我们可以悟出一点：老师用肾关治前头痛，我觉得肾关位置比较下面一点，应该用上面一点的天皇（即阴陵泉）较好，因为天皇（即阴陵泉）在小腿最上部，所以我用天皇（阴陵泉）。这一带的上下两个穴位都可以治前头痛，也就是肾关和天皇这一带都可以治前头痛，这个区域就形成了一个区位针。

又如老师治疗五十肩,是针天皇,我则是针下面的肾关,因为我用天皇穴治前头痛非常好,肩膀在头的下面,根据太极对应我就用天皇下面的肾关,结果发现肾关效果更好。那么,这一带的上下两个穴位都可以治五十肩,也就是肾关和天皇这一带都可以治五十肩,这个区域就形成了一个区位针。

归纳一下,我发现天皇至肾关这个区域都可以治前头痛,也都可以治肩膀痛,这就形成了我的区位针法,或称区段针法。天皇、肾关两穴一起用,是治疗前头及肩的区位(区段)特效针。

二、偏　头　痛

偏头痛主要病在少阳经,最常见者为血管神经性头痛,发病原因可能系头部血管功能障碍所致,及神经官能症、颈源性头痛(颈椎增生或损伤脑供血不足所致)等。也可见于耳部疾患。

(一)董师原书设穴

偏头痛	22. 灵骨;66. 六完;77. 一重、二重、三重、四花外穴;99. 耳三穴(耳上穴、耳中穴、耳下穴三棱针);1010. 鼻翼穴

【解析】

董老师治疗偏头痛的穴位有这么多,要分清楚应用也不简单。

灵骨穴治偏头痛,以太阳穴部位之偏头痛为佳,盖手足阳明经相通。**六完穴**介于少阳胆经之荥穴与输穴之间,治疗之偏头痛,应系少阳经耳上之偏头痛。**一重、二重、三重**介于少阳、阳明经之间,治疗之偏头痛包括阳明经及少阳经之偏头痛。

四花外穴主要以刺血为主,善于治疗久病及瘀血之偏头痛。

耳三穴(耳上穴、耳中穴、耳下穴)治疗偏头痛,主要以耳上穴为主(耳上穴又称"耳尖"穴),由于太阳经至耳上,又少阳经绕耳。耳上穴除偏头痛外亦能治后头痛。

耳三穴,最主要的是耳尖穴,如果往后一点,还是在耳尖这个平面上,可以说靠耳根一直到上面转弯的地方都可以算耳尖,如稍微向下面一点,则等于是耳背范围。偏头痛用耳尖刺血是很不错的,如果不懂得在太阳穴刺血,可以在耳尖刺血,耳背附近如果血管明显,能在耳背刺血更好,一刺就出血,不用挤就已经有十几二十滴出来了,再挤一下就更多血滴出来了。耳尖刺血常要一滴滴慢慢地挤,耳尖虽然看不到血管,但是比较容易出血,只是刺后要用手挤,如果耳背有青筋,当然是在耳背刺血最好。如果耳背没有青筋,那就在耳尖刺血。据个人多年经验,耳朵软的,一刺就很容易出血,耳朵比较硬的就得揉一揉,让耳朵充血后再刺血。

（二）临床常用选穴

1. 针九里、七里。

2. 针侧三里、侧下三里,效果佳。

3. 针中九里（风市）,效果亦佳。

4. 三重、四花外穴点刺出血,亦可立止疼痛。

5. 耳三穴之耳上穴。

6. 太阳穴部位疼痛,针门金穴甚佳,常可立止疼痛（维杰特殊经验）。

7. 太阳穴点刺特效,久年偏头痛轻则一次,重则二三次可愈（维杰特殊经验）。

8. 水曲穴（维杰特殊经验）。

董师常用:①九里;②侧三里、侧下三里。

维杰特效经验:门金。

【解说】

据临床随师观察,董老师治疗偏头痛经验以针九里、七里为主,其次为侧三里、侧下三里。

中九里（风市）善治人身侧面各病,治疗偏头痛效果亦佳,配七里倒马更佳。侧三里、侧下三里对于头面病变疗效甚佳,治疗偏头痛甚效,久病可以配肾关。严重者,老师常在四花外点刺活血化瘀治疗。

我个人之经验,太阳穴部位之偏头痛,最常用**门金穴**特效,常可立止疼痛。这是维杰个人数十年之经验,盖太阳穴部位为胃经所过,陷谷为胃经输穴,输主疼痛,善治太阳穴部位疼痛,门金在陷谷后贴骨,刺骨应肾,能补水润木,尤善治久年之偏头痛。

临床观察,太阳穴部位,即胃经头维穴附近的偏头痛最多,由于胃经从颧髎旁边到了额头太阳、头维穴这个部位,所以跟阳明经有关,输主体重节痛,我们针胃经陷谷穴最好。陷谷治一般偏头痛很好,可是很多患者的病痛都很多年了,可选择针门金,陷骨穴后面贴骨就是门金。所以,门金是我个人经验治疗太阳穴偏头痛第一特效针,太阳穴部位的头痛,针门金可以立止头痛。

很多妇女容易有偏头痛,常常在月经前后发作,偏头痛合并月经痛,这样一针两治,月经痛第一特效针就是门金,偏头痛第一特效针也是门金。

如果是少阳经的偏头痛,就是耳朵上面这一带,这跟胆经有关,就要针水曲穴,水曲穴与胆经之输穴足临泣在同一位置,治疗耳朵附近之偏头痛甚效,所谓经络所过,主治所在也。

绝大多数的偏头痛都表现在额头太阳穴痛,很少是在耳朵上面的偏头痛,所以我用门金穴治疗最多。

偏头痛亦以太阳穴点刺出血最为特效,久年偏头痛轻则一次,重则二三次可痊愈,一次治愈不再发作者亦不在少数。

太阳穴点刺出血治疗头痛,是我的特殊经验,董老师一般不在太阳穴刺血。

太阳穴如果青筋明显,刺一下就出血了,青筋不太明显,就让他把衣领勒紧,没有衣领的就用毛巾把脖子勒住,脸红充血了,一刺血就出得多了,这是刺血很重要的方法。

手指刺血也是一样,要让他捏紧手指先充血,充血后稍微一刺会喷出血来,所以先充血再刺血,太阳穴也一样,不能刺了血再挤血,这样是挤不多的。

耳尖刺血治疗失眠特效,为我治疗失眠第一特效针,因此治疗失眠之头痛,耳尖刺血甚佳。

多年偏头痛治疗可有两种状况:除了在太阳穴刺血,也可以在四花外刺血,也可以立止疼痛,几次可根治久年疼痛。

三、后　头　痛

后头痛病在太阳经和督脉。可见于高血压、脑膜炎、脑部肿瘤、颈椎和软组织损伤、枕神经痛等。其中枕神经痛较为常见,是枕神经分布的后头部的疼痛,可向头顶放散。头部活动、咳嗽等可加重,常由受寒引起,在枕神经出口处(风池穴)可有压痛。

若后头痛伴有喷射性呕吐和高热,颈项强直,属颅内病变(如脑部肿瘤等),当慎重处理。

临床常用选穴

1. 针正筋效果甚佳(维杰特殊经验)。

2. 冲霄放血,立止疼痛。

3. 委中刺血甚效,治久年后头痛尤佳。

董师常用:①尾椎(后椎穴)冲霄放血;②委中放血。

十四经效穴:束骨(维杰特效经验)。

【解说】

后头痛,董老师书中没有设穴,董师常在尾椎之后椎穴及冲霄穴刺血,或委中刺血,尤其是常在委中刺血,董老师在尾椎或委中刺血,效果都很不错。

我用正筋穴治疗后头痛效果甚佳,较尾椎刺血或委中刺血方便。盖正筋在跟腱上,在"小腿三焦之倒象"为头之部位,在大太极之"足躯顺对"中,对应颈部,如此能治头项痛,皆甚效。而且它在膀胱经上,跟膀胱经有关,所以正筋穴治疗后头痛是很不错的。

很多人脖子痛,连带后头也痛,用正筋最好,正筋一针就连后面脖子都治了。如果加个正宗倒马的话,可以把治疗范围区域扩大,正筋、正宗倒马,治疗后头痛很不错,董老师治疗脖子硬用正筋,我们透过三焦理论来看,正筋的位置是足三焦的头,那么正筋就不只是治脖子,治疗后头也很好。

十四经效穴方面,我常用束骨穴极效,此为维杰特效经验,取穴较正筋尤为方便。而且有时候效果更好,束骨为膀胱经输穴,"输主体重节痛"。从这里我们知道,治疗取穴不能全靠奇穴,也不能全靠十四经穴,要选择最特效、最方便的穴位。

四、全　头　痛

全头痛也是临床常见的症状,可见于多种急慢性疾病,其涉及范围很广,如感冒、五官疾患(如鼻窦炎)、神经性头痛、血管性头痛、三叉神经痛、颈源性头痛、颅内病变,以及某些心血管和神经系统疾患引起的头痛等。全头痛要区别虚实,实邪多外感,虚证则多为气血亏虚。

（一）董师原书设穴

头痛	33. 地士；44. 富顶、后枝；66. 火散、花骨一；77. 四花外穴（三棱针黑血）；88. 金前下穴、金前上穴；1010. 后会穴（轻度）、上里穴、四腑二穴、四腑一穴；1111. 五岭穴（三棱针）、水腑穴
肾亏之头痛	22. 腕顺一穴、腕顺二穴
心脏病引起之头痛	66. 火主
脑神经痛	55. 上瘤

【解析】

在老师原书涉及治头痛的穴位很多，没有区分前头痛、后头痛、偏头痛，这么一堆穴位，一般人真不知道怎么用。

董老师治疗头痛，其实是说某穴能治头痛，但多半是在某些状况下兼有头痛时用之，临证时不必全部搬上。应该化繁为简，以最适合症状、最有效的选穴应用于临床，以下各病皆如此。

腕顺一穴、腕顺二穴及**水腑穴**皆治疗肾亏之头痛。肾亏头痛一般常兼有眼花、坐骨神经痛、疲劳、肾炎、四肢骨肿、腰酸背痛等。至于**地士穴**在肺经上，本来就可以治感冒，因此地士穴可以治感冒的头痛。**富顶、后枝**是在四四上臂部位的穴位，这两个穴可以治疗头痛，可是老师没有写治什么样的头痛，文字的安排跟在血压高、头晕后面，应该是与此有关的头痛。

火主穴治疗心脏病引起之头痛，理当有心脏病之症状。**上瘤穴**治疗脑神经痛，应该是与脑瘤及脑积水有关。

火散所治多为心肾不交之证，头痛常兼失眠、腰酸、背痛等。**花骨一**为治疗五官病有效穴，治疗头痛常兼眼眶及鼻骨痛。**金前下穴、金前上穴**治疗之头痛兼有癫痫。**上里穴、四腑二穴、四腑一穴**之头痛前皆写有眼昏，应系指局部之前额痛。

四花外穴（三棱针黑血）及**五岭穴**（三棱针），治疗头痛，可用三棱针出血，主要针对多年瘀血之头痛。

（二）临床常用选穴

1. 九里穴甚效。

2. 针侧三里、侧下三里,并针肾关,留针45分钟,轻症二三次,重症四五次,即可不发。治慢性久年头痛甚好。

3. 背部五岭穴点刺,亦可立止头痛。

4. 大白穴甚效(维杰特殊经验)。

5. 针灵骨,立可缓和疼痛(维杰特殊经验)。

6. 大白穴甚效,配三叉三穴更佳(维杰特殊经验)。

7. 太阳穴刺血最特效,久年头痛轻则一二次,重则三四次痊愈(维杰特殊经验)。

【解说】

虽然各病之临床常用选穴列出多项治疗穴位,并非每项都要用,也不是多项合用,可以交叉轮流应用。其中的"维杰特殊经验"部分极为实用。特别用括号指出。

董老师经验治疗全头痛以九里应用最多,久病则配肾关更佳。

董师治疗头痛,另以侧三里、侧下三里,配肾关,治慢性久年头痛亦甚好,对于前头痛及偏头痛效果更好。这适合于慢性的,需要多针几次治疗的病痛,所以对于慢性久年头痛,效果非常好。这几个穴皆在五输穴之经穴至合穴区域范围,且系治疗久痛之故,宜留针稍久,根据五输穴之时间观,基本上要留针45分钟。关于留针时间的根据,可以参考我的《董氏奇穴原理解构》中"五输穴之时间观"一章。

在上背刺血亦为董老师治疗全头痛之方法。

我的特效经验,以**大白穴配三叉三穴**治疗头痛,常立见疗效,效果甚佳。一般称之为"头痛杨二针"。灵骨、大白皆在微太极之头点,也都能治整个头痛。一般临时初起的头痛就只针大白、三叉三即甚效。大白配三叉三,一手一针,哪一边用大白,哪一边用三叉三没有关系,仅只两针,当时就可以缓解头痛,有些人感冒头痛,或临时的头痛,当场就好了。

对于久年头痛,早期我也针侧三里、侧下三里,配肾关,效果不错,就把这条写在治疗学中,但一次就是六针,似乎多了一点。后来我发展为在太阳刺血,就不再如此用了。双侧太阳穴刺血治疗头痛,尤其是久年头痛最为特效,轻则一二次,重则三四次,可以痊愈,多年不再发作,一次治愈者亦有多位。

其实太阳穴不难刺血,手法是用钻刺法,斜刺进去,我一般只有在太阳穴用钻刺法,因为太阳穴后面是额头,额头有骨头,如果我们以一般的方法直刺,很浅就碰到骨头了,而委中、肘弯这些穴直刺下去不会碰到骨头,所以刺太阳穴我就用钻刺法,沿着皮斜刺进去,不难的。在太阳穴刺血,不管是前头痛、后头痛、偏头痛,或多年的头痛,刺了血一般是一两次就好了。我现在治疗就是一两次。

全头痛我们就这样治疗,有效穴位虽多,我的特效经验,只用大白配三叉三就可以了,大白配三叉三最为有效,所以称之为"头痛杨二针"。

五、颧骨疼痛

（一）董师原书设穴

颧骨痛	1010. 玉火穴

【解析】

玉火穴治疗颧骨痛应系局部取穴,但以对侧为主,则为等高取穴,亦即左病取右,右病取左。

（二）临床常用选穴

1. 三重点刺出血。

2. 四花外穴点刺放血。

3. 针侧三里,侧下三里（维杰特殊经验）。

4. 三泉穴（维杰特殊经验）。

5. 腕顺一治此病也很好。

十四经效穴:后溪（维杰特效经验）。

【解说】

颧骨痛,老师的书写了个**玉火穴**,他下针还是常用侧三里、侧下三里。

侧三里、侧下三里及三泉穴（上泉、中泉、下泉）在董老师的书中,皆写为可治疗面部麻痹,可引申治疗颧骨病变,治疗颧骨痛有效。上泉、中泉、下泉,它们的位置,从膝盖往上,恰与膝盖往下的侧三里、侧下三里相对应,侧三里、侧下三里是膝下对应到颧骨面部的穴位,那么上泉、中泉、下泉,就是膝盖上面对应到颧骨面部的穴位,这个泉音同"颧",也就治疗颧骨,所以我们在上泉、中泉、下泉刺血也可以有效。

三重穴及四花外穴刺血治疗颧骨痛亦甚效，一般在久病的状况下使用，盖久病多瘀。

我们知道颧骨的地方是小肠经所过，**腕顺一**治此病也很好，因为此穴在小肠经上，邻近后溪穴。小肠经之后溪穴治疗颧骨痛甚效，因小肠经"……其支者，从缺盆循颈上颊，至目锐眦，却入耳中；其支者，别颊上顿，抵鼻，至目内眦，斜络于颧"，语译即为"它的支脉，从缺盆循头颈向上抵颊部，至眼外眦，回入耳内。另有一条支脉，从颊部别出走入眼眶下而至鼻部，再至眼内眦，而又斜行络于颧骨部"。经络所行，治疗所在，故治疗颧骨痛甚效。眼皮下面以及颧骨这一带都是小肠经，所以眼皮跳动的病变我们也用小肠经的穴，后溪是小肠经的木穴，五行属木，能治疗跟颧部与风有关的病变，治疗颜面神经的震颤很好。三叉神经痛和颧骨面部的震颤都是用后溪特效，如果不用后溪，就用董氏奇穴的侧三里、侧下三里，这两穴则是对应针法。

六、三叉神经痛

三叉神经痛是指面部三叉神经分布范围内出现的阵发性、短暂的剧烈疼痛，具有突发性、周期性发作的特点，疼痛突然发作，以面颊、上下颌部（第二支、第三支）为最常见，额部（第一支）较少发生。疼痛呈发作性、刀割样、撕裂样或烧灼样剧痛。每次发作时间约为几秒至几十秒钟，数秒钟或数分钟后缓解。可连续数天或数日内反复发作。疼痛常因说话、咀嚼、刷牙或触摸面部某一区域而诱发。这种激发点称为"扳机点"，以致患者不敢洗脸、漱口和进食。

三叉神经痛的部位在面颊及额部，主要为阳明与少阳经、小肠经，特别是与足阳明胃经关系最大。阳明胃经与少阳胆经均循绕侧头面部，另外小肠经"其支者，别颊上顿，抵鼻，至目内眦，斜络于颧"，此一部分与三叉神经痛亦有密切关系。

三叉神经痛是一种顽固难治的病症，针灸疗法是目前治疗三叉神经痛最有效的方法之一。有些顽固的已服用西医强烈止痛药多年的病例，坚持有恒的治疗，亦能治愈。

临床常用选穴

1. 大白（维杰特殊经验）。

2. 腕顺一穴(维杰特殊经验)。

3. 久病可在太阳穴点刺(维杰特殊经验)。

4. 侧三里,侧下三里。

5. 木斗,木留。

6. 中九里。

维杰特效经验:大白配腕顺一穴。

十四经效穴:后溪、三间。

【解说】

董师书中并无三叉神经痛之治疗。从个人观察董老师治疗 8 例三叉神经痛的经验来看,治疗三叉神经痛皆针腿部,老师治疗此病,一般以侧三里、侧下三里为主。有时用木留穴、三重穴。外三关亦可用。

三叉神经痛,发作的时候很剧烈,不发作就没事,它常常有个触发点,可能摸到某一点就引发了,很多人是刷牙漱口的时候刷到某个角度,就痛了,痛得眼泪直流,或吃东西的时候就突然痛了,这种痛是突然而来,风者善行而数变,这就属于风,此痛是痉挛性的痛,跟木有关,跟筋有关系,也是属于风,所以要针经络上跟风跟木有关的穴位,我就发展了用大白配腕顺一,方便而速效。

在十四经效穴方面,最有效的就是后溪与三间。后溪为手太阳输穴,是小肠经属木的穴位,三间为手阳明输穴,是阳明经属木的穴位。三叉神经痛的疼痛部位以手阳明及手太阳经为主,两个穴并用就包围了痛区。两穴皆为输穴,输主疼痛。两个穴并用可加速治愈,这就是"叉痛杨二针"。怎么用后溪跟三间呢?这两个穴一定要有一个同侧的穴位,或者两个都同侧也很好,最常用的是同侧的后溪,配对侧的三间。后溪配大白更好,针同侧的后溪、对侧的大白,效果非常好。

三叉神经痛、颧骨痛我们用侧三里、侧下三里也很好,或者用董氏奇穴的上泉、中泉、下泉也可以,久病可在太阳穴点刺。

针刺治疗三叉神经痛疗效很好,止痛也很快。有人刚得了此病,马上来看,常是一两次就能治好,但有的已经痛了十几年,就不是那么好治了。有些三叉神经痛的患者,已经痛了几十年,要吃吗啡等药才能止痛,针灸治疗便需多费时日,只要坚持治疗,亦能治愈。

有少数严重的病例甚至要看上几个月之久,病太重是一个原因,多半是止痛药吃太多,神经通路被西药抑制住了,治疗后,可能一次就只好五六成,回家还会退回两三成,但经治疗后,病情一次比一次轻。一些神经痛的患者也常是这样,针了回家,第二次来了的时候说,怎么我针完以后很好,回家又痛了,我说你痛是痛,是不是比原来好些,病人会说对,虽然退回一些,但还是有进展。

各种病如果是刚患的,治疗就只前进不后退,好了就是好了。久病则往往前进之后,还会退回一点,但是我们进三步退一步,还是很快就好了,这种情况多半是吃过止痛药,吃得越凶,可能进三步退两步,我治各种疼痛很多,这是一点这方面的经验。

 七、耳 朵 痛

临床常用选穴

1. 针侧三里、侧下三里。

2. 三重、四花外穴同时点刺放血。

3. 三叉三穴(维杰特殊经验)。

【解说】

侧三里、侧下三里善治头面各病,两穴在少阳阳明之间,尤近于少阳,少阳经循行至耳,经脉所至,主治所及,故而耳朵痛针侧三里、侧下三里有效。三重、四花外都位于少阳阳明之间,久病的话,我们可以在这里刺血,三重、四花外穴同时点刺放血,善于治疗久病耳朵痛,但一般很少有人耳朵痛很久的。

如果是中耳炎这类病,因为耳朵里面流水,这种状况可以点刺制污穴,在制污穴刺血以后,患者中耳炎的流脓很快就会收口,也可以在制污穴刺血的同时,在三重、四花外刺血,当然更好,但用针就比较复杂,一般不会一下针那么多针。

余以**三叉三穴**治疗耳朵痛甚效,三叉三穴本即为五官病要穴,鼻子、眼睛、牙齿、嘴巴、耳朵都可以治,三叉三穴在手少阳三焦经上,从手四五指缝间刺入,透过液门穴、中渚穴,液门穴为荥穴,中渚穴为输穴。所谓"荥输治外经","输主疼痛",因此针三叉三最为理想,一针可达到效果。若加同侧的三叉三作牵引,即两边的三叉三并用,一边作治疗针,一边为牵引针。

耳朵痛,我一般不太用三叉三作牵引,而是用听会做牵引,古人治病一般不针局部的穴位,都是针远处,看看古歌诀即知。但是五官病则常常是针局部,如鼻子病常是迎香最特效,眼睛病十之八九睛明最特效,耳朵病最常用听会,所以我如果治耳朵痛,会针健侧的三叉三,加患侧的听会作牵引,也就是以特效针作牵引,效果非常好。

驷马穴也能治耳朵,驷马穴整个来讲,耳朵、鼻子等五官病都能治,在清阳不升的状况下,有益气升阳作用。在带有耳鸣之类的耳朵痛时,可以用驷马,其他一般不太用。

八、项强痛

项强痛多为运动或劳动中不慎扭伤颈部筋脉,或颈项过度疲劳,以致气血运行不畅,经络阻滞,致使气血凝滞、筋脉拘急而成,此病症属中医"伤筋"范畴。

近年来车祸伤害甚多,以颈项强硬为主症来寻求针灸治疗的很多,针灸治疗效果极佳,奇穴效果更好。

项强痛从经络来看,颈项后正中线为督脉,前正中线为任脉,其他六条阳经均经过颈项,足阳明胃经行于颈部前面,手阳明大肠经在颈部前外侧,手太阳小肠经在颈部侧面,此三条经脉行在耳前。以下三条经脉在耳后:手少阳三焦经在颈部侧面,约当耳垂及耳后缘。足少阳胆经在颈部侧面,约当乳突后缘(但胆经与三焦经在颈部有交叉),足太阳膀胱经在后项部,夹督脉距离寸半下行。颈项强痛主要以督脉及手足太阳经为主。

(一)董师原书设穴

脖颈痛	11. 肺心穴;88. 中九里穴
脖子痛	77. 人皇穴
颈项神经痛	66. 水曲穴
项痛	1010. 总枢穴(三棱针)
颈项痛	77. 四肢穴
项骨正中胀痛	1111. 冲霄穴(三棱针)
颈项疼痛扭转不灵	44. 富顶、后枝(两穴同下)
颈项扭转不灵	66. 火菊穴
颈项筋痛及扭转不灵	77. 正筋穴、正宗穴

【解析】

上述脖颈痛、脖子痛、颈项神经痛、项痛、颈项痛、项骨正中胀痛、颈项疼痛扭转不灵、颈项扭转不灵、颈项筋痛及扭转不灵，虽名目不同，但都可以说是颈项强痛范畴。

治疗颈项筋痛及扭转不灵，基本上以正筋穴、正宗穴最为常用，这也是老师最常用的治疗选穴。

较简单的治法就是取手指部位的**肺心穴**，本穴在中指中节，对应脊椎，为中央之中央，又与乾卦有关，乾卦代表督脉，故治脖颈痛、脊椎痛及尾椎痛，可以说，整个脊椎皆为其主治范围。比较轻微的脖颈痛可以用肺心穴，比较重的，正筋、正宗最好，正筋、正宗趴着针，马上见效。

总枢穴治疗项痛，以三棱针刺血治疗，此属局部治疗。**冲霄穴**（三棱针）治项骨正中胀痛，属上下对应疗法。两穴皆以三棱针刺血治疗，皆可治疗较久之瘀血病。

富顶、**后枝**两穴皆能调整血液循环，皆能治肝之血压高、头晕、头痛、疲劳等。两穴同时下针，可治颈项疼痛扭转不灵及面部麻痹。此处之颈项疼痛扭转不灵多与血压高有关。

水曲穴治疗之颈项神经痛，当为少阳经循行之侧面颈项痛。**火菊穴**治疗颈项扭转不灵，亦与血压高有关。**人皇穴**、**四肢穴**亦能治疗颈项痛，盖位置与正宗穴平行。

（二）临床常用选穴

1. 针正筋、正宗立能转侧。

2. 肾关治后颈酸痛甚效（维杰特殊经验）。

3. 上白、中白。

4. 火菊。

十四经效穴：最常用的穴位是承浆穴，后溪穴及束骨穴治项强也很好。

【解说】

据观察董师治疗 12 例项痛经验，老师最常以正筋、正宗（双）两穴倒马为主，治疗各类颈项强硬之病，立能转侧。这两个穴老师用得多，我也用得多。颈项强硬与筋有关。正筋、正宗（双）在脚脖子上，即所谓的跟腱上。正筋穴在大太极全息对应颈部,治疗颈部病,效果甚好。本穴针入跟腱,以筋治筋,也是治疗颈部病甚效的原因之一。对于多年颈痛及转动困难,疗效甚好。对于车祸伤害应用甚佳,用的机会很多。在美国开车,时常因为前面有黄灯,前车一看闯不过去就停车了,后面的车以为你会闯过去就撞上来,脖子就不对劲了,所以在美国,整脊医生很多,可还是针灸最快、最实用。就是针正筋、正宗,严重的就在委中刺血,更快更好。

正筋、**正宗**对于使用计算机姿势不正造成之颈椎病也颇有效。

火菊穴治颈项扭转不灵我不常用,但火菊(即公孙贴骨)穴可以治疗手麻,常常有些颈椎病会引起手麻,颈项扭转不灵兼有手麻,就可取用。火菊穴跟束骨是在一条线,这里是足的颈上线。

我以**肾关**治后颈酸痛甚效,天皇穴在全息对应于头,肾关略低于天皇穴,则对应于肩颈部,除治五十肩特效外,颈肩范围皆有效。

上白、**中白**皆在手太极之中枢线,皆能治腰痛及颈项痛甚效。

十四经中,项强最常用的穴位是承浆穴(见《通玄指要赋》《玉龙歌》《胜玉歌》《卧岩歌》),此为前后对应法。后溪穴(《百症赋》)及束骨穴(《通玄指要赋》)治项强也都很好。治项强针正筋、正宗可以用承浆作牵引,很快就好。如果是多年脖子强硬可以加委中刺血。

九、落　枕

颈部软组织损伤,又称颈部伤筋,一般常称为落枕。多于醋睡时姿势不正,枕头过高或感受风寒外邪袭入经络,致使气血凝滞、筋脉拘急而成此病。

临床表现以颈项强直、疼痛为主(多表现为一侧项部肌肉强直)。患者自觉颈项强硬不舒,局部肌肉痉挛痛重,颈部活动受限(脖子不能左右及前后转动),多半在转向另一侧时特别疼痛。

落枕主要以督脉及手足太阳经为主,其次是胆经。

临床常用选穴

1. 重子,重仙(维杰特殊经验)。

2. 正筋,正宗。

3. 木留。

4. 上白、中白。

十四经效穴:①承浆穴。②后溪、束骨(维杰特殊经验)。

【解说】

治疗落枕,重子穴、重仙穴倒马最为有效,透过肺与膀胱通,此两穴为治肩背痛之特效针,治疗颈痛亦有效,可以说治颈肩背痛皆特效。维杰四十年来以此穴治疗落枕患者不下百例,均有立竿见影之效,配承浆穴效果更佳、更速。

董老师治疗落枕是不用重子、重仙的,他用这两个穴治疗肩背痛(主要治膏肓俞部位痛),治疗落枕是用正筋、正宗。后来我发现重子、重仙治疗颈部也有效。落枕有个特点,就是颈肩背都痛,用重子、重仙最好,一般人落枕,多半是早上起来时觉得不对劲,左右转动不灵,转动时还会痛,如果是早上就来治疗,可以马上好。

重子、重仙都治背痛,可是有一个区分,重子位置比较上面,可以治疗肩膀痛,即背兼肩膀痛,重仙位置比较下面,靠近掌中线,所以治疗背痛兼有中央的颈部痛。这样,重仙偏重治疗颈背痛,重子偏重治疗肩背痛,如果颈肩背都痛,那就重子、重仙一起用。如果能加一针承浆穴作牵引,效果更佳。

落枕早治疗,可以很快治愈。但是如果不理它,经过一个礼拜也就自然好了,但落枕过几次以后,可能颈椎病就出现了,如同腰扭伤,不理不治,过段时间也好了,但是腰扭伤连续几次,就可能导致椎间盘突出,引发坐骨神经痛,那就麻烦了。所以落枕表面看来是小病,但也不要忽视它!

上白穴、中白穴也可以治落枕。手掌太极的横三焦,拇食指间主头面,二三指间主上焦。上白穴在二三指间,所以上白治疗颈项强痛有效。上白、中白皆在手太极之中枢线,都能治腰痛及颈项痛,治落枕也很有效。依经验,重子、重仙治落枕最好,但有时有点痛,可以令病患咳嗽一声然后进针,转移注意力就不痛了。怕痛的也可以改针上白、中白,不过针重子、重仙的效果若有八九成,针上白、中白,可能只有六成的效果,略微差一点,但也还是不错的。

木留穴位于四五趾间,介于少阳、阳明两经之间,主治之病,以少阳阳明合病及肝脾两脏之病为主,甚为有效。肝主筋主血,脾主肉主气,本穴尚能治气血及筋肉之病,可以治疗落枕及肩背痛。

如果不用董氏奇穴,用十四经穴,那么后溪、束骨配承浆,也非常有效,十四经中治疗项强痛,绝大多数之歌赋皆以承浆为主,此为前后对应法。其次是后溪、束骨。后溪为手太阳输穴、束骨为足太阳输穴。"输主体重节痛",手足太阳循行颈项,故能治之,《灵枢·杂病》篇说"项强不能顾取手太阳,不能俯仰取足太阳",项强不能顾(左右转动)就取手太阳后溪为主,项强不能俯仰(前后转动)取足太阳束骨为主。若颈项左右转动及前后转动皆不能,则后溪、束骨一起用,效果甚佳,加承浆特效穴牵引,疗效更快速。

我在学董氏奇穴之前就会十四经穴,十四经穴方面我常用承浆、后溪、束骨,也是很有效。

十、肩 颈 痛

临床常用选穴

1. 肾关、四花上(维杰特殊经验)。

2. 重子、重仙(维杰特殊经验)。

十四经效穴:阳陵泉。

特殊经验:"肩颈杨二针":肾关、阳陵泉。

【解说】

颈连肩痛,包括落枕、五十肩,一般应用重子、重仙有效,重子偏于治疗肩痛,重仙偏于治疗颈痛,两穴合用,不但能治肩颈痛,连背痛亦能治,这在前面已经提过了。余用肾关、四花上合用治疗肩颈痛亦有效。

胆经之阳陵泉治疗肩连颈痛,尤其是肩峰、肩井穴一带的疼痛甚效,许多人落枕,其他地方好了,但是肩井穴一带还可能残留点疼痛,这是胆经循行所在,针阳陵泉穴甚效,针悬钟穴也有效。

肩膀连着脖子痛,我个人经验:肾关、四花上很好,事实上,肾关、四花上又不如阳陵泉配肾关。我常用肾关、阳陵泉穴,两边各一针,治疗所有的肩颈痛,皆极为特效,称之为"肩颈杨二针"。

如果不知道易理,就两边的阳陵泉、肾关都针,知道易理,就可以按照《灵枢》九宫的变化用穴,《灵枢·九宫八风》篇里面讲,每一个季节都有一个变化,古人住的房子按照季节移动,根据九宫图来看就会很清楚,左上是巽卦,右上是坤卦,坤卦属土,我们就可以针位于脾经的肾关,左边是巽卦,属于木,左边的肩膀痛就针与木有关的穴位,可针胆经的阳陵泉,右边的肩膀痛就针与土有关的穴位,如位于脾经的肾关,这样,一针取阳陵泉,一针取肾关,就是所谓的"肩颈杨二针",简单而有效。

十一、肩臂不能举(肩关节周围炎、五十肩)

肩关节周围炎简称肩周炎,为肩关节周围软组织退行性、炎症性病变,又称冻结肩,俗称"漏肩风""肩凝"。因发病年龄以50岁上下的人多见,故又有"五十肩"之称。是以一侧肩臂部疼痛,活动障碍(手臂上举、外旋、后伸等动作受限)为主要特征的病症。常呈慢性经过,严重者影响日常生活,如梳头、穿衣等。随着病情的发展,病变组织形成粘连,出现所谓"肩凝症",肩关节活动可完全消失;多因扭挫伤、劳累、慢性劳损与受风寒侵袭等诱因而发病,多见于中年以后,女性较多。是中老年人常见的一种顽固性疾病。

肩周炎属于中医学"痹证"范畴,认为发病与年老气血衰退、局部受寒或劳损有关。

临床常用选穴

1. 针四花上(同侧、对侧皆效)。

2. 针四花中(同侧)甚效。

3. 花骨二穴有效。

4. 针肩中也有效。

5. 针肾关特效(对侧)(维杰特殊经验)。

6. 针足千金、足五金特效(维杰特殊经验)。

7. 泻曲陵穴最特效(维杰特殊经验)。

【解说】

观察董师治疗**肩痛**15例,老师经验应用中九里最多,常加七里倒马;有时针肩中。董师治疗肩不举,四花上穴、四花中穴、四花副亦可用。

治疗**肩不能上举**,我个人首取肾关甚效,轻者往往当场即能举高。肾关对应于肩颈部,除治五十肩特效外,颈肩范围皆有效。

老师治疗肩不能上举是针天皇,我则是针肾关,肾关、天皇都有效,所以有些学生学了以后就肾关、天皇一起用成倒马,也是很好,但可以不需要两穴都针。

针同侧四花中也有效,什么样的肩不能上举,针四花中同侧有效呢?我们知道左为阳右为阴,有这样一个阴升阳降,左阳右阴的次序,右边肩膀痛针同侧就很好,左边肩膀痛针同侧就不如右侧,左肩凝(五十肩)我针右肾关,右肩凝我就可以针右边(同侧)的四花中。事实上,左右四花中都可以针,也是有效,因为回转速度的关系,只是得效时间快慢而已,也就是说要留针几分钟观察,经过留针5分钟、10分钟后开始见效。有时候我们不要太急,很多病,针了后你问他:"好一点吗?"他会动一动,说:"嗯,没有效呀,不太好。"那你就留针,只要你认为针对了,隔几分钟叫他再动一动,他就会说:"好啦,越来越好。"可是有些医生不是这样,没有效,就换穴位,没有效再换穴,越换离正确治疗越远,对自己没有信心的人,最常如此。

治疗肩膀**不能侧伸及后伸**,我则以针对侧足五金穴为主,针后疼痛即能减轻,若还有一点痛处,可分别找痛点所在三阳经同侧之输穴大白、中白或腕顺一,加用作为牵引针,疗效更佳。

不论肩不能上举,还是肩不能侧伸及后伸,针后虽然活动度好转许多,但可能还会有痛点,看看痛点在哪里,痛点在阳明经就针阳明的输穴,在少阳经就针少阳的输穴,加一针牵引针后,不但疼痛减轻,还可以抬得更高。

治疗肩膀抬不高,针对侧的肾关,或对侧的肩中也有效。

我治肩膀抬不起来,泻曲陵穴最是特效,常用同侧曲陵(尺泽)穴贴筋下针,以筋治筋,采用泻法,治疗严重的肩膀抬不起来非常有效,往往一次即能抬高至正常水平,被患者称为魔术针法。其原理:第一是贴筋治筋;第二,曲陵就是尺泽,即肺经的子穴,泻这里就是泻金,金一泻,金不克木,木就松了。

曲陵在肺经上,用呼吸补泻法中的泻法对肺经最直接有效。也就是吸进呼出,逆着呼吸的提插泻针法:亦即在患者吸气,相当于肺中多一口气时我们进针;在吐气的时候,肺中少了一口气时我们出针,逆着它就是泻。

十二、肩关节扭伤

临床常用选穴

1. 针法同肩臂不能举。

2. 肩中穴。

【解说】

治疗肩关节扭伤,方法可比拟前项"肩臂不能举"。

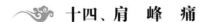 十三、肩　痛

（一）董师原书设穴

肩痛	44. 肩中穴
肩骨痛	77. 七虎穴

【解析】

肩中穴治疗肩痛,属等高对应取穴,效果极好。

七虎穴在太阳经与少阳经之间,可治少阳经之肋膜炎,又足太阳膀胱经与肺别通,以下治上,能治肩骨、锁骨及胸骨病。而且踝太极此处对应胸背。又足之三焦此处对应上焦胸背。基于上述几点,七虎穴治疗肩骨痛、锁骨炎、胸骨痛及肿胀、肋膜炎颇有效。

（二）临床常用选穴

1. 针法与肩凝相同。

2. 肾关、九里穴。

【解说】

治疗肩痛,方法亦可比拟前项"肩臂不能举"。

十四、肩　峰　痛

临床常用选穴

1. 通肾、通胃、通背穴。

2. 九里、侧下三里穴。

3. 针重子、重仙亦效。

4. 针肾关穴甚效(维杰特殊经验)。

十四经效穴:阳陵泉。

【解说】

通肾、通胃、通背三穴治疗肩峰痛甚效。通背穴单治背痛即有效。三穴之中，以上面两穴通胃、通背治疗即可。九里穴、侧下三里穴亦治肩峰痛，此为老师常用之治法。余针重子、重仙亦效。肩峰痛之部位肩井穴，属胆经循行，针胆经之阳陵泉穴甚效，余用肾关穴亦甚效，肾关穴配合阳陵泉穴，疗效更佳，已于肩颈痛项说明。

十五、上臂痛（肩臂痛）

（一）董师原书设穴

肩臂痛	33. 人士穴；77. 四花外穴（三棱针黑血）、外三关穴；1010. 玉火穴
臂痛	33. 天士穴；44. 上曲穴、水愈穴（三棱针）

【解析】

上臂包括肩膀、臂膀，董老师也设了很多穴位，人士、四花外、外三关、玉火等，这些穴都治肩臂痛，至于纯粹的臂痛有天士、上曲、水愈等穴。

四花外穴（三棱针黑血）、水愈穴（三棱针）治疗上臂痛，系采用刺血法，主要针对有红肿之上臂痛，或久病有瘀之肩臂痛。

人士穴能治手指痛、肩臂痛及背痛，盖本穴在前臂三士之全息中偏于上焦，故治疗之病偏上。天士穴亦治臂痛，两穴皆在太阴经上，手足太阴同名经相通，脾主四肢，故能治四肢痛，治肩臂痛。

外三关之中关与足五金接近（属经穴范围），能治皮肤病，亦有足五金之疗效，治肩臂痛及肩不能左右抬举。

玉火穴所在之处，为小肠经、三焦经交会区，故能治疗肩臂痛，本穴以调血为主，善治血虚血瘀之病。

水愈穴治疗臂痛，老师说："用三棱针针左边穴治左臂痛；针右边穴治右臂痛。"这说明是直接治疗，等同于阿是疗法，老师较少用之，但以刺血为主，因系刺血，周遭范围内取穴即可，一般用于受伤有红肿之时。

（二）临床常用选穴

1. 针对侧侧三里、侧下三里有效。

2. 针肾关穴甚效(维杰特殊经验)。

3. 七里、九里甚效。

4. 健侧的肩中。

5. 通肾、通胃。

6. 重子、重仙。

7. 四花中点刺出血甚效。

十四经效穴:阳陵泉。

【解说】

董老师喜用七里、九里治疗上臂痛甚效。这是基于手足顺对,大腿对应上臂。

以健侧的肩中治疗上臂痛也很有效,这属于等高水平对应之应用,在穿短袖时应用极为方便。

重子穴、重仙穴治疗上臂痛也有效。

我个人常用肾关穴治疗上臂痛甚效,治疗五十肩及颈肩上臂痛皆有效。这是基于手足逆对之小腿对应上臂。肾关是没有贴骨的,这点很多人搞不清楚,因为阴陵泉旁的骨头是斜下来的,肾关在阴陵泉下面一寸半的位置。肾关应是距离骨头有一个小指头。

我用对侧的侧三里、侧下三里治疗上臂痛亦甚效。这是基于手足逆对,小腿对应上臂。

总之,上臂痛以肾关为主,肾关治疗肩臂痛也非常好。另外,大腿对上臂,用九里穴与七里穴倒马也不错。或者以等高对应法,针对侧的肩中穴也可以,这三组穴位基本都不错。

此外,十四经之胆经的阳陵泉穴治疗肩臂痛也有效。

十六、肘 关 节 痛

肘关节及其周围软组织的疾病都可引起肘痛。常见者为网球肘,这是一种多发病,网球运动员较常见,故有此名。事实上,本病不只见于网球运动员,尤多发生于需反复屈伸肘关节及前臂旋前旋后活动的劳动者。如手工业之工人、厨师及家务劳动者。其他经常用力旋转前臂(如绞扭电线、衣服、毛巾等动作)、腕部反复屈伸者,都容易得网球肘。

本病临床表现具有起病缓慢、病程长的特点。患者自觉患肢工作时肘外侧酸痛乏力,持物受限,用力握拳旋转(如绞毛巾)时加剧,休息时减轻。

网球肘在中医学属于肘部伤筋,认为其系因肘部强力屈扭、劳动过极,使经气及筋膜受损,气滞血瘀所致,属于劳损范畴。

由于本病患者与其职业和工作有关,因此在治疗过程中,应让患者改变单一活动姿势,治疗期间患肢应尽量减少活动,避免手提重物。

本病之治疗,依经验针灸最为有效,本病疼痛部位在手臂前面,以阳明经为主,旁及侧面三焦经。

高尔夫球肘则因用力角度不同,疼痛部位在手臂后面,手少阴经和手太阳小肠经上,大多发生在用手多的运动员或者劳动者身上,尤其是打高尔夫球用力不当者。

（一）董师原书设穴

肘关节炎	33. 曲陵穴

【解析】

董师用曲陵治疗肘关节炎,似乎是局部取穴,不过老师一般在健侧取穴,属于等高对应治疗法。据经验,治疗网球肘,也就是手肘阳明经及肺经部位的疼痛较好,对于高尔夫球肘就略逊。董师治疗肘痛虽设穴只有曲陵。但老师也有其他治法,可参看下面临床常用选穴之解说。

（二）临床常用选穴

1. 中九里甚效。

2. 四花中亦甚效。

3. 针刺灵骨穴特效(维杰特殊经验)。

4. 火腑海穴甚效(维杰特殊经验)。

5. 健侧曲后、火腑海穴,配患侧灵骨穴,尤其特效。

6. 心门治网球肘甚效。

7. 侧三里、侧下三里有效。

补充奇穴:**曲后（后曲池）**。

【解说】

肘痛可分为网球肘及高尔夫球肘。网球肘多见,痛在前面,高尔夫球肘是痛在后面。

治疗网球肘,我最常用对侧,也就是健侧的曲后穴(即在曲池穴后贴骨)为主,加一针患侧的灵骨作牵引,这样两针就很有效。

火腑海穴治疗网球肘亦甚效。也可以灵骨穴配火腑海,火腑海穴筋肉并治,灵骨穴治骨,合用效果极佳。

网球肘可以说是筋骨肉并病,因此,以健侧火腑海穴配合曲后穴倒马针,加患(同)侧的灵骨穴牵引,又能加强治骨治筋之作用,治疗肘痛,疗效更佳更快。我以此法治愈数十例病患,皆在极短期间内即治愈,其中有不少网球运动员。

治疗高尔夫球肘,我有时也用侧三里穴、侧下三里穴,这两个穴治疗范围比较大,因高尔夫球肘疼痛部位在小肠经,针对侧即健侧之心门穴也甚效,不论侧三里穴、侧下三里穴或心门穴,都可以加患侧腕顺一穴做牵引,效果尤佳。如果用小肠经的腕骨或后溪来牵引,那就更好。

侧三里、侧下三里治疗网球肘及高尔夫球肘皆特效。两穴的位置在下肢骨骼的腓骨和胫骨之间,对应特效部位在上肢骨骼的尺骨和桡骨之间,可治此区域的各种疼痛。余在临床上已有甚多的疗效证明。这是等高对应及手足对应理论的应用。

董师治疗肘痛有时以外三关之中穴为主,也类似侧三里和侧下三里的作用。对于肿痛瘀血者,老师则在同侧脚背放血为主。

十七、前　臂　痛

(一)董师原书设穴

肘臂肿痛难动	44. 人宗穴
手臂痛	55. 花骨二穴;1111. 双河穴(三棱针)
手前臂痛	33. 火串穴
心经之臂痛	88. 上九里穴

【解析】

手前臂痛，董老师书中的设穴也很多，有人宗、花骨二穴、双河、火串、上九里等。火串较常用，火串就是支沟，治手前臂痛，确有卓效，此属等高水平对应运用。**花骨二穴**治手臂痛，尚能治手臂不举，甚效。花骨一、二、三、四，依次排列，其主治有太极全息观在内，花骨一治头眼眉，花骨二治上肢，**能治手臂痛**。

人宗穴治肘臂肿痛难动，主要是治疗肘关节肿痛影响附近之上前臂痛。

双河穴（三棱针）穴组能治手臂痛、肩背痛。不必六穴皆取，最主要者为第十七椎旁之华巢为主，肩背部疼痛与小肠经关系最密切，华巢穴在小肠俞旁，与小肠相关，为治疗手臂痛、肩背痛要穴。以刺血治疗，效果尤佳。刺血时可取华巢为主，然后再取上下一穴，最多三针，有莫失其穴及加强效果之作用。

上九里穴治疗所谓**心经之臂痛**，本穴之作用机理，由于少阳主骨治骨，与肾相应。里层近骨，骨髓主血，与心血相应，所以善治血循不顺之臂痛。

（二）临床常用选穴

1. 针对侧侧三里、侧下三里有效（维杰特殊经验）。

2. 对侧火串穴。

【解说】

侧三里、侧下三里治疗前臂痛，效果很好，这是手足对应理论的应用。小腿对应前臂，侧三里、侧下三里治疗前臂痛，包括从刚才网球肘的部分，一直到前臂的前面，其实侧三里、侧下三里都有效，这两个穴位对于手腕痛也有效，治疗的范围很大，肘、臂、腕都有效，腕管综合征我也常用，因为侧三里、侧下三里有个正象、倒象的问题。

对侧火串穴治手前臂痛，确有卓效，此属水平对应运用，老师用火串穴治前臂痛，我则采用对应远针，针侧三里、侧下三里。

十八、手痛不能握物

（一）董师原书设穴

手掌及手指痛	33. 人士穴
手痛	44. 人宗穴

【解析】

老师讲手掌及手指痛可用人士穴,但是没有强调是不是能握物,在手上的人士、在上臂的人宗穴皆能治手脚四肢痛,皆位居该部位三才定位之下部,属三焦之上焦(前臂之人士治手痛、肩臂痛;上臂之人宗治脚痛、手痛),皆在太阴经上,手足太阴同名经相通,脾主四肢,故能治手痛及手指痛。

(二)临床常用选穴

1. 针健侧之侧三里、侧下三里(维杰特殊经验)。

2. 重子、重仙穴(维杰特殊经验)。

3. 肾关穴。

【解说】

临床我常常用健侧的侧三里、侧下三里治手痛,从前面的肘痛,到手背痛,一直到手痛,都可以治,侧三里、侧下三里应用的范围是很大的。针肾关穴亦甚效,这都是手足对应理论的应用发挥。

手臂痛不能握物,我经常针健侧重子、重仙,这两穴治疗手掌及手指痛极为有效,这是等高水平对应的运用。我治疗过几位这类病患,有一位先生有书痉,他忽发手痉挛不能握东西,我就针对侧的重子、重仙,效果不错。

手痛不能握物,针肾关穴也有效,但如果病患有肩膀抬不起来,同时又有手痛不能握物,那最好是一穴两治,当然就取肾关穴。一般单是手痛不能握物就采取等高对应,针对侧的重子、重仙就可以,这个我应用的甚多,因为抓起手来就可以针,取穴较为方便。如果牵涉的范围比较大,不但手痛,可能手背、肘都痛,那就用侧三里、侧下三里。

十九、腕关节痛

腕关节痛,尤其是腕管综合征,系因腕管内屈指肌腱发炎、肿胀、增厚,压迫腕管内的正中神经时产生刺激而致,多见于木工、油漆工、厨师、家庭妇女等手工操作者。一些妊娠妇女也可发生腕管综合征,但产后大多不治自愈。30~60岁的女性,发病率是男性的5倍。糖尿病、甲状腺功能减退、肥胖、风湿病和雷诺病者,罹患此病的机会更大。现代人因每天应用计算机时间过长,或打计算机时姿势不对,罹患此症者反成为多数。

本病主要表现为患侧手的活动笨拙,拇、食、中三指和无名指一半有感觉迟钝(麻木)、针刺感、麻感、疼痛,深夜疼痛剧烈以致痛醒,握拳乏力,腕指稍活动后可减轻。严重者晚期可出现掌部鱼际萎缩,肌力减退和拇、食、中、无名指的桡侧一半感觉消失。

对于本病之治疗亦以针灸为佳。

(一)董师原书设穴

手腕手背痛	44. 水愈穴(三棱针出黑血)

【解析】

腕关节痛,老师原书写的是手腕手背痛用水愈,水愈就在靠肩膀下面一点的地方,用三棱针刺血,刺血要脱掉上衣,不是很方便。手腕手背痛取水愈穴(三棱针出黑血),应是有红肿,或久病有瘀的状况下使用。一般疼痛则无需大费周章地在肩部刺血。

(二)临床常用选穴

1. 五虎一。

2. 针侧三里、侧下三里特效(维杰特殊经验)。

3. 腕顺一、二甚效(维杰特殊经验)。

【解说】

治疗手腕手背痛还是用侧三里、侧下三里。

治疗手腕手背痛,如系偏于阳明部位,针五虎一甚效,可取健侧五虎一为治疗针,患侧五虎一为牵引针。如系偏于太阳部位,针腕顺一、二甚效。

至于侧三里、侧下三里,对于整个手腕部位的疼痛皆有效。侧三里、侧下三里治疗的范围很广,包括了肘、臂、腕、手,都可以治。

治疗腕管综合征,常取五虎一、侧三里穴为主。

董师经验治疗手腕痛,天皇、地皇也常用,液门亦时而用之。

二十、桡骨茎突腱鞘炎

桡骨茎突部狭窄性腱鞘炎多见于手工劳动者和家庭妇女,写字较用力的作家或新闻从业人员亦多见。

主要症状为患者桡骨茎突部疼痛,拇指伸展不利,不能提重、倒水。疼痛有时可向前臂放射,严重者桡骨茎突部会发生肿胀,有时可扪到黄豆大小的压痛硬结。

对于此病的治疗,针灸最具特效。治疗期间,应减少拇指和腕关节的活动,并避免寒冷的刺激,如用护腕固定则能更快痊愈。

治疗本病常用的特效一针疗法以五虎一穴为主,其他还有肾关、侧三里等。

临床常用选穴

1. 五虎一穴甚效(维杰特殊经验)。
2. 侧三里穴有效(维杰特殊经验)。

【解说】

腱鞘炎多半是指桡骨腱鞘炎,疼痛的主要部位在桡骨茎突部,即手的大拇指后面,阳溪穴旁边这根筋,偏于手太阴及阳明部位,针五虎一甚效,可取健侧五虎一为治疗针,患侧五虎一为牵引针更佳。行动气针法时,要注意,由于向外翻会痛,内翻也会痛,所以针了五虎一后,动气针法只能叫病人手腕左右水平摇摆,不宜上下屈伸。

针刺侧三里穴亦有效,也可加患侧五虎一穴做牵引。

腱鞘炎并不难治,但有些麻烦,针了五虎一后就会轻松,如果你在同侧的五虎一也加一针,一边是治疗针,一边是牵引针,马上就不痛。但问题是:有些病人第二天来说更痛了,为什么? 扎了针以后当时是不痛了,等这个针效一过后,他更痛了。这就像很多人治别的病也是如此,病治了以后当时不痛了,第二天来了说更痛,这就是病人没有休息好。所以一定要告诉病人患处多休息,因为病人常常扎了针,痛被压下来,他就忘了痛了,结果活动度很大,第二天来就更痛了,做医生心里要有准备,最好跟病人先讲清楚。还有就是别乱吃,像凉的、花生、糯米等都要忌,尤其是糯米,虽然对中气很好,对孕妇很好,孕妇就希望气在中间固胎,可是关节痛的就不能吃糯米,他的气在中间不往四面跑,经络气不足不通,关节就会更痛。这就如同晕针时为什么马上要喝口水,喝水以后气往中间消化,经络的气就弱了,就不晕了。

治疗腱鞘炎最好叫病人回家用一块布缠住保护它,因为我们平常做事不注意,手就弯了,那就白针了,他一弯就又痛了,所以扎了针以后要用护腕固定,大拇指及食指就不会动,两三次就好了。治疗腱鞘炎并不难,针对侧的五虎一一针为治疗针,同侧的五虎一一针作牵引,然后叫他活动的时候,就左右摇摆。治疗的原则就是要注意休息并固定保护。

二十一、指 关 节 痛

1. 针五虎一特效(维杰特殊经验)。
2. 针人士穴有效。
3. 针侧三里、侧下三里有效。

【解说】

治疗指关节痛,包括五指皆痛,或任何一个指节痛,都可以取健侧的五虎一作为治疗针,以患侧五虎一为牵引针甚效。针人士穴亦有效。针健侧侧三里、侧下三里亦有效。

常常碰到整个手的指关节皆痛,一般就是类风湿关节炎,以晨僵为特征,治疗此病,我常常在两边的五虎穴扎针,因为他十个指头都痛。其次就是针脚上的肾关、人士有效,但我常用肾关,肾关治疗手指痛挺好的,肾关配五虎治类风湿关节炎,效果不错。

类风湿关节炎严重者往往手指变形,可从调整血液循环着手,针通关、通山穴,或者只针肾关穴,加五虎一穴作为牵引针尤佳,盖五虎一穴既为牵引针,也是治疗针。

二十二、食 指 痛

(一)董师原书设穴

大指及食指痛	66. 海豹穴

【解析】

食指痛老师用海豹穴,这个穴在足部踇趾上,此处圆滚滚的,像个海豹,所以名之为海豹穴。海豹穴在足部大趾脾经上,透过太极手足顺对,及手足同名经相通,治疗大指及食指痛甚效。

（二）临床常用选穴

1. 针刺健侧的五虎一穴特效(维杰特殊经验)。

2. 针刺四花中穴效果也不错。

3. 类风湿关节炎之指痛常用通关、通山穴来治疗。

【解说】

大指及食指痛,针健侧的五虎一穴有效,这个五虎一对十个指头痛都有效,但对大拇指、食指特效。食指痛针刺四花中穴,效果也不错,因为四花中穴是阳明经的穴位,食指是属手阳明经,手足阳明互通,但据经验四花中穴针同侧较好。

二十三、扳　机　指

手指屈肌腱鞘炎,又称"扳机指"。包括拇指长肌腱鞘炎和2~5指屈指肌腱鞘炎。其症状为近掌指关节处疼痛,屈指或伸指因疼痛难忍而停留于半屈曲状态,不能伸屈,需用健侧手扳动才能屈伸,此时可出现扳机跳动感,且有弹响,故称"扳机指",亦称"弹响指"。

本病多因慢性劳损所致,使手指屈肌腱鞘磨损、充血、水肿、增生而致腱鞘狭窄,压迫肌腱、挤压而成葫芦状改变(局部可触及大米粒大小之硬结),称为筋结,胖大的筋结欲通过狭窄的腱鞘便产生疼痛,手指屈伸受到限制,此时加外力增大患指屈伸幅度,则筋结来回通过狭窄的腱鞘而产生剧烈的疼痛,并发出弹响。

临床常用选穴

1. 五虎一穴。

2. 泻曲陵。

十四经效穴:外关;井穴点刺。

【解说】

扳机指可以发生在任何一个手指,针五虎一皆有效,配合在曲陵泻针,效果颇佳。也可以在发生扳机指的手指井穴点刺,亦能加速痊愈。

该病并不少见,多因慢性劳损所致,所以要适当休息,不要重复用手指做同一个动作。

扳机指常在该指下连结手掌的指根处或掌面上有筋结,可以自我按摩,好得更快。

第四节　下肢部位痛

一、坐骨神经痛

坐骨神经痛是一个常见的综合征。患者多为成人,坐骨神经来自腰4~5、骶1~3脊神经根的骶丛,分布于下肢后外侧。在其通路上出现放射性疼痛为坐骨神经痛。主要症状为疼痛多由臀部或髋部开始向下沿大腿后侧、腘窝(腿弯)、小腿后外侧直至足的外侧,呈烧灼样或针刺样疼痛。

坐骨神经痛是腰椎间盘突出的典型症状,常和腰痛同时出现,或者出现在腰伤后数小时至数日内。

平卧时,患侧下肢无法抬高40°~50°,甚至更少时即腰痛,并向下肢放散,这个症状对诊断椎间盘突出有决定性意义。

因受累神经根的不同,下肢部的疼痛和感觉障碍范围也有区别。如腰4(少见)为大腿和小腿前内侧至足内缘;腰5(多见)沿小腿前外侧至足背;骶1(多见)为大腿后、小腿后外侧至足外缘。

本病中医学称为"臀股风",属"痹证"范畴,如"腰似折,髀不可以曲,腘如结,踹如裂"即属足太阳经症;如病痛偏于下肢外侧,则属足少阳经症;少数腰连大腿前部痛,为股神经部分受累,属足阳明及足太阴经症。

针灸治本病有立刻止痛缓解症状之效,临床经验以董氏奇穴灵骨、大白最实用,各型腰腿痛皆能治疗。

远处取穴,则有后溪、腕骨(此两穴治太阳经坐骨神经痛)、中渚、下白(此两穴治少阳经坐骨神经痛)等,对急性病痛尤为适宜。

（一）董师原书设穴

肺机能不够	22. 大白(肺机能)、灵骨(肺机能);88. 驷马中[肺机能单足)]、上[同中(单足)]、下[同中(单足)];1010. 州圆、州昆、州仑
肺衰弱之	99. 金耳
肺经之	1010. 州金
心经之	1010. **玉火穴**
肾脏性之	22. 中白、下白
肾亏之	22. 腕顺一、腕顺二
肺肝功能不全引起者	44. 下曲、上曲
血管硬化	1111. 金林
坐骨神经痛	22. 上白;33. 手五金(肝)、手千金、火腑海;66. 花骨三、花骨四;77. 正士、四花外穴(三棱针黑血)

【解析】

董师治疗坐骨神经痛,设了许多穴,该如何选择? 在《董氏针灸正经奇穴学》原书中,治疗坐骨神经痛之设穴有肺肾心肝之不同,还有血管硬化之坐骨神经痛,颇为复杂。一般读者,不知从何用起。

观老师所列之穴位,与肺有关者最多,包括肺经之、肺衰弱之、肺机能不够等。其实董师经验治疗坐骨神经痛,最常用灵骨、大白。几乎十之八九的病人来看诊,都是针灵骨、大白,不论太阳经走向,或少阳经走向的坐骨神经痛,都能治疗。但观察老师下针次序,皆是先针灵骨,再针大白,因此灵骨是主穴,大白是副针,老师其次常用心门,有时也用水金、水通。还有就是在委中或背部金林穴点刺出血。

（二）临床常用选穴

1. 灵骨、大白穴特效。

2. 鼻翼穴针刺特效(维杰特殊经验)。

3. 委中穴青筋点刺出血。

4. 金林穴点刺出血。

5. 手五金、手千金。

6. 心门穴。

十四经效穴：太阳经走向的疼痛：针腕骨、后溪倒马；少阳经走向的坐骨神经疼痛：针外关、支沟倒马。

【解说】

根据经验，灵骨、大白确实是治疗各种坐骨神经痛的第一特效穴。两穴皆贴骨进针，能对应通于肾，透过"大肠与肝通"，又能治肝筋之病，可谓筋骨皆治。余以治疗肝筋之药治疗坐骨神经痛甚效，是同样道理。

从张颖清第二掌骨之太极全息来看，正象对应则灵骨穴治下焦腰腿，倒象大白亦能治下焦腰腿，可以说两穴皆能治疗下部腰腿疾病（包括坐骨神经痛），合用则效果极佳。

从余之太极全息观手躯顺对来看，手指对应阴部，手掌则对应髋部及下腰，因而能治疗坐骨神经痛。又从手足逆对来看，手亦与髋部对应，也能治疗坐骨神经痛。因而以手部之灵骨、大白治疗该病，当然特效。

综合手太极与腕太极，则大白为腰脐线，灵骨在肾髋线，两穴合用可治疗腰髋为主的病变，这也是两穴可以治疗坐骨神经痛特效的原因。

坐骨神经痛多为久痼寒邪，所谓"治下焦如权"，针药同理，因此取穴灵骨、大白，应深刺入地部，并久留针，扶谷气正气，如此，疗效才能强大而持久，深度不够、留针不长，疗效就稍差，而且不能持久。

我的特殊经验，鼻翼穴是仅次于灵骨、大白的常用效穴，在老师的书里面，治疗坐骨神经痛虽然有很多穴可选，但没有鼻翼，鼻翼穴是我个人发展的，取穴方便，留针不影响工作。鼻翼跟阳跷脉有关，跷是高的意思，抬腿无力就可针阳跷脉。此外，鼻翼位置与马金水在同一水平，在肾髋线上，这也是该穴能治疗腰腿痛的原因。

我用鼻翼穴治疗坐骨神经痛很有效，治疗胯骨痛特效，很多坐骨神经痛偏于侧面的高位，不只是侧面大腿、小腿痛，就连上面的胯骨也痛，针鼻翼非常好。如果只是侧面后面痛的话，针灵骨、大白就够了，但是已经侧面痛就再加一个鼻翼更好，灵骨、大白前后都治，但比较偏于后面太阳经，鼻翼也都治，但比较偏于侧面少阳经，如果两者都有的话，就鼻翼跟灵骨、大白一起针。

治疗坐骨神经痛,我的经验,加牵引针会更好,灵骨、大白治坐骨神经痛可以好个七八成,如果它是足太阳经的走向,也就是后面的臀部、大腿、小腿痛,加一个患侧的束骨作牵引,如果是侧面比较痛,足少阳经走向,那就加一个患侧的临泣作牵引。这都是以输穴为主,如果后面侧面都有,就束骨与临泣各一针。

有时为了加速医治因骨刺引起的坐骨神经痛,可以在委中穴放血,刺血对于治疗较复杂有压迫性的坐骨神经痛,效果非常好。

手五金(肝)、手千金两穴治疗坐骨神经痛亦甚效。两穴在前臂上,在手太阳与手少阳中间,筋下骨旁,进针贴筋贴骨,可筋骨并治而通于肝肾(灵骨、大白在大肠经,别通于肝,贴骨应肾,则肝肾并治,其理相同),但是它没有灵骨、大白方便,还得挽袖子。

至于十四经的穴位,可以取腕骨、后溪倒马治太阳经的坐骨神经痛,外关、支沟倒马治少阳经的坐骨神经痛。

二、大　腿　痛

临床常用选穴

1. 针三叉三穴特效(维杰特殊经验)。

2. 心门甚效。

3. 金林穴点刺。

4. 七里、九里穴。

【解说】

董师经验治疗大腿痛以心门为主,其次取中九里。在金林穴点刺亦效。

治疗大腿痛,余之经验三叉三穴非常有效,《灵枢·邪客》篇:“脾有邪留于两髀。”髀,即大腿,也指大腿骨。三叉三穴能补脾,治大腿很好。穴从三叉三透过中白抵达下白,透过多穴,包括了少阳经穴、太阳经穴、少阴经穴。若为胯骨痛,针一重穴甚效。

七里、九里针治对侧的大腿,是等高对应的应用,但最好还是针三叉三,整个大腿酸痛都有效。

在背后金林穴刺血治大腿痛,治疗久痛及有瘀者更佳。

三、腿 冷 痛

临床常用选穴

1. 针木火穴（维杰特殊经验）。

2. 针肩中穴及九里穴。

3. 双凤穴点刺出血。

4. 针通天、通胃穴。

5. 灵骨、大白有效（维杰特殊经验）。

【解说】

腿冷痛，包括大小腿，可以针木火穴，因该穴有温阳作用，相当于心包经的荥穴，属火中之火，温阳甚好，该穴也是治疗半身不遂很重要的穴位。灵骨、大白有木火之性，亦有温阳作用，针之亦有效。针通天、通胃穴能强心活血，也能治腿冷痛。针肩中穴及九里穴治疗腿冷痛，以痛为多。

双凤穴在第二椎旁开一寸半连续好几个穴位，以刺血为主。我一般不刺血，久病才考虑刺血。

四、大 腿 酸 痛

临床常用选穴

1. 针三叉三穴甚效（维杰特殊经验）。

2. 针肩中穴。

3. 针七里、九里穴。

4. 针水通、水金穴。

5. 背面穴的周围刺血甚效。

6. 金林穴点刺。

【解说】

治大腿酸痛老师最常用肩中穴，尤其是治疗大腿抬不起来；大腿中外侧痛则针七里、九里穴。针对侧七里、九里有等高对应的作用，金林穴点刺治大腿痛甚效，优点是不需留针，但要脱衣较不方便。

董师经验治疗后腿筋痛,针腕顺一、二穴;治疗大腿不舒服,老师也用十四经之大陵、内关。

维杰特殊经验:治大腿痛最常用三叉三,这是我个人的经验,在老师的时代虽有三叉三,但效用还在验证中,而且位置也不是我现在应用的三叉三。针此穴有一点小技巧——用管针进针,因为它的穴位就是一个管针大的针孔,用管针一压靠,就压出一个圆圈来,这样一下针就进去了,很好进,进去以后还可以进很深,如果针不对就进不深,要拉出来一点,改变位置再进。

我读大学的时候,学校每年都有新生杯的各种竞赛,学弟学妹在集训的时候,大腿都酸痛得很,他们知道我会针灸,就找我扎针,我就每个人给他们针三叉三,效果很好,同时因为练得很疲劳,眼皮也沉重,针完此穴,眼皮沉重也就跟着好了。总之,大腿痛三叉三是很好的穴位,其他穴都没这个好。

治大腿酸痛其次常用心门,此穴治大腿中外侧痛及鼠蹊(腹股沟)痛尤佳。

五、膝　盖　痛

膝关节是人体中活动量多、负荷量大的关节之一,损伤及疼痛的机会很多。损伤性滑膜炎较其他关节多见。

本病临床表现为膝关节疼痛、肿胀,劳累后疼痛加重,休息后减轻。

变形性膝关节炎又称增生性膝关节炎、退化性膝关节炎等,属于中医的"痹证"范畴。原发性者老年人居多,继发性者任何年龄均可发生。

初起膝关节酸痛,活动不灵活,清晨起床或久坐后站起时最明显,活动片刻后可以缓解,但活动过多或站立负荷时间过长,又觉膝关节不适。步行过久亦会加剧疼痛。上下楼梯困难,尤其是下楼或下蹲时痛更明显,这是该病最大特征之一。严重时,休息也感疼痛,甚至影响睡眠。寒冷和潮湿会使疼痛感加剧。若再加上形体肥胖,则行动困难,甚至跛行。

中医认为本病系内伤于肝肾不足,外感于风寒湿邪,气血失和或跌仆损伤及慢性劳损,均可导致气血运行不畅,针灸则宜密集连续治疗并配合刺血较佳,取穴以董氏奇穴之削骨穴最特效。

中医认为"膝为筋之腑",因此主筋之肝经行间、太冲治疗膝痛皆极有效,内关穴在两筋中间,透过手足厥阴相通于肝,治疗膝痛亦极有效。

（一）董师原书设穴

膝痛	11. 大间、小间、中间、火膝、心膝；22. 重仙；44. 肩中；99. 火耳（心脏衰弱之膝盖痛）；1010. 玉火；1111. 三金

【解析】

治疗膝盖痛，董老师设了这么多穴位，有大间、小间、中间，火膝、心膝、重仙、肩中、火耳、玉火、三金等，其实老师用得最多的就是其中两三个穴。董老师常用胆穴，中指第一节两边的胆穴，这是老师的经验，是我亲眼看到的，老师的书中，胆穴并没有写出治膝盖痛，原来书上只是写的治小儿夜哭，火膝穴在中指上第二节的两边，老师书上写的则是治膝盖痛，两穴都在心包经上，透过心包与胃通，治疗膝痛都很有效。

另外，老师也常用肩中穴，老师用肩中不脱衣服，就隔着衣服进针，四十年前可以这样做，当时连酒精都不擦，用的针一般是 26 或 28 号，很容易穿透很厚的衣服，冬天也没问题，现在就不能如此，非脱衣服不可。

对于严重的、时间较久的，或者赶时间的，老师就在其背后的三金点刺，三金穴包括三个穴，就是第三、四、五椎旁开 3 寸各一穴，相当于膀胱经的魄户、膏肓、神堂，但最主要的应该是中间的膏肓，膏肓就在厥阴俞旁边，厥阴俞当然与心包经有关系，这也是启发我为什么用内关穴来治疗膝盖痛的原因。

既然这三个穴里面最重要的是膏肓，那为什么上下也针呢？董氏奇穴是区间取穴，宁失其穴，莫失其经，三个穴并取就容易定穴位，而且一起用针可以把穴位包围住。

（二）临床常用选穴

1. 肩中穴特效。

2. 火主穴特效（维杰特殊经验）。

3. 心门穴特效（维杰特殊经验）。

4. 三金穴点刺对久年膝盖痛特效。

5. 胆穴特效。

6. 四花中、下（贴骨削骨针）。

7. 中间穴。

8. 木火穴。

9. 针单侧通天、通山穴。

十四经穴：内关、行间穴。

董师常用：①胆穴；②肩中；③三金。

维杰经验：①心门；②火主。

【解说】

上述1~5项都非常实用有效。木火穴治疗膝盖冷痛。

随师观察多例，董师经验治疗膝痛已如前述，常用的是胆穴及肩中穴，其次心膝穴、肺心穴亦用。此外，久病重病则在三金穴刺血。

我个人治疗膝痛，有两组特效针，一组是奇穴，一组是十四经穴。奇穴最常用的穴位是火主、心门，火主配心门就是我的第一组膝痛杨二针，我的经验，目前应用心门穴最多。老师的书上没有写心门能够治膝盖痛，我是如何想到的呢？第一个是对应关系，肘对膝，但不可能针在肘骨上，紧贴着肘骨是不容易针进去的，要稍往前一点（向手腕方向），也就将近心门穴的位置了。心门治疗什么样的膝痛特效呢？我们知道膝盖痛有很多是退化性关节炎，就是滑囊液不足，这在中医就是津液不足，《灵枢·经脉》篇说"小肠主液""大肠主津"，往外流的是津，往内流的水分是液。所以滑囊液不足就跟小肠经有关，心门在小肠经，可以治疗滑囊液不足，尤其是退化性关节炎，对于长骨刺的特效。这种应用包括了三个治疗原理：一是肘对膝，二是贴骨治骨，三是小肠主液。

火主治疗膝痛也甚效，但我多用患侧，还能治疗抬膝无力。这是因为考虑到古人治疗膝盖痛最常用的穴位，一个是行间、一个是太冲。从古针灸歌赋分析，古人较多的是远处取穴，取行间穴最多。另外，古人治疗腿痛难伸，行步困难，最常用太冲，膝盖痛也会行步艰难，如果再加上腿痛的话，针太冲就有效。想到膝盖痛跟骨头有关，跟退化性关节炎有关，所以我就把太冲穴往后移至贴骨，就变成火主，如此还能以骨治骨。火主配心门治疗膝痛更好，以健侧的心门，配患侧的火主，这一组配穴我已经治疗过百例以上的膝盖痛。

古人治疗膝盖痛也有在近处针阳陵泉、阴陵泉的，但比例很少，只有《席弘赋》《玉龙歌》这么用。

在十四经方面，我最常用内关穴，这是我独特的经验，已经用了四十多年了。

内关穴可以说是治疗膝痛的特效穴,配患侧行间,或者配太冲牵引更有效。内关配太冲是我治疗膝痛的另一组杨二针,当年我就是用这组配针治愈了国画大师张大千的膝痛。

有时为了方便患者运用动气针法,可以针内关配间使倒马,让患者走路活动,效果也不错。

至于用董氏奇穴治疗膝痛,我个人的经验就是火主配心门,这是最好用的,这两个穴位在董老师的书里都没有写来治膝盖痛,可是我用的很多。一般来讲,膝盖痛有上坡痛和下坡痛,下坡比较痛多半都是长骨刺,那是绝对要贴骨比较好,就是心门配火主,如果只是一般的膝盖痛,走路痛、抬腿痛,那用内关配太冲就可以了。

退化性关节炎长骨刺,针四花中穴、下穴,紧贴着骨头下针,叫做削骨针,效果也不错。

膝痛在三金刺血,疗效也很快,重病或争取时间不留针,我也偶尔在三金刺血。也可以作为其他穴位的加强疗法,加速痊愈。

膝盖痛有时候看起来很严重,病已很多年,可是治起来还是很快的。

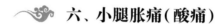

六、小腿胀痛(酸痛)

(一)董师原书设穴

小腿痛	44. 天宗穴、李白穴;1111. 精枝穴(三棱针)
小腿胀疼(痛)	11. 肺心穴;44. 上曲穴
腿痛	88. 中九里穴、下九里穴

【解析】

董老师治疗小腿酸痛(包含抽筋),常用肩中穴,老师书上写的是李白、云白、天宗、上曲等穴,这几个穴都在肩膀,肌肉丰厚,针之有健脾作用,善治小腿无力。肩中也在肩膀,比较好找,位于整个肩膀的正中央。另外,就是在精枝穴放血,精枝在第二椎及第三椎旁开6寸。

肺心穴能强心,故能治小腿胀痛。至于中九里穴、下九里穴,镇定止痛作用极强,亦极广泛,治疗小腿痛甚效,老师常倒马并用。

（二）临床常用选穴

1. 针次白穴特效（维杰特殊经验）。

2. 针肩中穴。

3. 精枝穴放血尤佳。

【解说】

对于小腿胀痛、酸痛、抽筋，我个人应用次白穴，效果非常好，次白穴在第三、第四指节合缝后面 5 分，即一个小指的距离，其次用三叉二穴也不错，原理是一样的。

七、脚　　痛

（一）董师原书设穴

脚痛	22. 灵骨穴；33. 手五金穴、手千金穴；44. 人宗穴、李白穴；66. 火菊穴

【解析】

脚痛，老师的设穴也很多，灵骨可以治脚痛。在手掌全息中，灵骨对应腿脚，可以治坐骨神经痛，也能治脚痛、足跟痛。坐骨神经痛多半都是大腿、小腿痛，有少部分痛到脚，如果是大腿、小腿、脚都痛，可以用灵骨、大白，也可用手五金、手千金。手五金、手千金治坐骨神经痛也可以治脚痛，这样就多了一种选择。

人宗、李白这些在肩膀的穴位可以治到脚，这可从太极对应之手足逆对了解，肩膀倒过来与脚对应。

（二）临床常用选穴

1. 九里穴（维杰特殊经验）。

2. 五虎三穴、四穴（维杰特殊经验）。

【解说】

治疗脚痛，取九里穴甚效。很多人脚痛不能踩地，踩地那一刹那很痛，九里穴的确很好。如果是一般的脚痛，走路也痛，平时也痛，我就用五虎三、五虎四最好，脚趾痛我是用五虎三，整个脚掌痛的时候我则以五虎三、五虎四一起倒马，如果是足跟痛，就用灵骨穴，或者用五虎五穴。

三叉三治脚痛也有效。

八、脚 踝 扭 伤

急性踝关节扭伤,多由于足部突然过度的内翻或外翻,常在走路尤其是高低不平的路面,或者在运动时突然发生,扭伤后踝关节周围常有肿胀、压痛及瘀血,是一种关节损伤的常见病。本节所述穴位及针法同样适用于其他踝关节疼痛,包括慢性及长期踝关节疼痛。

（一）董师原书设穴

足外踝痛	22. 中白穴（鬼门穴）、下白穴

【解析】

足外踝痛,老师用中白穴或下白穴,以对应原理来看,下白穴较好。

（二）临床常用选穴

1. 针小节穴特效（维杰特殊经验）。

2. 针五虎四、五虎五（维杰特殊经验）。

3. 委中穴点刺出血特效。

十四经常用的特效一穴有:①外关;②阳池;③委中（刺血）等穴。

【解说】

脚踝扭伤,董老师原来的穴位有中白、下白,早期我用过有效,但是后来我研究出小节以后,这两个穴位就不再用了。小节治脚踝扭伤,不论是外踝内踝,都非常有效,要把大拇指握在掌里面贴着骨头进针,原理其实也是一种对应,要针对侧,只要脚踝没有肿胀,可立即见效,如果有红肿,多半是刚扭伤,针过了回家因为肿没有消,又痛了,所以刚刚扭伤可以先针解穴,帮助消肿,严重的话就在委中点刺。

如果没有红肿,纵然已痛了多年,针小节穴常常一针就好了,病人会觉得很神奇。

关于小节发现的过程,我有一篇文章,很长,这里简单说说。我们知道土水上中下三穴,如果是倒向的话,土水上对应下焦,再往前,就是往五虎方向贴骨,我叫做**土水前**,就能治疗足跟痛,及脚踝痛了。五虎穴也是一样,五虎五穴可以治疗足跟痛,那五虎五再往后,又贴骨,五虎五的后面,称作**五虎后**,它也治疗脚踝、足跟痛。土水上穴的后面(**土水前**)贴着骨可以治足跟、脚踝,五虎五的后面(**五虎后**)也可以治疗足跟、脚踝,那么直接在这两个穴的中间扎针,就更特效,等于是两个治疗脚踝、足跟痛的特效针融在一起了,一穴解决,这样小节穴就研创出来了。当然这只是简单的提要,不是那么简单,但原则上是这样。

小节穴治疗内踝、外踝疼痛都很有效,原因是它在肺经上,手足太阴经肺脾相通,这就能治内踝,因为脾经是走内踝正中央上到三阴交的。至于外踝,照道理说应该是胆经走过,但是很多人痛点都在膀胱经往后一点,肺与膀胱经别通,所以治疗外踝也有效。由于是在手上远距离用针,穴位距离远,放射得远,范围就大,内外踝都治疗。治疗脚踝扭伤,掌握一个小节就够了,不少妇女穿高跟鞋扭伤,有人很久的脚踝痛都治不好,针小节当场一针就好。

脚踝扭伤,五虎四、五虎五也都有效,这也是我个人的经验。

九、脚　趾　痛

临床常用选穴

五虎三穴(维杰特殊经验)。

【解说】

董老师没有列出治疗脚趾的穴。治疗足跟痛列了一个火全穴,治疗脚趾痛我用五虎三穴很有效。这首先是基于手脚相对,其次是微太极,五虎穴成全息排列,五虎一治手指,五虎三治脚趾,当然也是经验累积才这样应用的。

十、足　跟　痛

足跟痛是临床常见的足部疼痛,不同的年龄有不同的病因。由跟腱炎、跟部滑囊炎、足跟脂肪纤维垫炎、跖腱膜炎、跟骨骨刺等引起的足跟痛最为多见。

足跟骨刺是本病最常见的原因之一,是一种退行性病变,常在中年以后发病,女性尤为多见。其发病多由慢性劳损引起骨与软组织的退行性改变,多发病于产后和体胖之人。此病起病缓慢,多为一侧发病,可有数月或数年的病史。常在久卧或久坐后起立时突然足跟着地疼痛。不红不肿,以刺痛为多见,强忍行走片刻后疼痛反而减轻,久站久行或负重则又加重。许多人经治疗后 X 线摄片骨刺仍存在,但症状消失,治疗应着重解决慢性损伤性炎症,对骨刺不必拘泥。

本病多发于中老年人,中医认为主因肝肾亏虚,筋脉失养,血行瘀滞,或受寒湿之邪,气血凝滞,加之外伤、劳损而诱发本病。此外,肾经绕行足跟,足跟疼痛而不能任地,与年老肾亏有密切关系。

青少年的足跟痛主要是跟骨骨骺炎,常见于剧烈运动之后,跟骨骨骺软骨缺血坏死所致。此类疼痛,只要充分休息,鞋内用软垫,局部热敷熏洗或服行气活血之剂,多数在短期内缓解,针灸亦颇有效。

青壮年主要是风湿性、类风湿性跟骨炎。多有感受风寒外邪史,复因夜露、涉水或潮湿工作,寒湿之气侵及于骨而发病。特点是发病急,足跟疼痛(多为对称性),下肢沉重,行走困难,继之出现肿胀,病人多伴有全身症状,如乏力、自汗、全身酸痛等,治疗应祛邪散寒,疏通经络。

(一)董师原书设穴

足跟痛	88. 火全穴

【解析】

火全穴在大腿内侧的几个穴位中,位于最下面,可以对应到脚部,故能治下部的足跟痛。

(二)临床常用选穴

1. 针灵骨穴甚效(维杰特殊经验)。

2. 针五虎五穴(维杰特殊经验)。

3. 委中穴点刺出血(放血)特效。

4. 针后会穴。

5. 削骨针(四花中穴及四花下穴贴骨进针)。

【解说】

治疗足跟痛,我用灵骨穴效果非常好,用五虎五也不错,这是我的特效经验,在委中点刺也可以,其他如后会、削骨针都有效,一般掌握灵骨、五虎五就可以了。如加用同侧束骨穴作牵引,而且束骨贴骨刺也有治疗作用,效果甚好。

附：四肢痛

（一）董师原书设穴

手脚痛	66. 火主穴
四肢痛	77. 四肢穴；88. 通关穴、通山穴、通天穴；99. 火耳穴；1010. 玉火穴
四肢骨痛	1010. 鼻翼穴
手痛脚痛	1111. 双凤穴（三棱针）

【解析】

火主穴虽说是治疗手脚痛，其实就是四肢痛，火主穴就是太冲穴往后贴骨，如果配合灵骨穴效果更好。

另外，在人皇上面一寸，有个四肢穴，还有通关、通山、通天，老师也说治疗四肢痛，火耳穴、玉火穴也治疗四肢痛，综合来看，我们可以发现，这些穴都与血分有关，火主穴下有太冲脉；四肢穴邻近三阴交，三阴交为治血分病要穴；通关、通山夹脉络之会伏兔，善治心血管病；火耳穴、玉火穴名为火穴，皆与心血管有关。

四肢骨痛针鼻翼穴，这个要从原来的条文看，老师原写为："肾亏之各种神经痛、半身不遂、四肢骨痛、脸面麻痹、舌痛、舌硬、舌紧、偏头痛、喉痛……"虽言肾亏，实多为脾阳虚之病，多与疲劳有关。鼻为面部太极全息脾胃之处，鼻翼所治之病以理气为主，治气虚气滞之病。盖脾主湿亦能消除疲劳，又脾主四肢。本穴在督脉与手足阳明经之间，温阳及调理气血作用甚佳。

又，鼻子在面部最高点，为阳中之阳，温阳最速。余常用鼻翼穴治全身酸痛，包括四肢骨痛甚效。

双凤穴治疗四肢痛以三棱针刺血为主，重点在活血化瘀，治疗久病尤佳。

（二）临床常用选穴

1. 四肢穴。

2. 通关穴、通山穴（夹伏兔，脉络之会也）。

3. 双凤穴（三棱针）。

4. 神阙周边（维杰特殊经验）。

【解说】

四肢穴及通关穴、通山穴治疗四肢痛之原理，在前面已详细解析，就是与血分有关。局部某部位痛，可寻找对应特效穴治疗，全身痛则多为血分病，或为血虚不荣则痛，或为血瘀不通则痛，针前述穴位，则不荣者可荣，不通者可通。久病或瘀血之手痛脚痛可以在背部双凤穴刺血，我个人常以开四关为用，主要是用后四关，就是灵骨配火主，可以治疗四肢方面的疼痛。

四肢痛另有一组特效针，大家看看，我们的手掌活动中枢对应到哪里？是不是肚脐？再看手腕、手肘、肩膀，是不是也对应肚脐？基本上太极对应都以肚脐为中心，所有的四肢都对应肚脐，因此，肚脐就是治疗四肢疼痛的第一特效穴，这是从太极全息对应观来的。肚脐最好用灸，当然你也可以考虑灸命门，但效果稍差。元气虚全身关节都痛，若不会用灸，就用针，我们可以简单地在肚脐上下左右一寸各扎一针。

董氏奇穴最后一个穴是什么？是脐巢穴。脐巢穴的中心为肚脐，就是总太极，我们开始研究董氏奇穴时，先从太极观开始讲，最后又回归至太极，很有意思。

第五节　胸腹部位痛

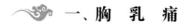

一、胸　乳　痛

（一）董师原书设穴

胸骨痛及肿胀	77. 七虎穴
锁骨炎	77. 七虎穴

【解析】

胸骨痛，董老师设穴有七虎穴，锁骨也用七虎穴。这个胸骨、锁骨都跟肺有关系。为什么穴名叫虎呢？这个虎就是寅，经络时间流注是：子胆丑肝寅肺。子是老鼠，丑是牛，寅是虎，跟肺经有关。手上有五虎穴，五虎穴有五个穴，位于肺经上。肺经跟寅时有关，寅在五行生肖属虎，所以就叫五虎穴。脚上的七虎穴治疗胸骨、锁骨。胸骨、锁骨跟肺有关，所以也叫虎，七虎穴明明是三个穴，怎么叫七虎呢？这个取名与河图洛书有关，七为洛书九宫兑卦之数，兑卦属金应肺。本穴治肺，主肩背之病，肺之流注时间为寅时，寅为虎，所以取名七虎穴。这些在我的《董氏奇穴穴位诠解》里，每个穴名都解释得很清楚。

七虎穴取名是这样，但为什么能治疗胸骨、锁骨呢，七虎穴的位置在脚踝后面，太阳经与少阳经之间，是透过肺经与膀胱经别通来起到治疗作用的。

（二）临床常用选穴

1. 驷马穴。

2. 门金甚效（维杰特殊经验）。

【解说】

董老师治疗胸乳痛常用驷马穴。驷马穴也治胸锁，这与肺有关，驷马是主治肺脏症候群的总穴及主穴。我个人治疗胸乳部，有时也用驷马穴，由于病位是在阳明经，但我用门金穴的时候更多，而且很有效。不论是锁骨、乳部痛都可以用门金穴，因为胃经直接走过乳头，所以用门金穴治疗乳头痛很有效，驷马其实也在胃经上。

通关、通山并用，善治乳部病变，如乳部纤维增生等。胃经循行经过乳部，胃经多血多气，且两穴夹伏兔脉络之会，善治心脏，亦善治胸乳部病变，效同炙甘草汤。

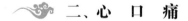

二、心　口　痛

（一）董师原书设穴

心包络（心口）痛	88. 通关穴、通山穴、通天穴

【解析】

心口这一带痛，董老师用通关、通山、通天，三穴一般只用两穴，通关、通山。通关之"关"有通"内关"之意，说明其强心调整血液循环之作用甚好。通天，在上曰通"天"，亦有通心之意。

通关、通山、通天三穴为老师总治心脏及心之藏象病变要穴，也是治疗血液循环要穴，三穴能治心血管病，甚效。

（二）临床常用选穴

1. 通关、通天、通山（双边取穴，三穴选二）。

2. 四花中、外（副）穴点刺出血，甚效。

十四经效穴：内关。

【解说】

心口痛，董老师用通关、通山、通天，我也用这些穴位治疗心口痛。通关、通山夹胃经伏兔穴，伏兔穴为脉络之会（见《针灸大成》），有强心、调整血液循环之作用。

对于急性及久病心口痛，可在四花中、外（副）穴点刺出血，甚效。

如果是用十四经穴，则内关穴最好，对于整个心脏，心的两边痛，内关穴都非常好。

三、心两侧痛

（一）董师原书设穴

心两侧痛	88. 通关穴、通山穴、通天穴

【解析】

心两侧痛、心口痛，老师都是用通关、通山、通天，这三穴为老师总治心脏及心之藏象病变要穴，也是治疗血液循环要穴，原理已在心口痛一节说明，可参考。

（二）临床常用选穴

1. 四花中、外（副）点刺出血甚效。

2. 通关、通山、通天（双边取穴，三穴选二）。

十四经效穴：内关。

【解说】

通关、通山、通天，三穴一般只用两穴，不必三穴都取。这几个穴是总治心脏病的穴位，治疗心两侧痛、心口痛有效。如果是久病的话，就在四花中外刺血。

十四经效穴方面,取手上的内关既方便又有效,搭配足三里穴更好。

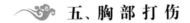

四、胸腹侧痛

(一)董师原书设穴

胸下(心侧)痛	22. 上白穴
胸部被打击后而引起之胸背痛	88. 驷马中穴、驷马上穴、驷马下穴

【解析】

胸腹两边痛,董老师的书里讲了两组取穴,一个是上白,跟肺有关,一个是驷马上中下,也跟肺有关。这里老师写的是"胸部被打击后而引起之胸背痛",关于胸部被打伤的治法在下一节有更详细的说明。

(二)临床常用选穴

1. 针驷马穴,倒马针法。

2. 上白。

3. 通关、通山。

十四经效穴:内关。

【解说】

胸腹两边痛,董老师书中的两组取穴,一个是上白,一个是驷马上、中、下,都跟肺有关。这里多了一组通关、通山、通天,基本上还是驷马用得比较多。

至于十四经效穴方面,不论是胸的正面、侧面、两边,都是内关最好。

五、胸部打伤

临床常用选穴

1. 针驷马穴。

2. 四花中、外点刺亦佳。

3. 新伤亦可针解穴。

【解说】

胸部打伤,我们也可以扎驷马。在前一节"胸部被打击后而引起之胸背痛"

已经提过,整个来讲,胸部、乳部正面,以至于偏两边,甚至到肋骨,董老师都是用驷马穴,其治疗的范围很大。也可以用阳明经的其他穴位,门金(陷谷)穴是很好的选择。如果是旧病,我们可以在四花中、外点刺。

如果是新伤,其实不只是胸部打伤,只要是刚刚打伤的,都可以用解穴治疗,效果很好。

我之前治过一位女士,她开车时被后车撞了一下,全身酸痛。她本来是要治别的病,我就先给她扎解穴,扎了 8 分钟。她第二天来的时候,说:杨医师,我还要扎那个 8 分钟的针,真好,扎了好舒服!解穴我们一般只扎 8 分钟,解了新痛以后,就可以治她别的病了。

刚刚跌打损伤,全身酸痛,就先针个解穴,我一般就针 8 分钟,第二次如果再来还没好,就再针 5 分钟,时间不扎多了,这个解穴可以调气血错乱。在刚受伤的时候,就是 48 小时以内,尤其是 24 小时,气血会有一阵错乱,那时就要调整。如果不治疗,它本身也是会调整的。我们知道人有病,人本身会去适应,会自然调整,那是低平衡,低平衡总的来说,体质方面就比较衰弱了一些。但若是刚受伤就给予调整,调整以后就真正的是一般的平衡了。最好是在 48 小时内,尤其是 24 小时之内治疗最有效,过了 48 小时,你就要针对患者的伤痛来另外治了。肩膀痛另外治,胸部打伤也另外治,不是说超过 48 小就不能治,只是效果没有那么强了。

总之,刚打伤时全身的痛,不论是哪里伤就先针解穴,有时候找西医打针打得不对劲,肌肉可能痛好几天,那你就给他扎个解穴,不管他是臀部痛、大腿痛还是肩膀痛,一般就是在这几个肉多的地方。

六、胸腹部任脉线痛

临床常用选穴

针水相穴。

【解说】

胸腹部中央线是任脉,任脉线的痛,远处扎针怎么扎? 就扎夹着任脉的肾经,因为肾经离任脉最近。肾经在肚脐下面是距中央五分,在肚脐上面距中央寸半、两寸,距离最近。就如同脊椎痛,在远处扎针就扎膀胱经,因为膀胱经夹着脊椎,那么任脉的病我们就扎肾经。肾经什么穴最好呢? 就针水相,水相就是太溪。

我曾经在前面讲过了,外踝的昆仑,它在上对应到脖子,下面可以对应到腰,所以对于脖子和腰相连的脊椎它也能治。反过来,同一水平的内踝太溪,既治脖子也治腰,所以脖子与腰相连的任脉中线,它就能治。这都是太极对应的应用。只要把我的太极观搞熟了,用穴就会很灵活。

七、胸 连 背 痛

临床常用选穴

1. 驷马穴。

2. 重子穴(维杰特殊经验)。

3. 肾关穴(维杰特殊经验)。

4. 上白穴(维杰特殊经验)。

【解说】

胸连背痛就是胸背痛,针驷马穴很好,驷马穴总治肺系病,肺主胸背,重子、重仙也在肺经上,可以治胸背。用重子穴最好,效果快又方便,只是有点痛,可以采取咳嗽进针。上白穴也可以治胸背痛,怕痛就扎上白,针重子可能好八成,上白穴也能好六成。如果在远处扎,我就用肾关,效果也不错。

十四经方面的效穴,一个是内关,一个是中渚。中渚治疗胸背痛很好,尤其是心后脊肩痛。

八、胁 肋 痛

胁肋痛是指一侧或两侧胁肋发生疼痛,如胸胁挫伤、软组织劳损及肋间神经炎等,于深呼吸、咳嗽、喷嚏或做举臂等动作时加剧。

肋软骨炎多发生于第二肋骨与软骨分界处,局部可有轻微隆起。而肋间神经痛、带状疱疹等亦可引起胁肋痛。也有因胸腹腔器官的病变出现胸胁痛症,常见于肝脏、胆囊、胸膜等急、慢性疾患。

《灵枢·五邪》篇说:"邪在肝,则两胁中痛。"胁为肝之分野,所以胁肋痛的发生大多与肝脏疾患有关。又如胁部胀痛走窜不定,其痛每因情志变动而增剧,兼纳少、胸闷等症者,中医学称为肝气郁结,应与胸壁病变相区别。

本病在中医认为多因劳伤、久咳、筋骨受损,或风热停滞,七情郁结,肝气失其条达,经络受阻,以致气血瘀滞而成痛。辨别胁痛,主要以气血为主。如气滞者多为胀痛;血瘀者多为刺痛;血虚者多为隐痛。

（一）董师原书设穴

| 胁膜痛 | 11. 指驷马穴;77. 四花外穴(三棱针黑血)、七虎穴 |
| 胁痛 | 88. 驷马中穴、驷马上穴、驷马下穴(单足) |

【解析】

肋间神经痛,老师还是用驷马,足驷马有效,指驷马也有效。足驷马老师写的是单脚,就是以左治右,以右治左,如果痛得厉害,可以在同侧的四花外刺血。

七虎穴能治胸痛、胁痛,它位于外踝后一寸半之直线上,在太阳经与少阳经之间,可治少阳经之肋膜炎。又足太阳膀胱经与肺通,以下治上,能治肩骨、锁骨及胸骨病。

（二）临床常用选穴

1. 针驷马穴。

2. 四花中外点刺出血。

3. 火串穴特效。

十四经效穴:阳陵泉、支沟。

【解说】

肋痛(肋间神经痛),老师最常用驷马穴,痛得厉害,或久病有瘀可以在同侧的四花外刺血。

我个人最常用火串穴,董氏奇穴的火串,其实就是三焦经的支沟穴,在手腕横纹上面三寸,位置跟支沟是相同的,如果打开古书来看,古人歌赋治疗肋骨痛,就是阳陵泉跟支沟这两个穴使用最多了。单用阳陵泉的有《杂病穴法歌》《通玄指要赋》,《通玄指要赋》说:"胁下肋边者,刺阳陵而即止。"单独用支沟的有《标幽赋》:"胁疼肋痛针飞虎(飞虎即支沟)。"也有阳陵泉、支沟一起配用的(《卧岩凌先生得效应穴针法赋》)。所以肋骨痛最常取阳陵泉,也可以取支沟,都很有效,如果要稍作区分,还是有区别的。一般来讲,肋骨的骨头这一带痛,就取阳陵泉;下面软肋这个部位呢,用支沟好。但常常痛是连在一起的,所以支沟、阳陵泉都可以用,合在一起更好,单独用也有效。这是因为胁肋为手足少阳经所过,针胆经之阳陵及三焦之支沟有效。两者均宜用重泻法以加强针感。同时嘱患者做深呼吸和伸腰动作以利胸胁。

支沟及阳陵泉,一个在手臂,一个在小腿,严重的肋骨痛,针这两穴就够了。很多人是打伤的,还有一些人是岔气,一呼吸肋骨就痛,可以扎驷马,因为它能理气。手少阳三经主"气"所生病,所以支沟穴治岔气肋痛也很好。

九、胃 痛

胃脘痛俗称胃痛,指胃脘(上腹)部发生疼痛的一类病症,在临床上较为常见。多见于急、慢性胃炎,胃、十二指肠溃疡,胃痉挛、胃神经官能症及其他消化道疾病。

本病可因虚寒、湿热、饮食失调等病邪犯胃或肝气犯胃引起。

此外,还可根据胃脘疼痛的性质辨证分型,如久病不愈,隐痛喜按,食后减轻为虚证;痛剧拒按,食后加重为实证;冷痛喜热,就温而减为寒证;灼热急痛为热证;胀痛或走窜疼痛为气滞;刺痛,痛处固定为血瘀。

大多数胃痛患者经治疗后效果均较好,但为巩固起见,在胃痛止后,仍应该按照引起胃痛的发病原因进行善后治疗。

(一)董师原书设穴

胃痛	11. 浮间穴、外间穴;55. 花骨四穴;77. 四花下穴、腑肠穴
急性胃痛	77. 四花中穴(三棱针黑血)、四花副穴(三棱针黑血);1111. 五岭穴(三棱针)

【解析】

治疗胃痛,老师设穴很多,有外间、浮间、花骨四、四花下、腑肠等穴。外间、浮间透过本经(大肠经)主治及手足阳明经相通,能治牙痛与胃痛。四花下穴之位置在胃经上,所治之病多系胃肠病;腑肠穴亦在胃经上,主治亦同,两针通常配合应用。

急性胃痛,老师就是以刺血为主,在四花中、四花副刺血,四花中位于胃经条口穴上五分,为应用极广泛之穴道。本穴在胃经上,在上巨虚(大肠经下合穴)、下巨虚(小肠经下合穴)之间,又在小腿之中点,不论穴性或穴位皆在中央,调理肠胃作用甚强,以三棱针点刺出血治急性胃痛确有特效。四花副穴一般作为四花中的配穴加强作用。

（二）临床常用选穴

1. 四花上穴。

2. 门金穴(维杰特殊经验)。

3. 正本穴(急性胃痛甚效)。

4. 四花中穴(三棱针黑血)。

十四经效穴:梁丘、内关。

【解说】

急性胃痛,我用四花上有效,四花上就相当于胃经的足三里,治疗一般的胃痛很好。足三里穴是足阳明胃经之合穴,胃经属"土",阳经的合穴也属土,本穴为土经中的土穴,属真五行。"合治内腑",合穴为治疗腑病的首选穴,对本腑的一系列病症能起到通治作用,足三里自古即是调整胃肠功能和有关消化系统疾病的主要穴位。足三里穴具有寒热皆治、虚实俱调的"双向性"治疗作用,胃部疾患不论是寒热虚实,都可以用此穴调理而治之,不论胃痛、胃炎皆甚有效。在四花上附近之青筋(血管)刺血,疗效更快更好。

门金治疗急慢性胃痛效果都不错。门金在胃经的输穴陷谷后面,贴骨,据《针灸大成》所言,陷谷与门金位置相符,输主疼痛,效果极佳。

急性胃痛针正本穴也很有效,正本穴在鼻头上,相当于督脉的素髎穴,本穴温阳效果极佳,常用于昏迷急救,此穴为阳明经所夹,在全息对应中与脾胃相对,临床实践治疗急性胃脘胀痛、胃痉挛,效果颇佳。

十四经方面我最常用梁丘,急性胃痛马上就能止痛。这是因为梁丘是胃经的郄穴,郄穴多气多血,治疗急性症最有效。

另外,内关治疗胃痛也很好,它虽不像梁丘扎了马上止痛。内关扎上去可能要好几分钟才止痛,但内关比较偏于治本。有时候针梁丘治疗胃痛好了,隔两天又痛了,针内关好了,可能隔几天都不再痛。我常用四花上,就是足三里,配内关来治疗一般的胃痛。

如果是多年的胃痛,就在四花中刺血,也就是在胃经的条口跟丰隆一带刺血。如果急性胃痛痛得很厉害,就针梁丘,梁丘是胃经的郄穴,可以抑制胃酸的分泌。

1998年我到西藏去义诊,回来的时候带的干粮不够了,经过一个县城,离中午还有一点时间,我们决定下一站再吃饭。谁知这一出去,几十公里没有店,路又很颠簸,胃痛得不得了,最后只好自己扎梁丘。扎了之后,几分钟胃就不痛了,再经过一段路,看到一个寺庙,我们赶紧下来要点吃的。就是这样的急性胃痛,可以扎梁丘止痛,如果是慢性的可以扎内关、四花上。

十、腹　痛

凡自胃以下至耻骨以上的整个部位发生疼痛者,概称腹痛。腹痛一症涉及脏腑较广,病情亦较复杂,既可单独出现,也可由腹腔内脏器的器质性或功能性病变所致而并发于多种脏腑疾患中,由腹外器官的病变或全身感染、内分泌与代谢紊乱、过敏、血液病等全身疾病而引起。

可以引起腹痛的疾病甚多,首先要了解疼痛的部位,其次要了解疼痛的形式。此外,非腹部疾病而有腹痛的也很多。不过这些病除了腹痛外,还有其他体征及症状,仔细诊断并不难鉴别。

由于腹痛牵涉范围广泛,因此要正确地认识腹痛并不是一件简单的事,而且有些突发剧烈的腹痛,通常是腹腔内严重发炎,使腹膜受到强烈刺激而引起的,我们一般称它为"急腹症",必须认真鉴别。

中医认为大致有下述原因:①外邪侵袭;②饮食不节;③脏腑功能失调;④气滞不通;⑤血瘀;⑥虫积。

对于腹痛的辨证要注意其性质及部位:

腹痛部位:为便于临床辨证,中医学习惯将全腹分为脘、胁、脐、少腹和小腹等部位。大抵脘痛多属胃,脐周痛属脾与肠,胁肋与少腹痛属肝,小腹痛属子宫与膀胱。

腹痛性质:腹部疼痛伴恶心呕吐等症多属胃的疾患;右上腹部疼痛伴恶寒发热、恶心呕吐、腹泻、黄疸等症状多属肝胆系疾病;脐周或左下腹部疼痛伴恶寒发热、恶心呕吐、腹泻而局部有压痛的多属肠道疾患;脐周围阵发性疼痛而无明显压痛的多属肠寄生虫病。这是一般的辨证大法,应该注意。

(一)董师原书设穴

腹疼痛	77. 腑快穴
腹痛	11. 指五金、指千金穴;33. 手五金穴、手千金穴

【解析】

治疗腹痛,老师的穴位有腑快穴。腑快穴在鼻子旁边,本穴位置与大肠经之迎香相符,迎香是大肠经的穴位,可以治疗腹痛。另外指五金、指千金就在食指上,跟大肠经有关,当然可以治肚子痛。

手五金、手千金,两穴在"经"穴位置区间,"经主喘咳寒热",与金相应,此两穴称为"金"穴,能治大肠腹痛。

(二)临床常用选穴

1. 门金穴。

2. 火菊。

3. 四花上穴。

4. 四花中穴(三棱针黑血)。

十四经效穴:梁丘、内关、公孙。

【解说】

治疗腹痛,基本上我还是用门金穴,门金位于胃经,手足阳明经相通,肠胃病皆能治,或者用火菊穴。火菊穴治疗小腹痛也很好,它相当于脾经的公孙穴,系络穴,与门金穴在同一水平,它有一个特征,如果扎了针当时不痛了,回家之后又痛,那就要考虑是否有器质性的病变。

四花上穴相当于足三里,也有效,四花中穴也在胃经,介于上巨虚(大肠经下合穴)、下巨虚(小肠经下合穴)之间,又在小腿之中点,不论穴性或穴位皆在中央,调理肠胃作用甚强,刺血治疗久病尤佳。

十四经方面的效穴,就是梁丘、内关、公孙,用内关配足三里(四花上),治疗胃痛、腹痛都有效。董老师善用刺血,常在四花中刺血。老师的三棱针是很粗的,材质很好,拿起来就可以用,用很多次还是极为锐利,那种针现在不太有了。早期我也用大针,后来就用小针。小针有时候用起来不够锋利,针都要磨,要开锋,目前市售的多是比较便宜的小针,针质就差,开锋就要磨。在国外拿出针就要马上用,不能磨,这样不合乎卫生规范,所以最好事先就购用较优质的三棱针针具。

十一、肚脐周围痛

（一）董师原书设穴

脐痛	1212. 腑巢二十三穴（三棱针）

【解析】

肚脐周围的疼痛,老师一般用刺血,腑巢在肚脐周围虽有二十三穴,但是不需要都刺,只要在肚脐周围上下左右各一针,或者就是用八卦形式的,这样来刺血就够了。

（二）临床常用选穴

1. 腕顺一、二穴。
2. 中白、下白。

【解说】

肚脐疼痛,针腕顺一、二有效,针中白、下白也有效。

中白、下白透过"三焦与肾通",补肾作用甚好,故能治疗肾亏各病,二穴位于手掌腰脐线,能治各种腰痛,包括肚脐,二穴还在三焦经输穴附近,输主体重节痛,对三焦经循行所过之疼痛皆有疗效。另外,补气理三焦作用甚强。

腕顺一、二亦在手掌腰脐线,能治各种腰痛,包括肚脐。此处常作为肾亏之诊断点,腕顺一、二穴掌缘软弱无力多系肾亏,二穴并用还可治疗肾亏所致之各种病变及疼痛,疗效甚好。余尚用治小腹胀、腰围痛,疗效亦佳。

十二、腹中绞痛（绞肠痧）

临床常用选穴

1. 腑巢二十三穴点刺。
2. 四花中、外刺血。

【解说】

腹中绞痛(绞肠痧),可以在腑巢二十三穴周围点刺,严重一点可以往上下延伸一两个穴位,就如同治疗肚脐周围疼痛一样的取穴法。

四花中穴、外穴点刺也是治疗腹中绞痛的有效方法。

十三、小 腹 痛

(一)董师原书设穴

小腹痛	55. 花骨四穴
肠痛	22. 灵骨穴;88. 姐妹一穴、姐妹二穴、姐妹三穴

【解析】

　　治疗小腹痛,老师原书所列的穴位是花骨四穴。治疗肠痛列了灵骨穴、姐妹一二三穴。灵骨穴为大肠经的穴位,治疗腹痛是有道理的。姐妹一二三穴基本上位于脾经。足太阴脾经起于隐白穴,上行足之阴前侧,行下腹,经任脉之中极、关元,从此循脾与胃,上侧胁,至咽舌,与消化器官密切相关,亦可治肠痛、胃出血。三穴在脾经直线上,肌肉丰厚之处,能健脾理气收摄。但姐妹一二三位置接近腹股沟,取穴不太方便。

(二)临床常用选穴

1. 针门金。

2. 针火菊。

3. 灵骨穴

4. 曲陵点刺。

5. 四花中外点刺。

【解说】

　　治疗小腹痛,我临床常用门金穴或火菊穴。灵骨穴为大肠经的穴位,在手掌微太极中对应下焦,也可以治腹痛。虽然曲陵点刺有效,我一般不用。严重一点的小腹痛,四花中外点刺我会比较常用,但最主要的还是用门金、火菊,火菊就是公孙。火菊穴有一个特点,治小腹痛,止痛是不错的,可止痛后如果又痛了,就要考虑是不是有实质性的病变。

　　我以前治过一位老太太,她来看小腹痛时已经 90 多岁了,主诉最近严重便秘,前一段时间拉肚子,拉了好几个月,最近又便秘,这一周都没有大便,肚子很痛。我就给她扎门金、火菊,她当时好一些,第二天她来,说回去没多久又痛了,我说你这个大便习惯改变太大了,拉肚子拉了很久现在又便秘,我问你最近有没有做过肠镜检查,她说好几年没做了,我说那赶快做肠镜,我跟她孩子也讲了,怕她有器质性病变,结果一做肠镜检查,肠癌晚期。所以当大便习惯严重改变,就要考虑有实质性的病变。最后我给她吃药,她又多活了将近两年的时间。还是这位老太太,60多岁的时候,本来心脏要开刀动手术,当时她膝盖也痛,来我这里治疗,我就给她刺血把膝盖痛治好了,那时候心脏手术不像现在做支架及搭桥方便,在等待手术的时候,我就给她在四花中外、肘弯都刺血,她状况越来越好,最后没有做手术。90多岁了,手术前也做了心脏检查,说心脏还很好,所以她去世后,她儿子还特地来感谢我。我们中医治癌症,虽然很多也治不好,但是至少可以减轻痛苦,延长生命,这两点是绝对做得到的。

小腹痛就这样治疗,针门金、火菊或者在四花中外点刺,但若是扎针效果不持久,就要考虑是否有实质性的病变。

十四、下 腹 胀 痛

临床常用选穴

1. 针门金。

2. 针肠门。

3. 灵骨。

【解说】

下腹胀痛也是以针门金为主,肠门、灵骨也有效,这些在前面已讲过了,因为肠门本来就对应到肚子,灵骨位于大肠经,门金相当于胃经输穴,手足阳明经相通,所以治疗腹痛有效。

第六节　腰背部位痛

一、背　痛

背痛是现代常见病,背痛常合并腰酸,因此常以腰酸背痛称之。外伤、脊椎退化、精神压力以及寒湿等因素皆能引起背痛,不良姿势则会加速脊椎耗损,加重病情。

背痛的发生与性别及职业有密切关系。女性较易背痛,主要是因为生理结构,女性的脊骨生来较男性略弯,易于产生酸痛;女性的运动量一般较小,背肌较弱,承受力弱,较易损伤;生产过的妇女,骨质会失去不少,怀孕时为了平衡身体重量,脊椎被迫过分弯曲,生产后若未再得到营养补充,容易腰背酸痛;更年期由于雌激素缺乏,导致骨质迅速减少;此外,胸部大于常人的女性,腰背负荷较大;常穿露背衣着并久处于冷气房中,风寒浸淫,日久亦易形成背痛。

职业与背痛也有一定关系,每日伏案书写的人、司机及搬运工人易腰背受损,工作压力大,日常生活之坐、行、站立、卧以及提物之姿势不正确等,长久下来患腰背痛的机会也会增加。

（一）董师原书设穴

背痛	11. 指肾穴;22. 重子穴、重仙穴、灵骨穴、中白穴（鬼门穴）、下白穴、腕顺一穴、腕顺二穴;33. 人士穴;66. 火散穴;88. 通胃穴、通背穴、驷马中穴、驷马上穴、驷马下穴（单足）、中九里穴、下九里穴
肾亏之背痛	66. 水仙穴
肩胛痛	11. 心膝穴

【解析】

腰背痛的病患很多,董老师书中治疗腰背痛的穴位也很多,有重子、重仙、灵骨、中白、下白、腕顺一、腕顺二、人士、火散、通胃、通背、驷马上中下、中九里、下九里等穴。

中九里穴是什么痛都治,什么痛都有效,但不一定是特效。重子、重仙治背痛则是特效,董老师说重子、重仙两针合用为治疗背痛特效针。灵骨穴因为后面透到重子、重仙,治疗背痛,也是有效针。通胃、通背治疗背痛,也有效,穴名叫"通背",也就治背痛,穴在大腿上;驷马上中下穴治疗背痛也是特效针,也是在大腿上,但要脱衣服不方便。

（二）临床常用选穴

1. 单背痛（单边背痛）,针重子、重仙立止痛。

2. 双背痛,针正士、搏球。

3. 针通天、通背穴亦效。

4. 针驷马穴亦特效。

十四经效穴：承山；肩连背痛，针胃经之髀关穴极效。

【**解说**】

董师治疗背痛，常针：①重子、重仙（对侧）；②九里；③正士、正宗。

背痛的病人很多，我一般都是扎重子、重仙。两穴在手掌心，要避免疼痛，可以让患者咳嗽一声，随咳进针，咳嗽一下时，转移注意力，不会那么紧张，就不痛了。重子、重仙多半用在单背痛，两边背都痛，老师不用，他就扎两边驷马。总之，一边背痛我们扎重子、重仙，两边痛我们就扎驷马。

两边背都痛，我们也可以一侧扎重子，一侧扎重仙，这样也是两边都扎，但较为精简，因为这两个穴确实有一点痛，还是要随咳进针，这个技巧练习一下，并不难。

临床上，重子、重仙，还是治背痛最特效的。如果趴着扎，可以扎承山，承山是十四经的穴位，董氏奇穴方面我们就扎搏球。

通背穴、驷马穴都在大腿上，治背痛很有效，扎驷马的话就不需要扎通背了。

背痛主要指的是膏肓俞一带痛，基本上最有效的就是针重子、重仙，很少人两边都痛的。我前一阵子治一位女士，她是专门做推拿的，说背痛好多年了，就扎了重子、重仙，见效很快，马上就松了，不痛了。

二、肩　背　痛

（一）董师原书设穴

肩背痛	77. 正士穴、足千金穴、足五金穴；1111. 双河穴（三棱针）

【**解析**】

肩背痛，就是肩连背痛。针正筋、正宗，以及再上面一点的正士穴、搏球穴都可以，搏球穴在承山下面一点，承山也治肩背痛，搏球及承山就在小腿肚子上，但是要趴着扎。如果是坐着扎，针足千金、足五金较方便。

至于双河穴，在下腰，以刺血为主，裤子要往下拉，不方便。当年老师那个时候，三棱针刺血很方便。动不动他就刺血了，那些人也不怕刺血，现在人很怕刺血,就很少用了。

（二）临床常用选穴

1. 针重子、重仙穴特效。

2. 针通肾、通胃、通背亦特效。

3. 肾关(维杰特殊经验)。

十四经效穴:髀关穴、承山穴。

【解说】

肩背痛,还是以对侧重子、重仙为主,非常特效。如果两边都有痛症,一侧针重子,一侧针重仙。如果是躺着扎,通肾、通胃、通背穴很好。

我个人常用肾关就可以,这是一种简化,比起通肾、通胃、通背等穴较为方便。肾关在小腿的位置很高,基本上对应于肩背,而且肩背与小肠有关,肾关穴透过脾与小肠通,治肩背痛非常好,这些年我就用肾关来治疗肩背痛。

早期我亦隔衣进针,用胃经的髀关穴治肩连背痛,髀关穴有个特点,肩膀连着背痛,整个很大片的痛,爱打麻将的人常见此症状,髀关穴就在膝盖上 12 寸,一坐好,隔衣就扎,马上见效,现在我就不用了,因为要注意消毒,针大腿要脱衣服不方便,所以后来研究用肾关取代。

早期治肩背痛,若只是一边痛,最常用重子、重仙,若两边肩背都痛我就常用髀关。后来为了方便,治疗两边肩背都痛,我就一边针重子,一边针重仙,再后来发展就用肾关,非常好。

治肩连背痛,也可以肾关配重子、重仙,效果更好。有些学生学过奇穴后,治肩连背痛就用对侧的肾关,配对侧的重子、重仙,也就是一次用三针。其实肾关是颈背、肩背都能治,可以就针肾关一穴,如果是肩背痛加重子穴,颈背痛加重仙穴,未必要用三针。

三、背连下腿痛

临床常用选穴

1. 针马快水甚效。

2. 背痛及腰痛向腿部放射痛,常用马快水穴。

【解说】

背痛、腰痛向腿部放射,范围比较大、比较远,可用马快水。马快水原是治膀胱结石的,表面看起来好像没有什么经络联系,但这个背痛、腰痛、腿痛其实是膀胱经的病变,因为马快水是治膀胱结石的特效针,因此治疗疼痛的趋向是一样的,能治膀胱结石,也能治膀胱经络疼痛,而且此穴基本上与腰脐线的水沟(人中)穴平行,还是有一定联系的。

四、脊椎中央痛

(一)董师原书设穴

腰脊椎痛 (腰脊椎骨痛)	77. 正筋穴、正宗穴、人皇穴;88. 中九里穴;1010. 马快水穴、州水穴;1111. 水中穴
脊椎骨疼痛	11. 肺心穴;66. 水相穴、水仙穴;55. 花骨三穴、花骨四穴;88. 火全穴
脊椎骨胀痛	44. 后椎穴、首英穴

【解析】

脊椎痛,即脊椎的中央痛、腰椎痛,针正筋、正宗非常好。中九里穴也可以治,但是腿上的穴位还是以正筋、正宗最为常用有效。水中穴是三焦俞,水腑穴是肾俞,肾与三焦通,两者都与肾有关,属局部治疗,较少用。马快水可以治背连下腿痛,也治腰椎痛,马快水位置在马金水下面一点,基本上在腰脐线,所以它治腰痛是有道理的。

脊椎骨疼痛,肺心穴、水相穴、水仙穴、花骨三、花骨四都可以治。水相就是太溪,它在脚踝上,就是在腰脐线。之前提到了,昆仑能够治疗颈椎病、腰椎病,也可以治疗颈连着腰的脊椎痛。老师不是用昆仑,而是用表里经对应内侧的水相。

另外,老师用手上的肺心穴治脊椎骨疼痛,手指上的几个穴位都与卦象有关,这个穴位在手的中指阳面,中指是先天乾卦跟后天离卦所在的地方。乾卦主督脉,先天乾卦属阳主阳面,所以可以治疗脊椎痛、额头痛、腰痛,等等。

在上臂的后椎、首英,位于三焦经,三焦与肾通,也治疗脊椎痛。

(二)临床常用选穴

1. 委中穴点刺出血。

2. 正筋、正宗。

3. 后椎、首英。

【解说】

治疗脊椎痛,董氏奇穴用正筋、正宗比较简单,又有效,正筋、正宗在跟腱上。手指的肺心穴,虽然也治脊椎痛,对于病痛比较小、轻的一类,或者扭伤不错。对于久病的脊椎痛,还是扎正筋、正宗比较好,或者针上臂的后椎、首英。我较常用正筋、正宗,只需裤管一卷,就可以针了。若是多年久病,我们就在委中刺血。

五、脊 椎 压 痛

（一）董师原书设穴

脊椎长芽骨	88. 明黄、天黄、其黄

【解析】

老师治疗脊椎长芽骨,针明黄、天黄、其黄,脊椎长芽骨就是指椎间盘突出,这三个穴位在大腿的正中央,我们知道大腿这个长骨是全身最大的骨头,以骨治骨当然是以大腿中央的穴位最好。

（二）临床常用选穴

1. 委中点刺甚效,配合针明黄更佳。

2. 针九里、腕顺一穴亦特效（维杰特殊经验）。

3. 针四花中、副穴（贴骨进针,即削骨针）。

十四经效穴： 人中、腕顺一（或后溪）、中九里（风市）配合束骨,这是我治疗颈椎及腰椎最常用的穴组,已有数百例的治验。

【解说】

这里的脊椎压痛其实是指椎间盘突出的压痛,在委中点刺是最好的。老师是针明黄、天黄、其黄,这三个穴位不错,可后来我改用风市,为什么用风市,其实风市和明黄,一个在阳面,一个在阴面,是相对的,是互为表里的,跟明黄还是有关系。我们知道"足太阳主筋,足少阳主骨",我们身体有两个系统,一个是脏腑系统,一个是经络系统。在脏腑系统我们讲"肾主液",可是在经络系统则是手太阳小肠主液,在脏腑系统我们讲肝主筋、肾主骨,但是打开《灵枢·经脉》篇,经络循行后面紧跟着"是动病""所生病",比如足太阳经讲完经络循行,后面接着讲"是动病""所生病",就讲"足太阳主筋病",足少阳的经络循行讲完以后,就讲"是主骨病"。

我们看"足太阳主筋",头后面的脖子是个大筋,腰也是个大筋,腿弯也是个大筋,脚踝跟腱处也是个大筋,足太阳走的都是筋。

再看"足少阳主骨",足少阳经络从额旁边的额骨、颧骨、肩骨、肋骨、髋骨,到阳陵泉的腓骨头、脚踝的悬钟,这些都是骨头,足少阳主骨。所以,髓会悬钟也在少阳经上。

足太阳主筋,筋的病变多与太阳经有关。足少阳主骨,骨的病变多与少阳经有关,所以后来我就用风市取代上三黄,最早我都针很深,抵到骨头,后来我不抵骨也有效,按三才天人地,针到中部、人部就有效。不用足少阳经其他穴位,而用到大腿的风市,就是因为大腿长骨在这里,以骨治骨当然取大腿。

董老师常在委中点刺,然后针明黄,我后来发展出自己一套特别的方法,我本来用九里、腕顺,后来发展为后溪、九里。

董老师还有一套治疗针,就是在四花中穴、四花副穴或者四花下穴,紧贴着骨头进针,这叫作"削骨针",也是一组治疗骨刺压迫的,这组"削骨针"最常用在膝盖与足跟骨刺,虽然脊椎也可以用,但用得不多,老师主要都是针明黄,甚至上三黄皆针。我以前有一位老师兄,他当年在加州,就是以针上三黄为主,专门治疗脊椎骨刺压迫疼痛。

我治疗脊椎骨刺压迫疼痛,后来用人中、后溪、束骨,配合九里更好,基本上就是人中、后溪、束骨一组,或者人中、后溪、九里一组,轮流针刺。这是我治疗颈椎和腰椎最常用的特效穴位,许多病人称之为"椎骨特效杨三针",之前我讲了治疗坐骨神经痛,也是这么扎,常配合灵骨、大白轮流针,效果极佳。

六、脊椎扭挫伤(脊椎骨闪痛)

(一)董师原书设穴

脊椎骨闪痛	77. 正筋穴、正宗穴

【解析】

治疗脊椎骨闪痛老师取正筋穴、正宗穴,道理可参看脊椎压痛,原理基本上类同。

（二）临床常用选穴

1. 针刺正筋、搏球有效。

2. 委中穴点刺特效。

3. 七里、九里。

十四经效穴：人中、昆仑。

【解析】

我们看腰扭伤、脊椎扭伤,取正筋、正宗有效,取搏球也有效。脊椎扭伤在委中点刺最好。针十四经的人中、昆仑,或人中、后溪都可以。更详细的应用可参看后面的"闪腰岔气"。

七、腰痛（慢性腰痛）

慢性腰痛临床常见,腰肌劳损是引起慢性腰痛的主要原因。

引起腰肌劳损的主要原因有几个方面：①外伤（扭创伤）：患者多有急性腰部扭伤史；②过劳所致：长期过度使用或长期姿势不良（如长期弯腰工作）,和重体力劳动等可造成累积性的劳损,引致腰痛；③寒湿因素：腰部感受风寒湿邪。

临床表现以腰痛为主,病程较长,反复发作,往往迁延数月甚至数年。腰痛多为隐痛、胀痛、酸痛,有的伴有沉重感及僵硬感,一种姿势一般难以持久,久站久坐都能使疼痛加重,弯腰或伸腰都会引起腰痛,就连翻身也能引起疼痛。

腰肌劳损属中医之"腰痛"范畴,初期治疗宜活血散瘀、消肿止痛,后期及慢性者应补肾强腰、舒筋通络。慢性者并宜避免风寒,不要劳累过度。

在治疗中还要注意两个问题：①去除发病原因。如长期弯腰工作应定时直腰活动,使连续收缩的竖脊肌能得以休息。转腰要有心理准备,抬物最好穿上护腰。②加强腰背肌的训练,增加承受力,减少劳损等。

（一）董师原书设穴

腰痛	22. 灵骨穴；44. 后椎穴、首英穴、水愈穴；66. 水曲穴；55. 花骨三穴；77. 正士穴；88. 中九里穴；1010. 水通穴、水金穴、州火穴
血管硬化之腰痛	1111. 五岭穴（三棱针）；1111. 顶柱穴（三棱针）
肾痛	11. 二角明穴；1212. 腑巢二十三穴（三棱针）
重性腰两边痛	22. 腕顺一穴、腕顺二穴
肾脏病之腰痛	22. 中白穴（鬼门穴）、下白穴；77. 地皇穴
腰部两边痛	99. 水耳穴

【解析】

腰痛，老师设有这么多穴，需要略加解析，有助于据病选穴。

老师治疗急性腰痛，也就是一般的闪腰岔气疼痛，常用二角明穴。腰两边痛，用腕顺一、二，腕顺一在手掌腰脐线，再透过手足太阳经相通，治疗腰椎痛、足太阳经之坐骨神经痛及腿弯痛等有特效，配合腕顺二，效果更佳。此处常作为肾亏之诊断点，腕顺一、二穴掌缘处软弱无力多系肾亏，治肾亏之各病甚效。

老师治疗腰痛最常用的是灵骨，有时配大白倒马并用，灵骨治各种腰痛都很好，配大白可以腰腿并治。闪腰岔气就以二角明为主，严重一点的腰痛及腰腿痛就在委中放血。

水耳穴治腰两边痛也有效，本穴同耳穴之肾炎点，能治与肾有关之病。肾脏病的腰痛，一般来讲有水肿和肾炎腰痛，用中白、下白，既治肾炎，又治疗腰痛。也可以用地皇穴，在脾经上，脾肾双补。

马金水、马快水穴在腰肾线下，治疗急慢性腰痛都有效。水金、水通也可。

后椎穴及首英穴皆位于三焦经上，基于肾与三焦通之原理，治疗与肾有关之腰痛确有显效。基于三焦与肾通，肾主骨，贴骨进针以骨治骨，以骨应肾，治疗腰痛甚佳。

水愈穴位置与小肠经之臑俞相符，基于手足太阳经相通，可治腰酸腰痛。臑俞穴在腋后直上，肩胛骨下缘，则本穴亦在活动中枢下缘，对应于肾，能治腰痛。

水曲穴位置与胆经之临泣穴相符，临泣为八脉交会穴之一，通于带脉，带脉环腰一周，故能治腰痛。

花骨三穴与木留穴相对,在四组花骨穴中,位置约在中下,以全息对应而言,主治腰痛、坐骨神经痛。

正士穴为膀胱经所过,治腰痛、坐骨神经痛有效。本穴在大太极(腰脐太极)对应坐骨、肩背,治疗肩背痛、腰痛、坐骨神经痛;在腕踝太极对应尾骶稍上,故亦能治下腰。

中九里穴能治各种疼痛,包括腰痛。

腑巢二十三穴以三棱针刺血为主,不必全部皆针,只要选腰部对称之脐部周围穴位即可,此即为前后对应之应用。

五岭穴(三棱针)包括顶柱穴(三棱针),治疗血管硬化之腰痛。顶柱穴计有十一穴,两侧合计则为二十二穴,分两行排列:①第四椎至第九椎,每椎旁开三寸各一穴,计六穴;②第四椎至第八椎,每椎旁开六寸各一穴,计五穴。治疗血管硬化之腰痛、闪腰、岔气。顶柱穴包括金林穴,金林三穴为金神、木原、木太,分别位于第四、五、六椎外开六寸处,可治疗血管硬化之坐骨神经痛。这样,五岭穴既可治疗腰痛,亦治坐骨神经痛。

(二)临床常用选穴

1. 灵骨、大白甚效。

2. 二角明甚效。

3. 委中放血甚效。

4. 马金水穴甚效。

5. 水金、水通有效。

【解说】

治疗腰痛,可用的有效穴,不论十四经或董氏奇穴都很多,董氏奇穴以灵骨、大白应用最多,大白位于腰脐线,灵骨位于腰肾线,两个穴一起用治疗腰肾痛,效果非常好,急慢性皆有效。二角明则用于急性腰痛较多。一般治腰痛,我们针灵骨穴就可以了。

至于委中刺血,急性有效,对于久病瘀血尤为特效。马金水穴亦位于腰肾线,治疗腰痛甚效。水金、水通穴为金水两性之穴,基本上有金水两性者都能治腰痛。

八、肾虚腰痛

（一）董师原书设穴

肾亏之头晕腰痛	88. 通肾穴、通胃穴、通背穴
腰酸	22. 中白穴（鬼门穴）、下白穴；33. 火腑海穴；44. 支通穴、落通穴；66. 火散穴
腰酸背痛	77. 搏球穴；1111. 水腑穴

【解析】

老师治肾亏腰痛，包含肾亏所致的头晕腰痛，用位于膝盖上的通肾、通胃、通背，三穴可治肾亏，例如阳痿、早泄等，也可治肾炎水肿。

腰酸及腰酸背痛，也多是肾亏，腰酸针中白、下白，是很好而常用的穴位。因为这两个穴位，一个在上腰脐线，一个在下腰脐线，上面是腰脐线，下面等于腰肾线。

火腑海穴透过三焦与肾通，以筋治筋及肘腰对应，治疗腰酸有效。支通穴、落通穴亦在三焦经上，亦为肾与三焦通，且在上臂之部位，三焦对应于腰肾。火散穴相当于肾经荥穴然谷穴，荥输治外经，治疗肾亏之腰酸有效。

腰酸背痛，老师扎的是水腑穴，水腑就是在背后的肾俞穴。搏球穴紧邻承山穴，承山穴素为治疗腰背痛要穴，治疗腰酸背痛当然有效。

（二）临床常用选穴

1. 针中白，配腕顺一穴甚佳。

2. 水通、水金有效。

3. 肾关配复溜亦甚效。

4. 马金水或马快水亦有效。

【解说】

治疗肾虚腰痛，上述几组穴位皆有效。

一般来讲，我治疗腰痛常用两组穴位交替轮换，一个是灵骨、大白，一个是中白、下白，基本上这样就够了，这两组穴位都在腰脐线，一为上腰脐线，一为下腰脐线，上面是腰脐线，下面等于腰肾线。灵骨、大白倒马，或中白、下白倒马，可以说是双腰脐线穴并用,当然有效。

中白配腕顺一穴甚佳,其原理在前面已经谈过了。其他,如水通、水金、马金水或马快水有效的原理也已说得很清楚,这里就不再多提。

我前面讲过,治腰痛可用心门配中白,这是我的"腰痛杨二针",这组穴治疗肾虚腰痛也是很好的,甚至急性腰痛都有效。

治疗肾虚腰痛,十四经的复溜非常好,复溜是补肾要穴,因为它是肾经的母穴,肾亏腰痛,就是动不动腰酸背痛,带着酸性的那种疼痛,就可以复溜配伍董氏奇穴。肾关配复溜、中白配复溜很有效。中白配肾关也可以,这几组都不错。

老师的设穴我只取中白穴,至于通肾、通胃、通背,在膝盖的上面,对应膝盖下面,则通肾等于阴陵泉(天皇),再上面的通胃等于肾关,这样我用膝盖下面的天皇就是通肾,天皇下面的肾关就等同是通胃,所以我就用肾关代替了上面的通肾、通胃、通背。再加复溜。

或者说我用中白,为什么呢?它在腰脐线,对应腰肾,又透过三焦与肾通,能够治肾炎的水肿,也能够治一般的肾亏,所以我治疗肾亏腰痛也常常用中白配肾关。

另外一组,就是心门配中白的"腰痛杨二针",有没有肾亏都可以用,它治腰酸,也治腰痛。

九、闪腰岔气

急性腰扭伤,俗称闪腰,多因活动时用力不当或姿势不正确,或外力撞击损伤,或剧烈运动突然闪扭腰骶部肌筋,致腰部肌肉、韧带等遭受强力牵拉,引起腰痛和屈伸活动受限制。另外,一些平时不太劳动的人,突然搬运重物,过度负重,当力量超过肌肉所能承受的负荷时,也可引起肌肉损伤。

扭伤时,病人大多能听到"喀嚓"的断裂声,腰部有突然"爆裂"或"闪断"的感觉,随即发生腰部剧烈疼痛,活动受限,次日腰痛加重不能起床,翻身困难,重者疼痛剧烈而不能继续活动,甚至不能侧弯,腰肌痉挛。咳嗽、打喷嚏或用力时疼痛加剧。病人处于强迫体位,腰部一点也不敢活动。检查时可发现腰部肌肉紧张,有明确的压痛部位,压痛明显。甚则疼痛向下方放射。如有明显的根性神经痛症状者,应怀疑为腰椎间盘突出症,X线摄片检查可做鉴别并排除骨折等其他疾病。

急性腰扭伤的治疗,针灸常有出乎意料的效果,腰背为太阳经脉所循行,急性腰痛以循经远取为主。在留针捻转时,嘱患者做腰部翻转(卧位时)或屈伸(坐位或立位时)动作。可立刻轻松而趋愈。

急性腰扭伤须卧床休息,以助腰部肌肉的放松,应卧木板床(或硬床铺厚点)休息(不可睡沙发软床),尽量减少活动,以助速愈。平时工作要注意姿势正确,避免因用猛力而引起复发。

（一）董师原书设穴

闪腰岔气 （呼吸时感觉痛楚）	11. 二角明穴；1010. 马金水穴、水通穴、水金穴；1111. 顶柱穴（三棱针）、水腑穴、三江穴（三棱针）

【解析】

闪腰岔气,老师最常用二角明,中指对应督脉及人之中央,故治腰脊痛。

闪腰岔气与肾亏有关,针马金水有效,水通、水金、水腑穴也有效,这几个穴都是补肾穴,前面讲过,肾虚就要补肾,马金水、马快水、水金、水通都有补肾的作用。为什么会闪腰岔气? 多半是因为肾太亏了,所以容易岔气。

（二）临床常用选穴

1. 针马金水、水通有效。

2. 针二角明。

3. 委中点刺出血效果尤速。

十四经效穴:人中穴、后溪穴、中渚穴、束骨穴、复溜穴,皆甚效。

【解说】

闪腰岔气,老师最常用二角明,二角明位于中指,中指对应督脉及人之中央,故治腰脊痛。在中指微太极中,中冲穴对应头顶;木火穴对应风府穴;肺心穴对应肺心(及上段脊椎);二角明穴对应腰脊。所以二角明穴治疗腰椎痛尤效。又,穴在中指上,中指的穴位与后天离卦心脏,及先天乾卦督脉有关,阳面的穴位与阳卦督脉有关,所以二角明穴能治闪腰岔气及肾亏腰痛。

闪腰岔气,十四经里面最常用的特效针是复溜,为什么用复溜? 因为它是肾经(水经)的金穴,就是肾经母穴。肾经虚证,均可针本穴补之。看一下古歌诀即知,《席弘赋》:"复溜气滞便离腰。"《医宗金鉴》:"复溜血淋宜乎灸,气滞腰疼贵在针。"

一般来说,闪腰岔气就是肾(水)亏了,倒过来讲就是水的气病,岔了气是"金",腰是"水"位,所以是水的金病。因此只要有"金""水"两性的穴都能治闪腰岔气。如水金、水通、马金水、复溜,都治闪腰岔气,效果非常好。

水通、水金是坎卦所在,所以才叫水通、水金。这里有大肠经经过,有金,所以水通、水金有"金""水"两性。马金水主要是跟腰肾线有关。复溜就不用讲了。

此外,肺经的鱼际穴也治闪腰岔气,老师叫它叫"土水",但它是肺经穴位,所以它有"金""水"之性。这样说来,尺泽也治闪腰岔气,因为尺泽是肺经的水穴,而且还对应到腰。

董老师也偶尔在背后的顶柱穴放血,治疗闪腰岔气,但老师最常刺血的穴位是委中,委中放血的确是治疗闪腰岔气最特效的穴位,不少闪腰病人,由两三个人扶着进来,在委中放血后,跑出去的都有。

老师最常用二角明,轻的用它就好了,重的就还得在委中刺血。

十四经治疗腰扭伤的穴位,可以说多在太极全息的腰脐线,我最常用的几个穴,就是人中、中渚、后溪,有人把闪腰疼痛分为中央线、两边线、侧边线,据经验,十四经最常用的是人中配后溪,因为人中在督脉,能治中央,后溪就治到两边,因为后面的经络是太阳经,包括足太阳及手太阳。靠侧面一点的话可以用中渚,因为偏于少阳。

复溜能补肾,也可以治闪腰岔气,或者就是加扎马金水一针,来配合更好。

十、尾椎痛

尾椎痛是指尾骶部的骨或软组织的疼痛,尾骨或骶骨下端挫伤或骨折是最常见的原因,常因跌打挫伤或急性损伤未彻底治愈转为慢性疼痛。尾骶骨位于脊骨下端,痛时常连腰部,称为腰骶痛。一般来说,常因肾虚、血瘀、气滞、寒湿外邪乘袭或久坐凹凸不平处引起。中医学认为是气滞血瘀、经脉不通导致此病发生。

如无外邪,肾虚最为常见,但妇女在行经、产后、附件炎、宫颈炎、盆腔炎时均可有腰骶疼痛,子宫后倾者在经期因充血压迫亦常见尾骶疼痛。因此,接诊育龄妇女时要注意有无妇科疾病,可按妇科原因治疗。若为老年人,如无外伤应注意骨质疏松引起的腰骶痛。

尾骶骨痛可根据原因治疗,①肾虚:尾骶部为督脉和足少阴肾经所过,肾主骨,肾虚可引起尾骶痛。其疼痛特点为喜温喜按,劳累后加重,治宜补肾壮骨,贴骨取穴可温阳祛寒。②瘀血:有尾骶部外伤史。尾骶骨疼痛,按压加剧,行走坐卧等活动受限,或局部有瘀血肿胀,治宜活血化瘀止痛,可在委中刺血。③湿热:腰骶部疼痛,伴有小便黄赤短涩,在妇女可有白带腥浊,舌苔黄厚腻,脉弦滑,治宜清热利湿。

(一)董师原书设穴

脊椎骨痛(对第十九至廿一椎最有效)(即尾椎痛)	1010. 后会穴

【解析】

尾椎痛主要讲的就是第十九椎到二十一椎这一带,老师用后会穴,就是百会穴后面一寸半,这是上下对应的效用。尾椎痛的机会很多,常见的原因就是不小心摔倒所致。

(二)临床常用选穴

1. 心门穴特效(维杰特殊经验)。

2. 正会、后会。

3. 海豹(大都)穴。

【解说】

治疗尾椎痛,我用心门穴特效,为什么呢? 首先是对应的关系,心门在前臂最下面,相当于是在腰椎的下面,属下焦,对应尾椎;其次,心门是手太阳经的穴位,手足太阳相通,足太阳经别至尾椎,所以心门穴治疗尾椎甚效。

心门穴在董老师的书里没有治疗尾椎痛,也没有治疗膝盖痛,我发挥用来治膝盖痛、尾椎痛都是特效的。我的尾二针,又叫杨氏骶二针,就是心门配后会,治疗所有的尾椎病,效果非常好。

董师经验治疗尾椎痛用海豹穴也有效,由于扎针要脱鞋袜,我后来不太用。

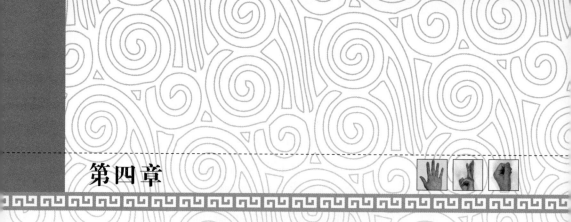

第四章

内科病变(脏腑疾病)

　　针灸医生当然要掌握痛症,一般人认识及寻找针灸治疗,多由痛症开始,把痛症治好,是对针灸医生最基本的要求。但要做一个真正好的医生,不论是方药或针灸,治好内科病,绝对是重要的前提,内科病是其他各科疾病的基础。

　　关于内科病的治疗,我们先从五脏讲起,从上而下,先讲肺心,再讲脾胃肝肾,然后再讲腑病。

第一节　肺　系　疾　病

一、感　　冒

　　感冒是由多种病毒引起的常见呼吸道传染病。流行性感冒,简称"流感",俗称"伤风",是由流感病毒引起的有强烈传染性和流行性的急性呼吸道传染病。临床特点为发病急,患者畏寒、高热(有时体温迅速达到39℃以上)、头痛、全身肌肉酸楚重痛、乏力、食欲减退,并伴有鼻塞、流涕、咳嗽、咽痛等症状。

　　本病多发于冬春季节,常可在短时间内造成流行。中医学认为此病属于"风温""冬温""春温"等外感范畴。

感冒是季节多发病,针灸能通过调整机体气血,提高抗病能力,驱邪外达,从而起到治疗作用。

(一)董师原书设穴

感冒	22. 重子穴;33. 火腑海穴、地士穴、天士穴;44. 分金穴(特效针)、人宗穴;99. 耳三穴(耳上穴、耳中穴、耳下穴三棱针)
重感冒	88. 感冒一穴、感冒二穴;1111. 五岭穴(三棱针)、后心穴(三棱针)、感冒三穴
感冒头痛	88. 感冒一穴、感冒二穴;1111 七星穴(三棱针)
过敏性感冒	99. 金耳穴
风寒入里	1111. 后心穴(三棱针)

【解析】

老师书中所列治疗感冒的穴位很多,重子,火腑海,地士、天士、分金、人中,二二、三三、四四部位都有,耳朵刺血也能治感冒。当然不是每穴都用,一般只用一组即可。老师最常用的是感冒一穴、感冒二穴。

治疗轻重感冒,老师都喜用感冒一穴、感冒二穴。感冒一穴在姐妹二穴向里横开一寸。感冒二穴在感冒一穴直上二寸半处是穴。主治:重感冒、发高烧、发冷、感冒头痛。感冒一二穴对感冒确能收到减轻症状之效,当年尝见老师经常使用。穴在大腿上部,对应上焦肺,且肉多,走阳分、表分,故善治感冒。穴位在大腿上部,位置很高偏内侧,几乎跟阴部左右平行,30 年前老师是隔衣进针,当时并无不便。现今对于尴尬穴位就要特别注意。

五岭穴(三棱针)位于背部,因穴位呈五行排列,且位于身体较高之背脊部位,故得名。总计有四十穴。治疗感冒时一般只取第一行二、三椎之穴位,及第二行(第二椎旁开三寸)二、三椎之穴位即可,这几个穴在背后督脉,及膀胱经所在,用三棱针点刺出血即见效,善于治重感冒、发高烧、发冷,此与督脉主阳,膀胱经主表有关。五岭穴虽然有效,但是要脱衣服,如果冬天感冒,房间的采暖设备不够,并不是很方便。

感冒三穴包括督脉之安全(一穴)及膀胱经之金斗(左右各一穴),共三穴,治感冒甚效,用三棱针点刺疗效更佳。安全穴(即陶道)在督脉上,为督脉与足太阳膀胱之会,督脉统诸阳,足太阳主表,有解表退热安神的功效,金斗(即魄户)在膀胱经主表,亦在后背与肺相应,三穴一起用,治感冒甚效。

后心穴(三棱针)也是在背后,计有十三穴,两侧合计则为廿穴,散布在背部三行,皆是从第四椎起算,较少应用。

重子穴、地士穴、天士穴、分金穴(特效针)、人宗穴治感冒有效,基本上都在肺经,当然一定效果。重子穴治疗感冒不错,但我现在多以土水穴代替,两穴邻近,土水穴相当于肺经之荥穴鱼际,荥穴善治外感。

金耳穴在耳朵的上方,耳背后面,治疗感冒也有效果,但不如耳三穴。在耳三穴的耳上穴,也就是耳尖穴点刺出血,治疗一般的感冒也有效。

分金穴,老师说是特效针,它在尺泽上一寸半,跟尺泽倒马,治疗感冒的确很有效。

治疗感冒,我后来研究以三叉三配土水为主,就很少再用老师书上的设穴,可是为什么还要列在这里呢?一是尊重原文,二是列出来让大家多一些比较选择。我们不能否定曾经走过的一段路,是跟从老师的路走过来的,早期我也用过重子、分金,也用过感冒一二穴,当时隔衣进针,不必脱衣服,治疗感冒真有效。后来时代改变了,做医生也要转变,用感冒一二穴,要叫病人脱下外裤,内裤还得往上掀一掀,因为穴位在裤脚的两边上面一点,非常不方便,后来我就不用感冒一二穴了。

(二)临床常用选穴

1. 三叉三穴(维杰特殊经验)。

2. 木穴。

3. 五岭穴点刺出血能退热。

4. 鼻塞时取侧三里穴甚效,针门金穴或木穴也能很有效(维杰特殊经验)。

5. 感冒针大白穴亦效。

6. 三叉三穴配土水中穴最特效(维杰特殊经验)。

【解说】

治疗感冒,近二十年来维杰皆以三叉三穴配土水中穴为主,疗效极佳,较感冒一二穴疗效更好,且取穴方便。

三焦少阳为枢,"三焦者,决渎之官,水道出焉",液门穴在手少阳三焦经循行部位,三焦经有增强免疫之作用。液门穴为津液出入之门,《针灸甲乙经》说:

热病汗不出,刺之能促使发汗;《备急千金要方》提出:治热病……头痛面热无汗,等等,这些都说明本穴具有发汗解表、散风清热的作用。三叉三穴紧邻三焦经液门穴,液门穴为荥穴,荥主身热且属水,有解热作用,能疏通经气、清热解表。三叉三穴退烧效果甚好,临床运用治疗感冒效果极佳。

三叉三穴在四五指间,尤其贴近第四指,从骨下筋旁进针,即贴筋贴骨进针,透过肾与三焦之脏腑别通,也能补肾,因此能肝肾并治。又透达中白(中渚)、下白等输原穴之位置,可健脾益气。本穴脾肝肾皆治,能增加免疫功能,治疗感冒发烧诸症确实有效,本穴贴皮进针,以皮应肺,疗效更速。

土水穴即肺经之鱼际穴,"经脉所过,主治所及",本穴有调理肺经之气的作用。鱼际穴为肺经荥穴,"荥输治外经",荥穴善治外感病及外感引发之本经病。"荥主身热",又本穴属火,双向调节可清火热治肺炎,亦可温阳祛寒治肺寒,因此,取鱼际穴治疗哮喘有突出的疗效。董师称本穴为土水穴(此穴位于手掌大鱼际之艮土卦与坎水卦之间,故名土水),位于肺经上,肺经属金,如此则土水穴实具土金水三性,肺脾肾皆能治,最善理气,治疗咳喘确有大效。

读书要读于无字处。名叫土水穴,但千万不要认为它只是土水穴,因为肺经也经过,所以它叫土金水穴;就如同水金穴,也千万不要认为它只是水金穴,胃经也走过这里,胃经属土,所以它也是土金水穴,土水穴配水金穴,两个土金水配合,就是治疗咳嗽气喘的特效针。

土水中、三叉三,都在荥穴的位置。荥主身热,一起用,对发烧绝对有效。三叉三也是五官病要穴,感冒时五官的症状最明显,尤其是鼻子及喉咙。鱼际常用于治疗肺炎、肺热。所以这两个穴配在一起,不但治感冒好,治肺炎、发烧也很好。

那年,我家附近有个老太太,90多岁了,下午3点请我去出诊,她的肚子、脸很烫,我就给她扎了三叉三、土水中,扎完针起来,肚子热退了,脸上的热也退了很多,当晚我再过去看的时候,已经在自己煮饭。前年我在某中医大学讲课,一个学生感冒了,畏寒发抖,给他扎了土水中与三叉三,他马上出汗,就舒服了。还有一次,一位哈佛大学的学生,寒假回洛杉矶度假,那天感冒了,有点发烧,我就给她扎了三叉三及土水中,取针以后还有发烧,还不太好,我就给她开了柴胡桂枝汤,第二天她来了就说,杨医师,昨天我当时没有好,回家以后精神就开了,完全好了,你给我开的药都没有吃。我原以为这个病人用这两穴失败了,结果还是成功了。所以,这两个穴搭配治感冒很有效,学生称之为"感冒杨二针"。

这个"感冒杨二针"治疗感冒可以代替几个方子,就是所谓的"针方对应",这里就来跟大家简单介绍一下"针方对应",中渚是三焦经的本穴输穴,对应本经的方剂就等于小柴胡汤。三叉三进针从荥穴透到输穴中渚,就如同小柴胡汤加上治外感的桂枝汤,即柴胡桂枝汤。

近三十年,我治疗感冒,最常用的就是柴胡桂枝汤。为什么?它本来就善治虚人感冒,现在我们绝大多数都市人,久坐办公桌,虚人为多,不像在室外工作的劳工及农民,餐风饮露,体质不同,感冒就可能要用到麻黄剂之类的。

2012年我到澳洲教课,要上飞机前,女儿发高烧了,怎么办?我赶快给她抓了服中药,就是柴胡桂枝汤加石膏,我说你自己煮吧,我与爱人就匆忙赶往机场了。到了悉尼,下了飞机马上打电话回家。女儿说:我好了,都已经退烧了。你们看,十来个钟头而已,很快就好了,没有发高烧不必加石膏,有发高烧加个石膏,真的很好。

有一次我治一个澳洲来的学生,他那天下午,坐在后面发抖,给他吃了柴胡桂枝汤,晚上他就逛街去了。

三叉三穴从液门透过中渚,再往里透,可以透到手解(少府)穴,这是心经的火穴,就有附子温阳的作用,这样,类似麻黄附子细辛汤的作用也就涵盖进来。

鱼际(土水中)穴,是肺经火穴,同辛温药物一样,《医宗金鉴》:"鱼际更刺伤寒汗不出。"可以调节汗液,因为针灸穴位多有双向调节作用,它本身就有桂枝汤的作用,也有麻黄汤的味道。《伤寒论》讲,心下有水气会引致咳嗽,它叫土水穴,土水就是胃里面有水,土水穴就能治心下有水气,善于治咳嗽气喘。

鱼际穴一穴等于多方,如此这两个穴一结合,可以等于大青龙汤、小青龙汤、麻黄汤、柴胡桂枝汤、麻黄附子细辛汤,这两个穴合用就包括了多个方子。我这里只是简单的提示。

近年我已经把董氏奇穴的研究都公开了,现在研究及教学的层次重点是在"区位针法"与"针方对应"。因为最近几年在很多国家讲学,知悉瑞士不能用细辛,澳洲不能用附子,美国不能用麻黄,有些地区甚至这三味药都不能用,这几味药物不能用,《伤寒论》中的方子,几乎将近三分之一没有药物可用。有学生问我怎么办,我说:你找得到药物你就用,找不到,就用我的针灸,以针代方。有方当然用方,没有药就用针灸。若同时用了方药又用了针灸,那效果更快。

缺方缺药，还有伪药重金属的问题，的确困扰不少人，所以近几年我常应邀在一些中医大学讲授经方的"针方对应"。也在一些国际中医大会担任主讲，讲授"针方对应"。如果下工夫仔细研究针穴原理，一些穴可以等于很多方。若能将方子的理论放在穴位上，那么治病也更能得心应手。

二、高　热

高热指体温升高达 39℃ 以上，是临床上常见的急症之一，多由感染、过敏反应、变态反应等引起。中医称之为"壮热""实热""大热"。常伴有肌肤灼热、出汗、口渴、喜饮、呼吸及心率加快、烦躁不安等全身症状，严重者则可出现意识障碍。

（一）董师原书设穴

退烧	22. 重仙穴
发高烧	22. 大白穴(特效)；88. 感冒一穴、感冒二穴；99. 土耳穴

【解析】

发高烧，老师用的穴位有重仙穴、大白穴、感冒一穴、感冒二穴、土耳穴等，这几个穴，跟治感冒差不多。前面老师治感冒用了重子，这里退烧用重仙，这样，重子、重仙一起合用就可以治感冒发烧，也是一组倒马，一组区位针。虽然是分开来写，但是老师书中提到两个穴常一起用，所以这两个穴一起用是治感冒发烧的有效针。

（二）临床常用选穴

1. 大白穴刺血退热效果极佳(小孩尤佳)。

2. 感冒发烧，三叉三穴配大白穴甚效(维杰特殊经验)。

3. 感冒发烧，三叉三穴配土水中穴亦甚效(维杰特殊经验)。

4. 背部五岭穴点刺出血亦佳。

按：此处之发烧包括发烧怕冷。

【解说】

老师治疗严重发烧在背后刺血，若为小孩，则只在大白刺血就很有效，大人就在五岭穴刺血。

老师讲大白可以退烧，三叉三配大白退烧更好。我治疗发烧仍然是以三叉三配土水中，这是我的特效经验。三叉三配土水中，不但治感冒，连发烧也能治。

但病人若在发烧感冒的时候,还有咳嗽,我就直接以三叉三配土水中,因为土水中是肺经的穴位,等于鱼际,可以治咳。大白是大肠经的穴位,当然,大肠与肺相表里,也可以治咳,而且叫白,这两组作用是差不多的。

但是有一点区别要注意,三叉三配大白,治疗感冒兼头疼最好,三叉三配土水中,治疗感冒兼有咳嗽的症状最好,若感冒兼有喉咙痛,也是三叉三配土水中。《肘后歌》说:"喉痛兮,液门鱼际去疗。"喉咙痛,液门配鱼际很有效。在我1979年写的《针灸经穴学》里有下面一段话:"喉咙痛,针鱼际配液门,不必两手都针,一手一穴,针完之后叫病人吞咽口水,疼痛可以立止于顷刻。"

液门配鱼际可以治喉咙痛,董氏奇穴的土水中就包括了鱼际,三叉三包括了液门。所以刺三叉三配土水中,可以治疗感冒兼有喉咙痛的症状。若有咳嗽的症状,也是这两个穴相配。

如果是头疼,就用三叉三配大白,大白属大肠经,跟肺经有一定关系。如果流鼻涕,三叉三配大白也有效,但木穴治感冒流鼻涕特效,可以用三叉三配木穴。

感冒兼有发高烧,取用大白跟土水中,或三叉三配土水中就是区位针法的"发烧二针"。归类治疗发烧的针,可以有两组:A组就是三叉三配土水中;B组就是三叉三配大白。

三、咳嗽(支气管炎)

咳嗽是肺部疾患的常见症状,是一种将呼吸道的分泌物或异物排出体外的保护性反射动作,引起咳嗽的原因很多,其发病有外感和内伤两种原因。外感风寒之邪,从口鼻皮毛而入,肺失肃降;脾虚生湿,湿聚成痰,痰湿阻滞,肺气不降;肝郁化火,火盛烁肺,肺失肃降;肾气亏虚,肾不纳气等,均可导致咳嗽。临床上多见于现代医学之急慢性支气管炎、肺炎、支气管扩张、上呼吸道感染、感冒等疾病。

(一)董师原书设穴

支气管炎	11. 小间穴
咳嗽	22. 重子穴;33. 火腑海穴
吐黄痰	11. 小间穴

【解析】

支气管炎在临床上较为常见，以咳嗽为主症，老师的设穴较少，有小间、重子、火腑海。临床验证治疗支气管炎咳嗽有效，但总觉力量尚差一着。

吐黄痰，倒不一定有咳嗽气喘，多半是肺有热，可以用小间穴。小间穴的位置在大肠经上，大肠与肺相表里，此穴位置属荥穴范围，能清热，可治疗肺热吐黄痰。

（二）临床常用选穴

1. 针水金、水通特效（维杰特殊经验）。

2. 曲陵、土水亦甚效（维杰特殊经验）。

3. 老慢支，再加上肾关、灵骨更好（维杰特殊经验）。

十四经效穴：鱼际穴、尺泽穴。

【解说】

治疗支气管炎，水金、水通最有效。鱼际（土水中）、曲陵（尺泽）也有效。

治疗咳嗽，用水金、水通特效，是我个人发展的。嘴唇下的太极对应倒象为支气管，包括了水金、水通。皮下针进针，往两边腮骨刺入，两个腮骨的太极对应是肺，这样进针就从支气管透到肺，治疗咳嗽、气喘都非常有效。目前我一般只用嘴角下面的水通穴。

在老师的书里面，没有提到水金、水通治疗咳嗽或气喘。老师的水金、水通只有下列主治："肾脏性的风湿病，肾机能不够的疲劳头晕眼花，肾虚肾亏腰疼，闪腰岔气。"

我发挥水金、水通成为治疗咳嗽气喘的特效针，原理除了太极对应之外，还有就是它既然能够通金水，那么金是肺，主肃降，水是肾，主受纳，理气作用很好。再加上这里又是胃经所过，土金水三性都有，它治疗咳嗽气喘的作用跟手上的土水穴一样，土水穴在肺经上，也是含土金水三性。读书要读于无字处，有的时候没有明写出那个字来，并不表示它没有，因为这是基本知识，应该了解，所以省略不必讲。

含土金水三性的穴位，治疗咳嗽气喘都是很好的，肺金主肃降，肾水主受纳，再有土在中焦斡旋，这样完成了整个呼吸功能，含土金水三性的穴位理气作用最强。

有一点值得注意,三焦都能治的穴位,也可以治疗糖尿病,这是我对穴位五行的发挥,在我的五输穴书里介绍得相当清楚。

事实上,只要有金水两性,就可以理气,治疗咳嗽气喘。含有土金水三性更好。含金水两性的穴位,治疗闪腰岔气也非常有效,之前在痛症已经讲过,因为闪腰岔气可以算作是肾的气病,就是水的金病,所以含有金水两性的穴,都可以治疗闪腰岔气,例如土水穴(鱼际)、水通穴、水金穴。

前面讲痛症时也讲过,复溜穴也治闪腰岔气,尺泽穴含金水两性,也治闪腰岔气。能治闪腰岔气的穴也能治疗气喘咳嗽。

土金水三性都有的穴还有不少,例如肾关穴,它在阴陵泉和商丘之间,阴陵泉属水,商丘属金,肾关在金穴跟水穴中间,所以也有金水两性,但它又在脾经上,所以它也有土金水三性。

金是上焦,土是中焦,水是下焦,含土金水三性的穴位,三焦皆治,就能治糖尿病,所以土水(鱼际),水金、水通,肾关都能治疗糖尿病。这就是五行的发挥,很有趣味而且实用。

时间久的慢性支气管炎,老年患者较多,常兼有脾肾阳虚症状,就可以加针有木火两性的穴位温阳,可针灵骨,因为它介于合谷与阳溪中间,即介于木与火中间,当然有木火两性。此外,大白穴紧邻三间属木,灵骨、大白两穴一起用,木火之性很强,能温阳,治阳虚之证很好。

十四经治疗咳嗽的取穴,我过去早期就在用鱼际、尺泽。尺泽有金水两性,可以理气治咳嗽气喘,但尺泽更重要的是肺经的合穴。《难经·六十八难》讲:"井主心下满,荥主身热,输主体重节痛,经主喘咳寒热,合主逆气而泄。"每一经都有一个逆气的病。肺的逆气就是咳嗽气喘,胃的逆气就是呕吐,肾的逆气就是小便不通。尺泽是肺的合穴,能治疗肺的逆气咳嗽气喘,再配合鱼际,鱼际与奇穴的土水中相符,鱼际是肺经的荥穴,治外感及咳嗽很不错,但是治气喘更好,还有一个原因就是:气喘是心肺两脏的病,很多人肺病会转为心脏病,例如肺源性心脏病就是,心脏病也会有气喘,都是合在一起的。鱼际穴是肺经的火穴,能够治肺又能治心,治咳嗽及气喘很好。而且,鱼际是土金水三性,还能斡旋中焦。

每一经的五输穴都是该经的全息点,透过全息点联络到其他的五脏。肺经同时有脾胃病就针肺经的土穴;肺经同时肾也不对,就针肺经的水穴;肺经同时有肝病就针肺经的木穴;肺经同时有心脏病就针肺经的火穴。这就是透过全息而治到与其相关的脏腑，每一脏都跟其他四脏有关系，透过这个全息点就跟其他脏腑发生了关系，所以五输穴一定要背熟，穴性更要熟记。

以五输穴为主的用穴医生，可以说就是十四经针灸的经方派，我们知道，经方派用药都很少，就是三五味而已，但是药量很重要，效果很好。五输穴也是一样，擅用五输穴，在五行穴里面转来转去，两针搭配就能治很多病。该深的就深，该浅的就浅，很注重深浅，例如井穴都在手指顶端，当然针最浅，合穴都是肌肉肥厚部位，就针得较深，这是穴位的空间性。穴位还有时间性，井穴放血治病最急，合穴治腑病要留针久一点，而且久病入腑，治病时间就较长，所以说穴位也有时间性。这些应用与发挥，是我四十年来的研究及临床成果，在我写的《实用五输穴发挥》一书中有很详细的说明，大家可以自行参考。

每个穴位都有阴阳、太极、三才、五行，甚至卦象。大家应用针灸就要这样去用，在每个穴位应用的时候，首要考虑它的空间性，它在整个太极、阴阳、三才的空间定位在哪里，它能治什么病，其次要考虑它的时间性，它能够治急病、治慢病，还是"时间时甚"的病。当然，经络也是不可忽视的。

穴位之间的五行搭配结合，是一门很大的学问，这是我们研究"针方对应"要先了解的。了解了以后，才会知道什么时候辛开苦降，什么时候土水两治，怎样补土生金，等等。知道方子的意义，再知道穴位的属性，就可以以针代方。从事针灸，必须把五行搞透，如此才能提升至较高的境界。

在临床中，我研究太极、三才，发展出区位针法（杨二针），研究五行发展出针方对应，这样我就发展出了两大系统。这里是给大家提供一个研究方向。

四、气　　喘

支气管哮喘（简称哮喘）是一种常见的支气管变态反应性疾病。常由各种不同过敏原（如花粉、灰尘、兽毛、细菌、霉菌等）所引起。以支气管痉挛、黏膜水肿、分泌物增多而使支气管阻塞为病理特征。患者有胸闷、气急、咳嗽、喘憋、哮鸣、张口抬肩、多汗、呼吸困难、咳出黏液样痰等症状。往往反复急性发作，患者多被迫采取坐位或跪位。一般每次发作几十分钟内可缓解，缓解期症状和体征可完全消失，也有数日不缓解者。本病属于中医的"哮证""喘证"等范畴。

哮喘病因复杂，大多是在遗传基础上受到体内外某些因素而激发。这些激发因素包括吸入物,呼吸道或其他部位感染,气候、药物、饮食、精神因素、内分泌、运动等。

本病发作前多有先兆,发作时可有典型的喘息样呼吸,呈呼气性,气急、哮鸣、端坐、咳嗽、多痰。体征可有桶状胸、哮鸣音,严重者有发绀。由于本病有特殊的呼吸系统症状和体征,临床诊断较容易。本病好发于冬春季,夏季减轻。不少哮喘患者的发病与精神因素有关。

气喘病不可小觑,严重时是会要命的,要注意保养,并争取彻底治疗。

(一)董师原书设穴

哮喘	77. 四花上穴、四花中穴、四花副穴、四花外穴(三棱针黑血);88. 驷马中穴、驷马上穴、驷马下穴
气喘	22. 重子穴(小孩最有效);33. 火腑海穴、人士穴、地士穴、天士穴、曲陵穴;44. 人宗穴;1010. 州圆穴、州昆穴、州仑穴
血管硬化之哮喘	1212. 十二猴穴(三棱针)
痰塞喉管不出(呼吸困难、状如哮喘)	1212. 喉蛾九穴(三棱针)
气管不顺	1212. 金五穴(三棱针)

【解析】

老师把治疗气喘及哮喘的穴位分别提列,哮喘跟气喘差不多,哮的特征是发作性的痰鸣气喘,喉间有哮鸣声音;喘则是以呼吸急促,甚则张口抬肩,鼻翼煽动为特征。

老师治哮喘的用穴,有四花上穴、四花中穴、四花副穴、四花外穴(三棱针黑血)、驷马中穴、驷马上穴、驷马下穴等穴,**都在胃经上**,但都能治肺病,在我的奇穴穴位学里都有说明。

治疗气喘的用穴,如重子穴(小孩最有效)、火腑海穴、人士穴、地士穴、天士穴、曲陵穴、人宗穴,**都在肺经上**,跟肺有关;火腑海老师主要是灸的,其他都是用毫针。州圆穴、州昆穴、州仑穴在正会、后会、前会旁开的膀胱经上,它们在头上最高的部位,能理气、温阳,治疗肺系病,治气喘,印证了肺与膀胱通。

经过验证,老师的这些穴,有的很不错,例如四花上穴。关于本穴,我有一个经验,四花上穴就相当于胃经的足三里。有一年我在洛杉矶的韩国城教课,教的都是韩国籍的医生,当时有一位坐在前面的韩国医生脸色苍白,我说:你怎么了?

他说:我胃疼,还有点气喘。我就先针了梁丘,他说:胃好一点了,还有点气喘。我看他的四花上穴有些青筋,就说:我给你直接刺血吧。一刺,血就喷出来了。当时他就立刻不喘了,胃也好了。四花上能够治疗气喘,刺血更好。当年我在读大学的时候,学校附近有个姓秦的医生,他每个病人都留针两个小时,一天就看两轮,上午下午各一轮,专治心脏病、气喘。他主要就是针内关、足三里。四花上穴就是足三里,治气喘很不错,要留针留久一点。

一般认为痰为哮喘的"宿根",又有人提出瘀血为哮喘"宿根"的见解,我用活血化瘀的桂枝茯苓丸加入辨证处方中治疗各型哮喘,疗效不错。因此,在四花外穴刺血,可以痰瘀并治,治疗气喘有根本的效果。

四花中穴治疗气喘有效,刺血更好。四花外也是如此,但更多用于刺血,可治很多病。四花中穴与四花外穴邻近,两穴常一起合用刺血治疗各种疑难杂症。

另外,血管硬化的哮喘就在十二猴穴刺血,喉咙有痰咳不出,在喉蛾九穴以喉结为主上下左右前后扎针,气管不顺也可以在金五穴也就是任脉的几个穴刺血。

（二）临床常用选穴

1. 水金、水通穴特效(维杰特殊经验)。

2. 重子、重仙甚效。

3. 土水中穴特效(维杰特殊经验)。

4. 四花中穴、外穴点刺特效。

5. 大白刺血有效。

6. 曲陵刺血甚效。

7. 太阳穴刺血甚效。

8. 四花上穴点刺甚效。

十四经效穴:鱼际穴或尺泽穴。

【解说】

治疗气喘及哮喘,我个人首选穴位是水金、水通,我刚才讲过,董老师的水金、水通穴的主治没有提到治疗气喘,只提到了闪腰岔气。我讲过具有金水两性的穴都治闪腰岔气,也治气喘,如果再加上土性,治疗气喘更好。水金、水通跟土水中(鱼际)穴,因为都是土金水三性的穴位,治气喘特效。

对于穴位的五行属性，有些人很死板，认为只有五输穴才有五行属性，事实上被五输穴所夹的穴位，五行也很重要，前面我们说灵骨穴，它在木穴、火穴中间，就有木火之性。肾关在属水的阴陵泉与属金的商丘之间，就有金水之性。

又如治疗半身不遂很重要的木火穴，为什么叫木火？它在井穴（属木）、荥穴（属火）之间，在木穴与火穴中间，所以叫木火。再说大家知道的内关穴，治气喘胸闷很有效，它不是五输穴，它是心包经的络穴，但是它在大陵与间使中间，大陵属土，间使属金，内关穴在土金中间，它就有土金两性，因为从大陵土到间使金的过程必然会经过内关，不是一下子就由土变金了，这中间有一个过程，它在土金中间，所以它有土金两性，这是我从夹穴理论发展出来的"夹穴五行"，确实是很实用，一般的书上没有。董氏奇穴要从这方面来发挥、发展，才能扩大董氏奇穴的应用，这也是一个方向。

重子、重仙两穴夹着土水穴，所以治疗气喘及哮喘还是很有效的。也可以在四花中、外点刺。在四花上点刺也可以治气喘，我刚才已经举了一个例子说明。

治疗气喘的穴位很多，曲陵（尺泽）穴用针或刺血都可以，刺血更效。太阳穴刺血也非常有效。

十四经穴我最常用的就是鱼际与尺泽。鱼际是肺经的荥穴，火金两治，强心又治肺，尺泽是肺经的合穴，合治逆气而泄。

我个人最常用的是水金、水通两穴取一针就好了。我现在多半取水通，因为它直接从支气管往肺的方向比较好进。另外再扎一个土水中。土水中（鱼际）配水通，就是我的"喘二针"。

五、肺　　炎

肺炎是一种常见的呼吸道疾病，有大叶性肺炎、支气管肺炎等，是由肺炎链球菌等细菌感染引起的。大叶性肺炎是呈现大叶分布的肺部急性炎症，支气管肺炎在肺部则呈现散在性小块炎症。主要属于中医学"风温""咳喘"范畴。

（一）董师原书设穴

肺炎	22. 重子穴（有特效）、重仙穴
急性肺炎	22. 大白穴（特效）

【解析】

治疗肺炎,老师在书里写了几个穴:重子、重仙有效,大白也有效。这几个穴基本上都与肺有关,大白在大肠经,紧邻输穴三间,大肠与肺相表里,此穴老师说能治小儿发高烧,尤其是刺血。

综合起来,临床用穴就是重子、重仙治肺炎,配大白穴刺血就更好。

（二）临床常用选穴

1. 重子、重仙。

2. 大白穴刺血。

3. 曲陵刺血。

4. 土水中穴(维杰特殊经验)。

【解说】

重子、重仙治肺炎,配大白穴刺血就很好,已经在前面讲过。

曲陵穴也可以治肺炎,曲陵穴扎针就有效,严重时才刺血。

曲陵穴相当于肺经的合穴尺泽,善治逆气的喘咳,五行属水,能清肺热,治肺炎。我个人还是以土水穴为主,土水穴就是肺经的荥穴鱼际,荥主身热,最擅退热。肺经的荥穴,当然退肺热。重子、重仙和土水中都能治肺炎,为什么? 重子、重仙就在土水旁边,两个穴夹了土水中,可以说整个拇指的金星丘(八卦的艮卦所在),都是属于肺经的区域,所以重子、重仙有效,土水中也有效。临床可以用土水中配大白,或者土水中配大白刺血,或者土水中配曲陵刺血,治肺炎很好。

第二节　心系疾病(附:血液病)

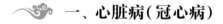

一、心脏病(冠心病)

冠心病为冠状动脉粥样硬化性心脏病的简称,是因冠状动脉粥样硬化导致心肌缺血、缺氧而引起的心脏病变。以胸骨后、心前区出现发作性或持续性疼痛为特征。根据病变程度不同,临床上分为心绞痛、心肌梗死等。心绞痛表现为突然发生的左胸前疼痛,偶向左肩后背及左上肢放射,呼吸困难,胸部有压榨感。

治疗不及时或严重者,可致心肌梗死。

冠心病相当于中医学的"真心痛""厥心痛""胸痹""胸痛"等范畴,本病的发生与年老体衰、肾气不足,膏粱厚味、损伤脾胃,七情内伤、气滞血瘀,思虑劳倦、伤及心脾等因素有关。本虚以脏气亏虚为主,标实则以血瘀痰阻多见。

（一）董师原书设穴

心脏病	11. 大间穴、心常穴;33. 人士穴、地士穴;44. 地宗穴;77. 四花上穴、四花里穴;88. 通关穴、通山穴、通天穴

【解析】

心脏病的治疗,董老师书中写的穴也非常多。四花上、四花里穴皆在小腿,四花里穴针深一寸半至二寸;四花上穴就是足三里,老师说针深二寸治气喘;三寸治心脏病。皆须针略深。

大间、心常,此两穴相当于荥穴水平。人士、地士、地宗等穴则在肺经上,肺经中的经穴,用于呼吸系统的最多,其次用于心脏病的也有,这就是董氏奇穴中许多穴既能治疗呼吸病,也能治疗心脏病的原因,如人士、地士、天士、曲陵等。

观察董师临床,他治心脏病最常用通关、通山（夹伏兔穴）来治疗。通关、通山、通天是通治心脏病的主穴,我称之为"心三通",可治各种心脏病。老师不论是什么心脏病,一来就是在通关、通山、通天穴中选两针治疗,通常皆选通关、通山两穴。

通关、通山夹着伏兔穴,伏兔穴是脉络之会。"以脉治心",所以这两穴能总治各类的心脏病,当遇见心脏病搞不清楚怎么治时,就针这两穴。通关、通山、通天一般两边不能六六一起针,只要四穴就够了。老师的意思是说,这类的病四针就可以了,多了也没有作用,也未必能太好。

地宗穴下有桡动脉、肱动脉,能调整血液循环,强心复苏,效同火硬,道理相同,所谓"以脉治脉"也,亦"以脉治心"也。针深一寸治心脏病及血管硬化。

（二）临床常用选穴

1. 心门穴、四花上穴。

2. 通关穴、通山穴。

3. 四花中、外点刺出血。

十四经效穴:①内关;②足三里;③尺泽、曲泽刺血。

治心脏病,我临床常用心门穴,此穴老师没有说能治心脏病,只提了心脏炎,还有心跳、胸闷、呕吐、干霍乱。事实上心门穴治心脏病是很好的。

老师所讲的心脏炎相当于心肌炎,心肌炎是一个常见的病,即病毒性心肌炎,多半在感冒以后发病,很多年轻人来说胸闷,气短,心律不齐,或者心悸,心跳加快,仔细问问,几周或几个月前感冒过,治疗病毒性心肌炎可以用心门穴,配四花上很好。心门穴相当于十四经的内关。

另外,通关、通山是老师总治心脏病的常用穴,各位遇到心脏病一时不知道怎么治疗,可以先针这两穴。

四花中、四花外刺血治心脏病非常好。我讲过曾经有一位老太太年轻时,来找我治膝盖痛,她还有心脏病,等着手术,后来我治好她的膝盖,并帮她在四花中、外刺血,也在肘弯刺过血,刺完血就针内关、四花上(足三里),就是这样,经过两三个月的治疗,检查状况很好,就没有做手术。后来到90多岁得了肠癌,在开刀手术之前,检查心脏还是很好。

在四花中、四花外刺血,能够痰瘀并治。胆固醇高、脂肪高,最后不是脂肪肝就是心脏病。我们知道冠心病,是冠状动脉粥样硬化性心脏病的简称,冠状动脉粥样,就像稀饭一样,黏黏腻腻的,就是油脂把血管堵塞了,在中医来说那就是痰及瘀,所以在四花中、外放血,就是消心脏的痰脂及瘀血。

严重的心脏病,在四花中外点刺,配合肘弯刺血非常好。有心脏病的人很多都有气喘,心肺病常常连在一起。肘弯一带刺血包括了筋内的尺泽,及筋外的曲泽,刺血的时候常常一起刺,心肺都治了。

心脏病在十四经的用穴,我就是以内关、足三里为主,内关为心包经络穴,《灵枢·经脉》篇说其主治"心系实则心痛,虚则为头强"(按:头强两字,《甲乙经》作烦心),在心脏病中应用最多。足三里能补益正气宁心,《玉龙赋》有"心悸虚烦足三里"。内关、足三里配伍治疗心悸虚烦甚效。

在肘弯及四花中、外刺血是治疗心脏病最根本、最有效的方法。

二、心 脏 麻 痹

心脏麻痹,即急性心肌梗死,是心脏冠状动脉或其分支梗死后,心肌急性缺血、坏死的一种病症。发病急、病情重,以突发剧烈胸痛如刀绞,大汗淋漓,手足口唇发绀,呼吸困难,甚则休克为主要表现。《甲乙经》说:"真心痛,手足青至节。"

（一）董师原书设穴

心脏麻痹	33. 曲陵穴（三棱针）;66. 火主穴;77. 四花里穴
心脏麻痹 （心闷难过、坐卧不安）	77. 四花中穴（三棱针黑血）、四花副穴（三棱针黑血）
急性心脏麻痹	1111. 后心穴（三棱针）
强心（昏迷状态时使用）	66. 火硬穴

【解析】

心脏麻痹是一种急症,后心穴在背部,由火金两大类穴组成,选穴以靠近心脏的几个穴为主,不必十三穴皆针,治疗心肺之病确有卓效,以三棱针刺血,治疗急性心脏麻痹甚效。

老师是在肘弯曲陵穴,用三棱针来刺血。另外针四花里也有效,四花里很贴近骨头,要注意刺血不要太贴骨。

我也是在肘弯曲陵刺血,然后针火主,火主穴不必刺血。针火硬也有效,火硬穴能够强心,在昏迷状况可以使用。火硬、火主位于太冲跟行间后面。火主穴贴骨。

治疗此症,比较多采用刺血针法。也可以在四花中、四花副刺血,但有的时候遇上这种病,没带三棱针或者一下子不方便用,那就赶快针火主,火主配火硬倒马,或配内关更好。

我个人在肘弯刺血,包括了尺泽跟曲泽,心肺都治,前面已经讲过了。肘弯刺血,自古以来都被认为治疗急性心脏麻痹有效,四花中、外刺血也有效,但似乎没有曲陵效果快,而且曲陵取穴比较方便。

在肘弯刺血以后就针火硬、火主,如果能配内关更好。这是急救的治法。

（二）临床常用选穴

1. 曲陵穴点刺放血效果很好（维杰特殊经验）。

2. 四花中、外放血效果很好。

3. 火包穴点刺出血甚效。

4. 针火硬、火主有效。

5. 针地宗穴有效。

【解说】

火硬穴能够强心,在昏迷状况可以使用。火主穴能治心脏麻痹(下有太冲脉,"以脉治心"),其次在肘弯及四花中、外刺血是治疗心脏病最根本、最有效的方法。

一般的急救,我都先针内关,虽有效果,但其实不如火主、火硬。急救我用过内关穴,当时效果还差点,就加了太冲后面的火主,针了以后就转好了。后来我也看了一些文献报道,说太冲能治疗心脏麻痹,急救心脏病有时候比内关好。所以我们用内关配火主当然更好。

老师说地宗穴"针深二寸治重病,两臂之穴同时下针"。所谓重病者,指"能使阳症起死回生",当是心脏麻痹、心绞痛一类重病。

三、真 心 痛

心绞痛属于中医"胸痹""真心痛""厥心痛"的范畴,多为冠状动脉粥样硬化性心脏病的一个主要临床症状,是由于急剧的暂时性心肌缺血、缺氧所致。多因体力活动、情绪激动、饱餐等而诱发。为胸骨后或左前胸的压榨性、压迫性疼痛或烧灼感,疼痛部位比较固定,并向左肩及左臂放射。时间大多持续 3~5 分钟,一般不超过半小时。休息或服用硝酸甘油可得到缓解。

(一)董师原书设穴

心痛	55. 火包穴

【解析】

真心痛,也就是心绞痛,与心脏麻痹一类,但还有更严重的心肌梗死,治用火包穴。火包一名相当于心包,火包穴位于第二个脚趾的脚底下,本穴在胃经上,透过"胃与包络通",治心绞痛甚效。本穴位置接近井穴,故能急救,治真心痛,痛如绞,甚效。用三棱针扎出黑血立即见效。

(二)临床常用选穴

1. 在火包穴点刺出血甚为有效。

2. 肘弯(曲泽、尺泽一带)点刺出血甚效。

3. 地宗。

4. 火主、火硬。

5. 通关、通山。

【解说】

在火包点刺出血甚效,是老师的经验,已在前面讲过。地宗穴能治心脏麻痹、心绞痛,也已在前面讲过。肘弯刺血是我的经验,也是非常好,可以治疗急性心肌梗死、心绞痛。也可以在肘弯刺血后,再针火包或火主、火硬更好。

通关、通山,老师的主治是心口痛、心两侧痛,治疗的是比较缓和的疼痛,也是平时的固本治法,不用于急救。

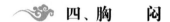

四、胸　　闷

(一)董师原书设穴

胸部发闷	11. 小间穴、中间穴;77. 四花中穴(三棱针)
胸痛及发闷	33. 火陵穴、火山穴
胸部发胀	33. 天士穴;77 四花外穴(三棱针黑血)
心跳胸闷	33. 心门穴

【解析】

胸闷不一定是心脏病引起的,但常常胸闷久了就要小心是否患有心脏病了。治疗胸闷,老师有几个穴位:小间、中间、四花中用三棱针;胸痛及发闷用火陵、火山;胸部发胀用天士、四花外刺血;心跳胸闷老师用的是心门穴。

火陵穴位于三焦经,在火串穴(支沟穴)后两寸处取之。火山穴在火陵穴后一寸五分,两穴皆手抚胸取穴。老师书中火陵穴的主治是:"胸痛及发闷、发胀。"火山穴主治写"同火陵穴",又说:"胸痛及发闷、发胀,则火陵、火山两穴同时用针,但注意只宜单手取穴,不可双手同时用针。"

火陵、火山穴治疗胸痛、胸闷、胸胀有显效,据经验两手同时下针,并无不良作用。单手取穴则以右边穴为主。

三焦经与心包经相表里,火山、火陵是透过三焦与心包通来用的。董氏奇穴在心包经上没有穴位,这与董氏奇穴"重阳轻阴"有关,所以治心包经的病变,用三焦经的穴位来代替,火山、火陵老师用来治疗心包的病变。

严重的胸痛及发闷、发胀,在四花中、外刺血比较好,能够痰瘀并治,已在冠心病的部分说过了。

心跳胸闷就是心悸胸闷,心肌炎多见此症,针心门穴甚效。

(二)临床常用选穴

1. 火山、火陵同时下针(禁用双手)。

2. 四花中及四花外点刺甚佳。

十四经效穴:内关。

【解说】

火山、火陵,这两个穴在三焦经上,透过三焦与心包通来治疗心包的病变,已如前述。事实上,针火串穴也有效,火串穴在火陵下两寸处,等于三焦经的支沟穴。四花中及四花外点刺甚佳,也已在前面说明。

心脏病在十四经的用穴,我以内关、足三里为主。一般胸闷针内关穴就很有效,常常是内关一针扎上去,症状立刻就会缓解,心胸开阔。内关我们现在绝大多数都是握手取穴,在《内经》中是伸手取穴的,内关穴很容易有触电感,很多人握手取穴,一有触电感,中指伸开来,针就弯了。

五、心 悸

心悸是指病人自觉心跳异常、心慌不安。中医学文献中另有"惊悸""怔忡"的名称。心悸顾名思义,因悸而惊是指因受惊而发,病情多较轻;怔忡乃无故而心动惊惕,多见于器质性病变,病情较重,病程较长。

心悸是一个常见症状,在许多疾病中均可出现。有心神不安所致者,有心血不足所致者,有心阴不足者,有心阳不振而致者,病情多重,且多有心脏器质性病变,应慎重处理。有瘀阻心络所致者,则多表现为心绞痛,心悸亦成为次要问题,宜按心绞痛处理,治宜活血逐瘀、通络止痛。

(一)董师原书设穴

心跳	11. 小间穴、中间穴、心常穴;22. 重仙穴;33. 人士穴、火串穴、曲陵穴;44. 肩中穴;66. 火硬穴、火连穴、火菊穴;77. 四花上穴、四花里穴;88. 通关穴、通山穴、通天穴;1010. 州火穴;1212. 胃毛七穴(三棱针)。
心惊	11. 胆穴

【解析】

董老师书上的心跳,就是心悸,即心慌不安,忽然乱跳。老师治疗心跳的穴位很多,几乎每个部位都有穴位可治,小间、中间在手指,心常穴也在手指,重仙在手掌,人士、火串、曲陵在前臂,肩中在上臂,火硬、火连、火菊在脚上,四花上、四花里在小腿,通关、通山、通天在大腿,州火在头上,胃毛在胸部。这么多穴,怎样选用? 一是看取穴方便,二是看有什么其他症状,例如肩背痛兼有心悸,就用重仙;膝盖痛兼有心悸,就用肩中。

有其他心脏病兼有心悸,就针火硬穴,或者通关、通山、通天三穴选二。若有头晕、血压高的症状,就针火连、火菊穴。

如果是心跳加胸闷,我个人常用心门穴。现在很多人有胸闷心悸症状,我们就针心门。

另外,心惊是指因受惊而发,针胆穴,这个心惊主要是容易害怕受到惊吓,不一定是心悸。例如小儿夜里做噩梦,会哭,那种心惊就用胆穴。小儿受到惊吓哭得厉害,叫家长按压他的胆穴,就可缓和下来。胆穴能治疗小儿夜哭,小儿受惊也有效。心惊而兼心悸的可按心悸加针。

（二）临床常用选穴

1. 心门穴。

2. 心常穴。

3. 火串穴。

4. 耳尖点刺出血

5. 火硬穴。

6. 火菊穴。

十四经效穴:内关。

【解说】

心悸就是心慌慌的,心脏忽然跳动不正常,突然受到惊吓也会如此,因受惊而发的可以针胆穴。

一般的心悸针心门穴、心常穴就够了。十四经常用内关,配神门更好。

心门是治心脏病很好的穴位,但如果是心律不齐,跳得太快太慢就用心常穴,使心脏正常。

至于火硬穴及火菊穴。在有其他心脏病兼有心悸，就针火硬穴。若有头晕、血压高的症状，就针火菊穴。

耳尖穴点刺治心悸也有效。根本治疗应该要扎心门，再点刺耳尖。

关于耳尖点刺，《伤寒论》第 64 条说："发汗后，叉手自冒心，桂枝甘草汤主之。"发汗过后，手摸到心这里，就是叉手自冒心。因为发汗太多了，心阳虚了，所以如此，要用桂枝甘草汤辛甘温，复心阳。《伤寒论》第 75 条说："未持脉时，病人叉手自冒心，师因试令咳而不咳者，此必两耳聋无闻也，所以然者，以重发汗虚故如此。"医生问病人，病人好像没有听到，有耳聋的现象，这个可能是发汗过多伤到了心阳。因为汗为心液，心主汗。耳朵听不到，大家都认为是肾开窍于耳，不知《素问·金匮真言论》里面讲了"心亦开窍于耳"，遇见这种心悸，可在耳朵点刺。

桂枝甘草汤是中医治疗心悸的基本方，所有治疗心悸、气冲、心跳、心律不齐的方子，都在其基础上加减变化。例如炙甘草汤、小建中汤、苓桂术甘汤、茯苓甘草汤、苓桂甘枣汤、桂甘龙牡汤等。

六、心律失常

正常成年心脏跳动频率节律规整。心律失常是指心脏活动的规律发生紊乱，心脏内冲动的起源或其传导发生异常，或顺序发生改变，引起心律不规则。

临床主要症状为心悸、胸闷、气急、头晕、乏力，偶有恶心、呕吐、心前区疼痛或晕厥。心律失常可见于心脏的多种器质性病变，属于中医"惊悸""怔忡""胸痹"范畴，主要由于心血不足、心阳不振或瘀血阻络所致。

临床常用选穴

1. 心常穴甚效。

2. 心门穴甚效。

3. 通关、通天有效。

4. 四花中、外穴点刺出血有效。

5. 三叉三穴（维杰特殊经验）。

6. 耳尖穴点刺出血甚效（维杰特殊经验）。

十四经效穴:心率慢:通里、素髎;心率快:内关、间使。

【解说】

治疗心律失常,心常穴效果很好,心门穴也不错。三叉三也有效,为什么?因为三叉三透针以后就到了少府(手解)。少府(手解)是火经的火穴,荥穴主身热,可清火,治心跳太快。

通关、通山、通天,三穴选二,也是不错的。我刚才讲了,心脏病不论是心脏麻痹、心肌梗死、心跳过速或是心惊心悸,都可以针这三穴。老师治心脏最常用的就是通关、通山。病人说心脏不好,大概症状了解了,只要不是急性的,不必放血,就在通关、通山、通天扎针。我为了方便,最简单的就是针心常穴,心律不齐,跳得太快、太慢都可用。

心跳过速最常用心门穴。通关、通山、通天比较偏向于治疗慢性的。四花中外点刺是善于治久病的。三叉三因为治的病很多,在兼有其他症状的时候,可以选用。

有一次我在洛杉矶教课,有个学生,下午第一节课没来,等到第二节上课时才到。我就问他怎么回事,他说自己一到中午心跳得特别快,必须去睡个午觉。我替他针了心常穴,说看看明天会不会好一点。由于针过心常穴,次日就很好,再针了一次,第二天上课也很好,就叫他回家以后自己针几次。这个心常穴就是治疗心脏跳动不正常,尤其心跳得太快,针此穴很好。

十四经用穴,可就心率快慢择穴治疗。心率慢,针通里、素髎,素髎在督脉,能温阳提振,通里为心经络穴能活血调脉。心率快,针内关、间使,内关为心包经络穴,间使为心包经经穴,两穴倒马亦常用于心脏病。

七、病毒性心肌炎

病毒性心肌炎多发于儿童和青壮年,当前已成为常见的心脏病之一,很多患者在发病之前常有感冒病史。

各种病毒都可引起心肌炎,最常见的是肠道和呼吸道病毒。多数患者在发病前可有发热,全身酸痛,咽痛,腹泻等病史。稍后即出现胸闷,呼吸不畅,心前区隐痛,心悸,乏力,恶心,头晕等心肌炎的表现,部分患者还可能以心律失常为首发症状。

病毒性心肌炎在中医无特定的病名与其对应。相当于中医的"心悸""胸痹""怔忡",及"温病"等范畴。正气不足、邪毒侵心是发病的关键,情志、疲劳、外感等因素又成为发病的诱因。

（一）董师原书设穴

心脏炎	33. 心门穴;77. 四花中穴、四花副穴

【解说】

董师书中没有心肌炎之名,只有心脏炎。治疗的穴位有心门、四花中、四花副,心门可用于心前区隐痛、心悸、心律失常。

心肌炎大多热重伤阴,早期以清热解毒为主,佐以滋养心阴;后期着重滋养心阴,清热解毒为辅。四花中、四花副刺血能清热解毒,扫除原发病灶,有利于心肌恢复。

（二）临床常用选穴

1. 心门穴。

2. 通关、通山、通天。

3. 耳尖刺血(维杰特殊经验)。

4. 四花中、外穴刺血。

十四经效穴:内关及足三里合用很好。

【解说】

我个人经验,用心门穴治疗心肌炎确实不错,按照三焦部位对应,从倒象来看,心门穴偏于上焦,而且它位于小肠经,小肠与心相表里,相当于小肠经的合穴,合治内腑,能治疗心脏病。

通关、通山、通天为通治心脏病要穴,可从根本上治疗心脏病,不用三个穴都取,一般两边各取两针,四针就可以了。

耳尖刺血也是治疗心肌炎很好的穴位,这几针就够了,急性期可在四花中、四花外刺血,有助于清热解毒。

十四经穴,用内关配足三里合用很好。

八、心脏血管硬化

（一）董师原书设穴

心脏血管硬化	77. 四花中穴（三棱针黑血）、四花副穴（三棱针黑血）
心脏血管硬化（心两侧痛）	77. 四花中穴（三棱针黑血）、四花副穴（三棱针黑血）

【解析】

刚才讲冠状动脉粥样硬化性心脏病，简称冠心病，跟油脂太高有关，所以在四花中及四花副穴刺血。老师这里写的是四花中，没有写四花外穴，但老师常在四花外刺血。

四花外穴在四花中穴旁边，紧邻丰隆穴旁，可以丰隆穴论之，"痰会丰隆"，能清降痰浊。中医认为脾胃聚湿为生痰之源，本穴为胃经络穴，能沟通脾胃表里，因此有清降痰浊之功。

痰为致病重要元素，脾胃为生痰之源，肺为储痰之器，针刺四花外穴可调整脾胃气机，使气行津布，中土得运，痰湿自化。因此，凡与痰有关的病患，包括血管硬化，皆有疗效。油脂太高系脂肪在体内代谢失调所致，属中医瘀浊阻滞，丰隆穴（四花外）可疏通脾胃二经的气血阻滞，除湿化痰，化瘀通腑，治疗高脂血症所致之心脏血管硬化。

"痰会丰隆"，刺之能化痰，以三棱针点刺出血，又能活血，如此则痰瘀并治，专治各种疑难杂病，与四花中穴并用点刺尤佳。

（二）临床常用选穴

1. 四花中、四花外穴点刺放血特效。
2. 委中穴点刺放血有效。
3. 五岭穴（第 4~7 椎外旁开 1.5 寸及 3 寸）点刺法特效。

【解说】

老师说四花中穴（三棱针黑血）可治心脏血管硬化，没有提到四花外穴，我们要将四花外穴补进去，因为该穴紧邻丰隆旁边，丰隆是痰会，心脏病多半是血脂高造成瘀血，所以要痰瘀并治，在四花外刺血，不但治瘀还治痰。四花中、外一起刺血当然最好,因为四花中善于治心肺的病,它在足阳明经,经络走向能治心肺。四花外是根据病理来治疗心肺,由于肺脏的病多半都有痰,还有咳喘等,胃为生痰之源,肺为储痰之器。所以你爱吃生冷的,胃生痰,影响肺就变成咳嗽气喘。

爱吃甜的、油的,长此以往,就容易患粥样动脉硬化。所以四花中、外一起刺穴很好,可治疗各种心肺疾病。我看董老师治疗一些疑难杂症,就四花中、外一起刺血,包括肺癌,能延缓病势。肘弯刺血也能治疗呼吸系统疾病,因为肺经的合穴尺泽在这里,心包经的合穴曲泽也在这里,所以肘弯刺血也是治心肺很有效的穴位。

血管硬化,在五岭穴(第4~7椎外旁开1.5寸及3寸)点刺出血,属于局部治疗,这是在背后的心肺部位点刺,非常有效。

至于委中刺血,我现在不太用了,在我早期的书里面有记述。

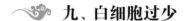 九、白细胞过少

(一)董师原书设穴

白细胞症	66. 木留穴;88. 明黄穴(特效)、天黄穴(特效)、其黄穴(特效)

【解析】

我们看白细胞过少,我把几个血液病都放在心系疾病下来叙述,用的穴位基本上都与上三黄穴有关。

白细胞过少,董老师的书里面写了木留,还有上三黄。上三黄包括明黄、天黄、其黄穴,临床验证确实特效。

木留穴位于足三四趾之间,胃经支脉行于此,阳明经多气多血,此穴调气血作用甚强。又介于少阳及阳明经脉之间,主治病以少阳阳明合病及肝脾两脏之病为主,所治之病皆属肝脾之病。肝主血,脾统血。本穴治疗血液病甚为有效。

若以中趾尖为足厥阴井穴(有此一说及考究),则木斗穴可比拟为足厥阴之荥穴,木留则可比拟为足厥阴之输穴。本穴尚能治脾肿大、消化不良、肝病、疲劳、胆病等,此皆属肝脾之病,与上三黄穴亦有类似之处。

(二)临床常用选穴

1. 针上三黄穴。

2. 针木斗、木留穴。

【解说】

血液病一般都是针上三黄。木斗、木留，也可以治这些病（血液病），因为它们在第三、四趾之间，主要可以调肝脾。

其实我们治疗一些血液病，以上三黄配下三皇最好，就是上三黄取二针，加一针肾关，或者三阴交，血液病针三阴交（人皇）甚好，也就是上三黄配人皇。有的时候也可以用下三皇配上三黄的明黄，总而言之，上三黄一定要有一针。

血液病为什么要针大腿的上三黄？因为大腿是我们人身最长骨头的所在，骨髓跟造血有关，天黄、明黄、其黄这三针刚好就在大腿的长骨上。中医讲血液病并不是只与心脏有关，心生血，肝藏血，脾统血，心、肝、脾都与血液有关。贫血的病人，我们常用归脾汤心脾两治。

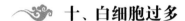

十、白细胞过多

（一）董师原书设穴

白细胞症	66. 木留穴；88. 明黄穴（特效）、天黄穴（特效）、其黄穴（特效）

【解析】

白细胞过多、过少都是针上三黄，及木留穴，这些穴对血液病有双向调节作用。

（二）临床常用选穴

1. 三黄穴特效。
2. 木斗、木留穴。
3. 下三皇穴。

【解说】

血液病针上三黄或木斗、木留的方法与原理，及与下三皇的配用，已在前面讲述得很清楚了，这里就不再多说了。

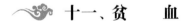

十一、贫　　血

（一）董师原书设穴

贫血	33. 火腑海穴；77. 天皇副穴（肾关）

【解析】

贫血的治疗,老师说在火腑海穴灸治,先针再灸更佳。火腑海穴与手三里位置相合,由于大肠经多气多血,调理气血作用极强。天皇副(肾关)是扎针,此穴在天皇穴下,本穴具土水二性,亦有脾肾双补作用,治血液病亦甚效。

老师书上写了通关、通山治疗脑贫血,一般的贫血也可以治疗,盖通关、通山为脉络之会,能调理血脉治心,且在胃经上,胃经多气多血,所以亦能治贫血。

（二）临床常用选穴

1. 上三黄穴有效。

2. 木斗、木留穴。

3. 下三皇。

4. 通关、通山。

【解说】

贫血的治疗,也是上三黄比较好。也可以针木斗、木留,肝脾两治。上三黄可以配肾关,因为肾关位于脾经,是很重要的穴位。若能灸,灸火腑海最好,若不灸,就用天皇副(肾关)配上三黄,这是很好的治法。基于双向调节,这样来治疗血液病,包括了白细胞过少、白细胞过多、红细胞过少等,都有效。除了下三皇配上三黄,也可用木斗、木留配下三皇或配上三黄,这些穴可以交互轮用。

以上几个血液症,大概就不出上三黄配下三皇,上三黄配木斗、木留,下三皇配木斗、木留,掌握两组穴位就可以了。

通关、通山为脉络之会,能调理血脉,且在胃经上,胃经多气多血,能治贫血。

十四经取穴,可针内关、足三里,或内关、公孙,心脾两治。

十二、其他血液病

红细胞过多	99. 土耳穴
止血（包括跌伤,刀伤出血或是打针血流不止）	66. 六完穴；55. 花骨四穴。

【解析】

来看看其他血液病,红细胞过多是指红细胞超过正常值,会引起血液变浓,不易流动,血管容易阻塞。症状有:头痛、面色紫红、目眩、血压高、脾肿大、胸部压迫感等。真性红细胞过多是骨髓异常增生的疾病,继发性红细胞过多是组织缺氧的代偿反应。老师书上只写了针土耳穴。土耳穴相当于于耳穴之脾区,能治与脾相关之病,用于红细胞过多有效,但只此一穴,力量显然不足,仍然要从肝脾着手,上三黄、木斗、木留、下三皇都可作为治疗针。

止血用六完穴,此穴在第四、五趾后面,胆经侠溪穴后五分,一说与侠溪相符。为什么叫六完,这是从河图而来,天一生水,地六成之,一为水之生数,六为水之成数。这个六就是水,水能灭火,止血药也多为黑色,黑色为水之色,故止血甚效。止什么血最好呢,对出血迁延不止有效,例如拔牙、打针以后的出血不止等。

但用六完穴有一点要注意,如果是气喘咳嗽,尤其是慢性气喘的,一般不宜针这里,因为本穴穴性属水,一则水性寒敛,有收敛作用,二则利于血分不利气分,因此哮喘、肺病、痰多等病多禁用此穴,或恐止血有碍化痰,反而对病不利。

花骨四穴也能止血,而且就在六完穴脚底,两穴只是脚面脚底的不同而已。六完穴一般是在侠溪后面,侠溪也可以止血,可以止血主要是它有水性。有一点值得探讨,老师把第四、第五脚趾的两个穴位,一个叫六完(侠溪),一个叫水曲(临泣),都把它归为水,侠溪叫六完,五行本身也属水,这个没有问题。但后面的临泣,董师把它称为水曲,是因它能利水,与肾相应,曲者弯曲也,弯曲者筋之作用也。临泣为八脉交会穴之一,通于带脉,常配外关穴治疗手、足少阳经所经过部位与其所属络之脏腑的病症,本来就治带脉的病,但临泣为胆经输穴,五行属性为木,董师叫它水曲,为什么把它归属于水呢? 这可以从五行对应来讲。

手掌与脚掌各有一个小太极,有纵太极,就是我们前面说的正象和倒象。还有横太极,是按三焦五行排列的,手掌与脚掌的太极上下是对应的。例如:**手大指二指之间**的灵骨、大白有木火性,脚上跚趾跟第二趾之间,火硬、火主也是木火,因为是肝经的穴位,老师叫它们火硬、火主,也是有木火两性。**手上二三指间**有上白穴,白与金性有关,脚上二三趾间的穴位门金,也是有金性。脚上第三、四趾间跟肝胆有关,有木性,脚上的穴也就取名是木斗、木留。**手上三四指间**老师没有穴位,我根据脚上的木性,发现了次白穴,穴性亦为木,善于治脚抽筋,及小腿痛。**手上四五指间**老师叫中白,开鬼门治水病,有水性。那么脚上四五趾间的穴,就有水性,六完、水曲也就能治水病。而事实上临泣也确实能治水病,《玉龙歌》就说："小腹胀满气攻心,内庭二穴要先针,两足有水临泣泻。"

脚的最内缘,董氏奇穴有火连、火菊、火散。火连、火菊是脾经的,火散是肾经的,具有土水之性。手上拇指内缘的穴位就叫土水,土水穴或许就是这样来的,根据上下的五行相对,而这样相配的。也许老师及其先祖都不知道有这样的对应,但我将其规律找了出来,是有这样联系的。其实称为土水应该与卦象有关,太极包括了五行及八卦。

这种五行定穴,可以说是横太极,也有着横三焦的意味,大家自己思索一下,是否如此。

第三节　脾　胃　病

一、胃　病

（一）董师原书设穴

胃病	66. 火主穴;88. 通关穴、通山穴、通天穴;1111. 后心穴（三棱针）;1212. 胃毛七穴（三棱针）
久年胃病	22. 土水穴

【解析】

我们看脾胃病。火主穴为木经土穴,主要是治肝脾不和,肝脾郁滞,情绪影响所致的胃病,很多人情绪不开朗会有胃病,那就扎火主穴。

当年跟诊,我看老师治一些重性的胃病,在四花中、外刺完血以后,就在通关、通山、通天三穴,取两穴扎针。这三针都在胃经上,治胃病当然合拍,但这三针老师主要是用来治疗心脏病的,此时则有点补火生土的味道。

久年胃病,可以针土水穴,土水穴在肺经。我们知道肺经"起于中焦,下络大肠,还循胃口……",所以肺经到了大肠也到了胃,土水穴虽在肺经上,治肠胃病也很有效。

（二）临床常用选穴

1. 四花中、外穴点刺出血特效。

2. 四花上穴点刺出血甚效。

3. 刺血后针通关、通山甚效。

十四经效穴：梁丘。

【解说】

我们看临床用穴，四花中、外点刺出血，治疗慢性病、久年胃病非常好。四花上也可以点刺出血，有的人四花上不一定有青筋，但是他四花中、四花外比较多，那就刺四花中、外。有的人小腿中下段可能青筋不多，但四花上青筋多，那就在四花上刺血。刺血后再扎通关、通山，这是老师的扎法。对于久年胃病，我有时也在小腿上刺血。

我治疗胃痛，常用内关、足三里，与通关、通山有异曲同工之妙。梁丘是胃经的郄穴，治疗急性胃痛非常有效。

二、胃　炎

胃炎，发病率居各种胃病首位，是以胃黏膜炎症为主要病理变化的慢性疾病。慢性胃炎缺乏特异的临床症状，一般有食后饱胀、嗳气、纳差等。萎缩性胃炎有贫血、消瘦、腹泻等。

本病属中医"胃脘痛""痞满"等范畴。主要是由于饮食不节和情志所伤而发病，中医治疗有良好效果。

一般将慢性胃炎分为慢性浅表性胃炎、慢性萎缩性胃炎和慢性肥厚性胃炎。积极防治慢性胃炎，是降低胃癌发病率的有效措施。

由于在众多临床分型中脾胃虚寒型占大多数，故益气健脾最为广泛。活血化瘀可增加胃黏膜血流量，改善微循环，促进胃黏膜固有腺体再生，使肠化消失，胃黏膜恢复正常屏障。

（一）董师原书设穴

胃炎	22. 土水穴；66. 门金穴

【解析】

老师的书上胃炎就是针土水、门金这两个穴。门金是治疗胃痛非常好的穴位，就在胃经陷谷后面贴骨，据《针灸大成》之定位："陷谷穴在内庭后二寸。"并且有些书指出陷谷在第二、三跖骨结合处,则本穴与陷谷相符。陷谷是胃经的输穴,输主疼痛,门金是治疗胃痛首选,一般只需要针此穴就可以了。胃炎还包括胃痛、呕吐,土水穴、门金穴都可以治,但主要是门金就够了。慢性胃痛,门金穴一针也可见效。

（二）临床常用选穴

1. 针门金穴。

2. 四花上。

3. 通关、通山。

4. 四花中、外点刺。

十四经效穴:内关、足三里、公孙、中脘。

【解说】

治疗胃炎,主要针门金,像胃痛、胃胀,都有效。如果配合梁丘,对于急性的胃痛,能立刻见效。或者说针门金配合四花上治胃炎也很好,四花上就是足三里。

十四经穴方面常用内关、足三里、公孙、中脘。内关透过心包络与胃通,善治胃病。**内关配足三里**,常用于治疗各种胃病。**内关配公孙**,是八脉交会用法,公孙与内关两穴通过足太阴脾经、手厥阴心包经、冲脉、阴维脉会合于胃、心胸,能治心胸胃部病变,如胸闷、胸痛、心悸(各类心脏疾病皆效)、腹胀、呕吐、呃逆、胃脘痛、泄泻等疾病。**中脘穴**位居胃脘之中,正当胃的中央,又为胃之募穴,是胃腑之气会聚之处。胃属土,居六腑之中,"六腑皆禀气于胃",脾胃同为后天之本,胃在六腑中有重要作用,中脘尤其善于治疗各种胃病。

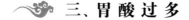 **三、胃 酸 过 多**

（一）董师原书设穴

胃酸过多	77. 天皇穴、天皇副穴（肾关）

【解析】

治疗胃酸过多,老师书里写的是针天皇穴、天皇副穴。天皇就是阴陵泉,是脾经合穴,合治内府,也包括了胃。肾关在天皇穴下一寸半,两穴倒马治疗胃酸过多有效。

老师在天皇穴及天皇副穴的主治项目,写着胃酸过多,接着写反胃(倒食症),两病有关联性,胃酸过多反流,就成倒食症了。

胃经的梁丘,可以治疗胃酸过多。梁丘是郄穴,可以抑制胃酸。

（二）临床常用选穴

1. 针天皇穴、肾关穴。

2. 针通天穴、通胃穴。

【解说】

治胃病,另外常针大腿上的通天穴、通胃穴,通胃这个名字,顾名思义能治胃病,这也是一组扎法。但最常用的,还是天皇配肾关,这两针倒马一起用。

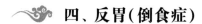

四、反胃（倒食症）

（一）董师原书设穴

反胃（倒食病）	77. 天皇穴、天皇副穴（肾关）

【解析】

我们看反胃,董老师原来的书里面,天皇穴及天皇副穴的主治项目,写着胃酸过多,接着写反胃(倒食症),用括号强调反胃与倒食症是一回事。天皇穴与天皇副穴,同在脾经上,可以治胃酸反流、反胃(倒食症),这两穴倒马一起用针,效果不错。

（二）临床常用选穴

1. 针天皇、肾关。

2. 门金。

3. 总枢点刺出血。

【解说】

天皇穴及天皇副穴,单独皆可治疗倒食症、胃酸过多,两穴相配倒马更好。

老师在天皇穴主治下,写"胃酸过多,反胃(倒食症)";在天皇副穴主治下,写"胃酸过多,倒食症"。一起写,表示倒食症与胃酸过多有关,我们知道胃酸过多,如果反流就是倒食症了。目前食管反流的病人很多。据统计,在美国有7%~8%的人有胃酸反流。在中国台湾,患此病者保守估计亦达百万人之多。

现代人工作压力大,作息不正常,食无定时,喝咖啡提神减压,都易造成本病。心口灼热,感觉酸液反流,口吐酸水,是胃食管反流的典型症状。胃酸反流如果处方用药,就用小柴胡汤和半夏泻心汤合方,我已经治过很多病例,很快就见效。

针刺就用天皇穴、天皇副穴倒马,它们同在脾经上,治胃酸反流效果不错。

门金是胃经的木穴,有木土两性,善于调治肝脾不和、精神压力大形成的疾病,治疗胃酸反流有效。比较严重的胃酸反流,也可以在总枢穴点刺放血。

五、消化性溃疡（胃、十二指肠溃疡）

本病为一多发病,总发病率占全人口的10%~12%,男性比女性多见。十二指肠溃疡比胃溃疡多见。

本病病因复杂,有遗传因素,地理环境因素,精神因素,饮食、药物与化学品,吸烟等。近年有人提出幽门螺杆菌感染是胃溃疡的主要病因。

临床表现最常见呈长期规律性发作的上腹部疼痛。胃溃疡多在食后 1 小时内发生,十二指肠溃疡多发生在两餐之间直至下次进食,定时发生的半夜疼痛具有特征意义。其他症状还有反胃、泛酸、恶心、呕吐、嗳气等。

临床常用选穴

1. 四花中、外穴点刺特效。

2. 解溪穴至门金穴一带青筋点刺甚效。

十四经效穴:梁丘。

【解说】

治疗胃、十二指肠溃疡,董老师最常在四花中、外点刺。另外一组就是在脚掌脚背上,从解溪到门金一带有青筋处刺血。就这样两组,治疗胃病,尤其是胃溃疡,效果很好。

据我的经验,可先针梁丘抑制胃酸分泌,然后针四花上配门金,这是我的一组针法,门金就是陷谷,是胃经的输穴,治胃痛很好,四花上等于足三里,能调理脾胃,治疗各种胃病。早期我没有学董氏奇穴前,是针足三里、陷谷。学董氏奇穴后,是针四花上配门金,但最好先针梁丘抑制胃酸。如要更快治好,就在四花中、外刺血。

六、呕　吐

呕吐是指胃内食物逆上流出口腔的现象。有声无物为呕,无声有物为吐。常伴有恶心、胸闷、腹胀、腹泻、食欲不振等症状,可见于多种疾病。

呕吐是由胃失和降,气逆于上所引起的病症。在一般情况下,呕吐是一种保护性反射动作,可使某些对胃有刺激性的物质经口吐出,但是严重的呕吐可引起机体的水、电解质代谢紊乱,甚至造成休克,因此除了对症处治外,还须寻找病因,及时予以诊断和治疗。

呕吐有见食即吐,或食后移时而吐,常伴有胃满胀、胃痛、吞酸嗳气等症。

(一)董师原书设穴

呕吐	33. 心门穴;1010. 总枢穴(三棱针);1111. 五岭穴(三棱针)
止呕吐	99. 耳环穴
呕吐(五脏不安)	1111. 七星穴(三棱针)

【解析】

治疗呕吐,在董氏奇穴中有多个穴位可针。心门穴、总枢穴、五岭穴、耳环穴七星穴都有效。

七星穴的主治是"呕吐(五脏不安)",总枢穴的主治是"呕吐(六腑不安)",五脏不安及六腑不安,都会引起呕吐,七星穴包括总枢穴,及其上下左右的几个穴,共七个,显然病情较重。

呕吐的五脏不安及六腑不安,是怎么回事?比如你平时很少运动,突然跑了个1500米,跑下来脸色惨白,恶心呕吐,这类的五脏不安,有点要急救了,那就扎七星穴,其实七星穴主要的穴位,还是总枢穴,所以就先在总枢穴点刺治疗呕吐,病况较重,再加用其他几穴。

耳环穴止呕吐,在书上是接在解酒之后,重点在解酒醉的呕吐。

五岭穴治呕吐,在书上是这样写的:"阴霍乱、阳霍乱、呕吐及各种痧症。"可见这种呕吐与阴、阳霍乱有关,病情较重较急,取穴较多,而且是以刺血为主。

心门穴主治,老师写了一个"呕吐",值得思考,之前一段时间我没有用心门穴来治过呕吐,后来一想也有道理,因为董老师治疗一些心脏病,在手上的穴位就是心门,一般治疗心脏病主要的穴位是内关,也在手上。同时,内关也是治疗呕吐很有效的穴位,内关治胃,大家知道心包络与胃通。董老师用心门来治疗一些与心脏有关的病,等于有点代替内关的作用。老师用它治呕吐,这与用内关强心有异曲同工之妙。这些机理值得再研究,可是心门是小肠经的穴位,它怎么治呕吐呢? 或许是小肠与脾通有关。

(二)临床常用选穴

1. 总枢穴点刺特效。

2. 四花中点刺甚效。

3. 水金、水通穴针刺有效。

十四经效穴:内关、间使、足三里、中脘皆甚效。

【解说】

呕吐,我最常在总枢穴点刺治疗,然后再配合针十四经的内关穴,或者配合针门金或四花上也可以。一般呕吐很厉害,我会在脖子后的总枢穴,用采血针刺一刺,出点血,效果很好。

四十多年前,有一天坐出租车,跟司机聊起来,谈到针灸,他说我告诉你一个妙招,是我家传的,我们家里碰到呕吐就拿一个缝衣针,烧一烧,在脖子后面浅刺几下,出点血,呕吐就好了。当时我想,这不就是董老师的总枢穴嘛。

民间有些穴位,跟我们的穴位有时不谋而合,可能董氏奇穴也是收集了一些民间的特效方法,也有另一种说法,董氏奇穴的先祖,有自己的一套穴位,然后又收集了一些民间验穴。

临床上我会遇梅尼埃病,呕吐得很厉害,就在总枢穴点刺,然后再针内关、曲池,非常有效,常是两三个人扶着进来诊所,针完不用扶持,自己就可以走出去了。

我们知道梅尼埃病的两大主症,就是头晕及呕吐,头晕是肝风之病,呕吐是胃逆之病。针内关,透过手厥阴与足厥阴心包同名经相通治头晕;透过胃与包络别通治呕吐。针曲池,透过大肠与肝通治头晕,透过手阳明与足阳明同名经相通治呕吐。内关、曲池一起下针,可以说是双治疗,极为有效,学生称此为"晕吐杨二针"。

间使治呕吐有效,一则胃与包络通,一则间使为"经穴","病变于音者取之经",呕吐、呃逆皆为有声之病,间使能治之。

水金、水通穴,有大肠与胃经在此通过,治疗呕吐有效,本穴组降气作用极好,能治咳逆及呕逆。

四花中点刺亦甚效,但不若总枢穴点刺方便。

其实恶心、呕吐,四花上还是有效的。因为呕吐是胃经的气逆,合主逆气,胃经的气逆就是呕吐,所以四花上(足三里)很有效。

中脘穴位居胃脘之中,正当胃的中央,是胃经的募穴,治疗呕吐甚为有效,我曾经用此穴治疗一严重呕吐者,立刻止吐。

治疗呕吐常用的特效针还有很多,如中魁、印堂、金津或玉液、公孙、大陵等,都有效。只是我最习用内关。

七、食 欲 不 振

临床常用选穴

1. 灵骨穴。

2. 四花上。

3. 门金穴。

【解说】

食欲不振仍然是针四花上、门金较好。灵骨穴在大肠经,手足阳明经相通,穴位介于木火之间,也有温阳作用,能促进食欲。可以作为四花上与门金的辅助针。

四花上与门金这两个穴,是董氏奇穴中治疗各种胃病最常用的穴位。除了胃酸反流、倒食症,针脾经的穴位天皇、肾关以外,各种胃病大概这就是一个总治的原则,针四花上、门金,基本都有效。

八、急性肠胃炎

急性肠胃炎以呕吐为主症者称为急性胃炎,以腹泻为主症者称为急性肠炎。

急性肠胃炎多发生于夏秋两季。临床上往往呕吐、腹泻并见,故统称为急性肠胃炎。属于中医学"呕吐""腹泻"或"霍乱"等范畴。

本病的发生,多为感受暑湿之邪,或因热贪凉,感受寒湿,或饮食不洁,过食生冷、肥腻,以致损伤脾胃之气,运化失职,升降失常,水谷清浊不分而为病。邪犯胃则上逆而发生呕吐,邪伤脾则下迫而发生腹泻。肠胃清浊之气逆乱,故见脘腹疼痛。本病的主要病因在于湿浊内阻,若因暑湿食积阻滞者,见证多为湿热;寒湿冷饮伤中者,见证多为寒湿。

（一）董师原书设穴

肠胃炎	77. 四花中穴(三棱针黑血)、四花副穴(三棱针黑血)
急性肠胃炎	77. 四花外穴(三棱针黑血)

【解析】

肠胃炎就是上吐下泻。在四花中穴、四花副穴点刺很好。此两穴皆在胃经,以三棱针点刺,刺出黑血甚佳。

急性肠胃炎就在四花外刺血,效果较四花中穴、四花副穴更好。董氏奇穴治这种急性的病就以刺血为主。

（二）临床常用选穴

1. 四花外穴(三棱针黑血)。

2. 门金、肠门。

3. 天皇、地皇。

十四经效穴：①中脘穴扎针以后拔火罐;②委中、尺泽刺血;③针曲池、陷谷。

【解说】

治疗上吐下泻,可在四花外穴三棱针刺血,也可以针对性地用穴,比如说胃炎,就按胃炎治法,取用土水穴及门金。肠炎腹泻,就按肠炎治法,针门金、肠门,也可以参看后面肠炎部分的取穴。

十四经方面,胃炎就针内关、足三里,腹泻就针曲池、陷谷。

上吐下泻可以在中脘穴扎针以后拔火罐,非常好。这是我的特殊经验。

急性肠胃炎还有一种治法。古人治疗像霍乱这样严重的急性吐泻,就在委中、尺泽刺血。以前疫疠流行,上吐下泻,有医师于腿弯、肘弯刺血,愈活无数。委中是膀胱经的合穴,尺泽是肺经的合穴。一个是手太阴,一个是足太阳,都是开阖枢的"开"。温为阳邪,温热病最容易伤手太阴,所以温病先从肺开始;寒为阴邪,寒病易伤阳,寒病先从足太阳开始,这种严重的上吐下泻,多是寒热交集、寒热混杂，要寒热并治。这时在肘弯和腿弯刺血，一个温开祛寒，一个寒开去热，就能治到。

这个从开阖枢来解说就容易理解。开阖枢还可以解说经络穴位的配置，是很值得研究的。

急性胃肠炎常在天皇、地皇之间有压痛。天皇(阴陵泉)本就能治疗反胃呕吐，其位置相当于脾经合穴，"合主逆气而泄"，针此穴能治泄泻。地皇在天皇下四寸半，两穴包围脾经郄穴地机，郄穴善治急症，脾经急症为泄泻。因此天皇、地皇合用，治疗腹痛、呕吐、泄泻甚好。因系急腹症，得气后宜强刺激，久留针、多捻针。留针半小时以上，每5分钟捻针1次。

第四节 肝 胆 病

一、黄 疸

传染性肝炎是由肝炎病毒引起的一种消化道急性传染病，以食欲不振、乏力、肝区疼痛、腹胀、恶心、大便不成形、低热等为主要症状。部分病人可有黄疸、发热、肝脏肿大、压痛，并伴有不同程度的肝功能损害。

急性黄疸型肝炎的发病原因，中医认为主要是由于脾胃湿热，肝胆之气郁结所致。本病临床上均有湿热、脾虚、肝郁等表现，治疗也是针对这三方面，即清利湿热、健脾、疏肝。

针刺治疗急性黄疸型肝炎，虽然对黄疸的下降和谷丙转氨酶的恢复有明显的疗效，但是针刺对本病的使用，还只限于一般轻型的病，对于病情较重的患者，还需强调综合治疗。

（一）董师原书设穴

面黄（胆病）	44. 人宗穴
胆病	66. 木斗穴、木留穴
黄疸病	88. 火枝穴、其黄穴、火全穴（三针齐下治黄疸病并治胆炎）
黄疸病之头晕、眼花及背痛	88. 明黄穴、火枝穴、其黄穴

【解析】

肝胆病,老师基本上都常针上三黄,上三黄是一个总治穴组,如果是针对性地一个病一个病来治疗,当然是最好。

胆病面黄,可以针人宗穴,用毫针,老师说:"人宗穴针深五分治感冒气喘,针深八分治臂肿,针深一寸二分治肝、胆、脾病(面黄、脾肿大等)。"主要是透过手足太阴同名经相通,通足太阴脾,能祛湿,故治面黄、脾肿大等。

胆病可以针木斗、木留,两穴在脚上的第三、四趾,若以中趾尖为足厥阴井穴(有此一说及考究),则木斗穴可比拟为足厥阴之荣穴,木留则可比拟为足厥阴之输穴。可治脾肿大、消化不良、肝病、疲劳、胆病等,亦常用治慢性肝炎、肝硬化。此皆属肝脾之病。

黄疸病,老师是用其黄配火枝、火全,三针齐下治黄疸病,且治胆炎。上三黄三个穴,上面穴是天黄,中间穴是明黄,下面穴是其黄,各距离三寸,三寸的大倒马是治肝病的。在明黄与其黄中间夹了一个火枝,其黄下面一寸半有个火全,也就是说其黄上一寸半是火枝,下一寸半是火全,这三针一起配就是肝的分支,一寸半的小倒马就是治胆,治疗黄疸病非常好。

黄疸病的头晕眼花,又有背痛,老师取火枝、其黄、明黄。其实这个黄疸病的背痛,有可能是胆囊炎、胆石症放射至后背,取明黄、其黄加火枝就能肝胆并治。

(二)临床常用选穴

1. 针上三黄穴。

2. 肝门配肠门。

3. 腕顺一穴、二穴(维杰特殊经验)。

十四经效穴:腕骨穴。

【解说】

我们看黄疸的临床用穴,也是以上三黄为主。肝门配肠门治疗肝炎,尤其是急性肝炎,疗效很好。

也可以针奇穴腕顺二穴,此穴紧邻腕骨穴,《通玄赋》说:"固知腕骨祛黄疸。"《玉龙歌》说:"黄疸亦须寻腕骨。"《玉龙赋》说:"脾虚黄疸,腕骨、中脘何疑。"《卧岩凌先生得效应穴针法赋》说:"固知腕骨祛黄,应在至阳。"可见腕骨穴自古为治疗黄疸之首选。腕骨穴为小肠经原穴,小肠为分水之官,与脾通能利湿治黄疸,肝门配肠门,亦皆在小肠经上。

《百症赋》说"治疸消黄,谐后溪劳宫而看"。后溪也能治黄疸,腕顺一穴及腕顺二穴被后溪、腕骨所夹,当然也能治黄疸,疗效甚好。

二、肝　炎

(一)董师原书设穴

急性肝炎	33. 肝门穴(特效)
肝炎	11. 木炎穴;44. 上曲穴(三棱针);88. 明黄穴、天黄穴、其黄穴

【解析】

治疗急性肝炎,老师特别强调肝门穴特效,确实如此。

另外,治疗肝炎,还可取木炎、上曲、明黄、天黄、其黄等穴。木炎穴,位于手指荥穴水平,荥穴能清火,木炎穴主要治疗木旺上火之病,虽能治肝炎但力微。上曲穴,老师说用三棱针出血治肝硬化及肝炎。一般在上曲穴点刺出血后,再针肝门、明黄穴较佳。上曲穴亦在小肠经上,小肠为分水之官,与脾通能利湿治肝炎。

明黄穴、天黄穴、其黄穴为总治肝病之主穴,急、慢性肝炎都能治。

(二)临床常用选穴

1. 急性肝炎,首先可针肝门,再配肠门。

2. 肝门、明黄治急慢性肝炎皆甚效,配肠门穴更佳。

3. 针上三黄。

十四经效穴:腕骨穴。

解说:

治疗急性肝炎首选肝门穴,再配肠门尤佳。肝门和肠门一起扎最好,老师说:"手术:针深三分至五分,针下后立止肝痛,将针向右旋转,胸闷即解;将针向左旋转,肠痛亦除。"又说:"运用:肠门穴与肝门穴同时使用,可治肝炎引起之肠炎,单用左手穴,禁忌双手同时取穴。"

就是说"要捻一捻肠门,肚子痛就会好转,捻一捻肝门,肋骨痛会好转",因为肝在右边,所以单用左手穴。

急性肝炎先针肝门、肠门就可以了。若是慢性肝炎,可针肝门配明黄,肝门穴其实急慢性肝炎都可以治,配肠门更好。

慢性肝炎也可以针上三黄,也很有效。

在十四经穴方面,腕骨穴最好,其他如后溪、至阳、中脘皆能治肝炎。

在三阴交下面,内踝上面两寸有一个穴叫肝炎穴,是后来发现的,不是董氏奇穴,是一般的奇穴,各位可以考虑应用,在内踝上三阴交下一寸。

一般的急性肝炎就是针肝门、肠门,但是注意扎左边,因为肝在右侧。慢性肝炎上三黄扎的时候,可以两边都扎。

三、肝 硬 化

肝硬化是一种慢性疾病,可有肝炎、慢性腹泻、长期营养不良、嗜酒、血吸虫等病史,最常见为门脉性肝硬化。

肝硬化的临床表现复杂,早期可无症状或有右上腹疼痛、饮食减退、恶心、腹胀、腹泻、疲乏等症状。晚期多见消瘦乏力,腹胀及出现腹水、浮肿,鼻出血,小便少而黄等现象。可分别概括在中医的"胁痛""积聚""癥瘕""黄疸""臌胀"等证内。从中医的角度看,肝阴虚损、气郁血瘀是肝硬化的基本病理变化。

(一)董师原书设穴

肝硬化	11. 木炎穴;44. 上曲穴(三棱针);88. **明黄穴、天黄穴、其黄穴**;99. 木耳穴

【解析】

治疗肝硬化的穴位,与治疗肝炎差不多,都有木炎穴、上曲穴(三棱针)、明黄穴、天黄穴、其黄穴。用法及原理,基本上与肝炎相同。

这里多了一个木耳穴,本穴在耳背耳甲软骨上,反面之范围为肝区、肝炎区、肝硬化区,故能治疗肝痛、肝硬化。但需要长扎。

(二)临床常用选穴

1. 四花中、外穴点刺出血,再针上三黄穴。

2. 上曲穴点刺出血,再针肝门、明黄穴。

3. 肝俞点刺出血,再针上三黄。

【解析】

肝硬化比较麻烦,可以扎上三黄,已经到了肝硬化的程度,最好还是配合在四花中、外点刺出血,再扎上三黄。或者扎了上三黄后,再点刺出血。另外几个穴也可以治疗,但这一组是最好的。若没有腹水,基本上这样扎是不错的。有腹水,古人一般都要灸水分。我们以太极对应观来用穴,可以扎通肾和天皇,两穴治疗水肿很好,包括腹水都可以治。

四、胆　囊　炎

胆囊炎分急性和慢性两种,女性多于男性,多发生 40 岁以上的肥胖妇女。急性胆囊炎可因寄生虫、胆结石等造成胆囊出口梗阻而引起。高度浓缩的胆汁或反流入胆囊的胰液所产生的化学刺激,也能引起胆囊炎。慢性胆囊炎过去认为多数病例与胆石症同时存在,但从临床观察数据来看,无胆石症的慢性胆囊炎也很常见。

急性发作时全身及局部症状均较严重,多数起病时有高热,畏寒或寒战,恶心呕吐,胆囊区有明显压痛与反跳痛,痛觉过敏与肌肉强直,并有右肩胛下区的放射痛。有时可扪到膨大而有压痛的胆囊,或有轻度黄疸。

慢性胆囊炎可有轻重不一的腹胀,上腹或右上腹不适,持续性钝痛或右肩胛区疼痛,胃灼热、恶心、嗳气、嗳酸等消化不良症状。

胆囊炎可见于中医"胁气""肝气""黄疸"等证。

临床常用选穴

1. 火枝、火全、其黄。

2. 木枝。

3. 七里、九里(维杰特殊经验)。

4. 下白特效;手门金亦效(维杰特殊经验)。

补充奇穴:胆囊穴。

【解说】

胆囊炎,可取火枝、火全配其黄。其黄就是上三黄最下面的一个穴,上三黄以治肝为主,配火全就变成治胆为主。木枝穴也有效,本穴与下关穴紧邻,即下关前凹陷处,下关为胃经、胆经之会穴,治胆病甚效,木枝穴治胆胃并病之胆结石效果更好。木为肝,木枝即胆,治疗各种胆病,包括胆囊穴、胆结石,确具卓效。

七里在九里(风市)下面两寸,相当于胆经的中渎穴,治胆囊炎不错,还能治疗血脂偏高。七里、九里一起用倒马,效果更好。

后来我发现用下白穴也可以,因为它在三焦经上,手足少阳经相通,所以能治胆病,包括胆囊炎、胆结石。按照太极对应,肾跟胆基本上是前后在同一个水平位置上,而且三焦与肾通,本穴贴骨也应肾,也能治肾,我个人常用下白治疗肾结石。

哪里是手门金?在脚上第二、三趾间后面贴骨的穴位是脚上的门金穴,那么手上相对应的第二、三指后面贴骨的就叫手门金,手门金跟下白都可以治胆囊炎、胆结石。

其实,第三、四指后面往内的话叫内白穴,或者叫手木留,也治疗胆囊炎。下白穴、手门金、内白穴,这三个穴在同一水平,都能治疗胆囊炎。因为手木留跟脚上的木留对应,与肝胆有关。

我个人是用下白与手门金,或者下白与手木留,都可以治疗胆囊炎。

胆囊穴是治疗胆囊炎的特效穴,在阳陵泉下面一寸左右,是在胆囊炎疼痛时才有的反应点,有病时压痛特别明显,就可以针此穴。胆结石也可针胆囊穴。

五、胆　石　症

胆石症以中上或上腹部绞痛为主症。中医认为此症可因肝气郁滞,引起胆汁滞结而成。此外,脾蕴湿热日久亦可形成胆石,一是因过食油腻辛辣,损伤脾胃,致使湿热蕴蓄;二是肝气郁结,侵犯脾胃,脾的运化功能障碍,而致湿热滞留。本病可见于中医的"胁痛""黄疸"等症。

胆石症辨证要点,一为**胆绞痛**,常在饱餐或进高脂肪餐后发作,疼痛剧烈,多在中上腹部或右上腹,并放射至右肩胛处或右肩部,病人常坐卧不安,弯腰、打滚,甚至哭喊,大汗淋漓,面色苍白,恶心呕吐。发作时限长短不一,多数较短暂,很少超过数小时。**二为消化不良症状**,如中上腹或右上腹产生饱满感、胃灼热、嗳气;嗳酸及腹胀,以上症状在摄取油腻食物后更显著。

由于胆石症与胆囊炎经常合并存在,因此在症状与辨证施治上,有类似之处。

（一）董师原书设穴

胆结石	1010. 木枝穴
胆结石止痛	88. 火全穴、火枝穴、其黄穴

【解析】

讲到胆囊炎就顺便讲到胆结石了。胆囊炎与胆结石的治疗,基本上是一样的。也有胆囊炎发展成胆结石的。治疗胆石症也是木枝穴特效,下白穴及九里也很有效。

老师治疗胆结石除了木枝穴,就是刚才讲的火枝、火全、其黄这三个穴,这是老师最常用于治疗胆囊炎的特效穴,老师也常用这三个穴治疗胆结石。

（二）临床常用选穴

1. 木枝穴特效。

2. 下白、九里亦甚效。

3. 七里、九里(维杰特殊经验)。

4. 木枝穴与下白穴并用最效(维杰特殊经验)。

【解说】

治疗胆结石的特效穴很多,老师的木枝穴疗效很好,木枝穴即下关穴前凹陷,下关为胃经及胆经之会穴,治胆病甚效,尤其胆胃并病之胆结石效果更好。木枝顾名思义,木为肝,木枝即胆,木枝穴治疗各种胆病,尤其是胆结石,确具卓效。

面部穴位,从上面的木枝治胆结石,下来的马金水治肾结石,马快水治膀胱结石,六快、七快治尿道结石,这一带都是治结石的。董老师治疗这些结石,在脸上取穴,以上面治下面,这是提壶揭盖法。水壶的水倒不出来,要把壶盖掀一下,空气进去了,水就容易倒出来了,就是这样的道理。大家都有用吸管喝果汁的经验,捏住上面的管口,果汁就停在管子里,上面一放手,水就马上留下来。这就是开上窍通下窍。

七里、九里,就在其黄、火枝的反面,而且在胆经,治疗胆结石及胆囊穴有效。

下白治疗结石,是我发现的特效穴,治疗肾结石及胆结石,都是特效,治胆囊炎也有效。已在前面讲过了。

木枝穴、七里、九里、下白穴,都治胆结石。我个人目前比较常用的,就是木枝穴配合下白穴来治疗胆结石,也是我的特效"胆石二针"。

六、脾　肿　大

(一)董师原书设穴

脾肿大	11. 脾肿穴;44. 人宗穴;66. 木斗穴、木留穴
脾硬化	11. 脾肿穴;88. 明黄穴、天黄穴、其黄穴
脾肿大(硬块)	66. 木斗穴
痞块	77. 一重穴、二重穴、三重穴

【解析】

脾肿大,在董老师的书里面也设了不少穴位。

脾肿穴在手指上,人宗穴在肩背上,木斗、木留在脚上。

脾硬化,也可以针脾肿穴、明黄穴、天黄穴、其黄穴,上三黄可以治肝病、肝硬化、肝肿大,也可以治脾硬化、脾肿大。肝脾肿大、肝脾硬化时常连在一起。木斗、木留可治脾肿大,及脾肿大(硬块),两穴在第三、四足趾间。

关于这两个穴,有一种说法:胃经有一条支脉,从足三里到了蹞趾根,在蹞趾的地方与脾经相接;一条经过陷谷,到达第二趾尖之厉兑;还有另外一条支脉从解溪到了第三、四趾之间,所以三四趾间也是胃经所过。

另一种讲法是木斗、木留介于胆经跟胃经之间,所以它能少阳、阳明并治。

还有一种讲法从上下相对而来,手脚都是相对的,足太阴走脚上蹞趾的内侧,手太阴走手上大拇指的内侧;手太阳走手小指的外侧,足太阳走足小趾的外侧;上面中指是手厥阴经,手、足厥阴应该是对应的,那么脚第三、四趾也应该是厥阴经,木斗、木留就相当于肝经的荥穴及输穴,所以两穴能够治疗肝脾病。

一重穴、二重穴、三重穴也治脾肿大,此三穴在胃经及胆经之间,是少阳、阳明并治。

（二）临床常用选穴

1. 针木斗、木留穴。

2. 三重穴。

【解说】

治疗脾肿大，一般都用木斗、木留，及三重穴。其原理已在前节之解析说明，可以自行参考。

第五节 肾、膀胱病

 一、肾 炎

肾炎，为肾小球肾炎的简称，多与细菌感染及变态反应有关。以浮肿、尿少、蛋白尿、血尿为主要症状，属于中医学"阳水""风水"范畴。可因外感风寒、风热、湿毒引起。

肾炎有急性及慢性之分。急性肾炎多因感受外邪，或疮毒内侵，以热毒侵袭为主。治疗首先是清热解毒，结合发汗利水等法。

慢性肾炎多由急性肾炎发展而成，也有部分患者急性期症状不明显，及至发觉已成慢性。慢性肾炎在中医临床多属"水肿""虚劳"等范畴。本病病势缠绵，不易速愈，其重要原因就在于湿热贯穿于病程的始终。慢性肾炎的发病过程中，瘀血形成与湿热一样，存在于本病的各个病变类型和病变阶段中。活血化瘀法在肾炎治疗中占有重要地位。

中医治疗，一般在急性期，与肺、脾关系较大，慢性期与脾、肾关系较大。

（一）董师原书设穴

肾脏炎（肾炎）	22. 腕顺一穴、腕顺二穴；44. 后椎穴、首英穴、水愈穴（三棱针出黄水特效）；66. 水相穴、水仙穴；77. 天皇穴、地皇穴、人皇穴；88. 通肾穴、通胃穴、通背穴；1010. 马金水穴；1111. 水中穴、水腑穴；1212. 腑巢二十三穴（三棱针）

【解析】

老师说的肾脏炎就是肾炎，最常用的穴位是通肾、通胃、通背，我称之为"肾三通"，这三个穴不是都针，老师通常是三个穴取两个穴，两边四针。这样针也有好处，可以轮流取穴：今天1、2穴，下次2、3穴，再下次1、3穴。这三个都是治疗水肿的特效针。

水中穴就是三焦俞，三焦与肾别通，水腑为肾俞穴，本即治肾。因为肾主水，主持和调节水液代谢，治肾水之病常取肾俞。

下三皇三个穴——天皇穴、地皇穴、人皇穴，在脾经上，能健脾利水，天皇穴五行属水通肾，人皇穴为脾肝肾经交会之处，脾肝肾皆治。因脾主运化、吸收、转输、布散水液，肝主疏泄，疏通三焦水道；所以治疗水肿常从脾、肾、肝入手，取用下三皇穴，治肾炎水肿很好。

马金水穴为治肾结石特效针，治疗肾炎也很有效。

后椎穴、首英穴在三焦经上，三焦与肾别通，能治肾炎。水相穴（与肾经原穴太溪相符）、水仙穴与肾有关，当然也能治肾炎水肿。

在肩膀上的水愈穴，用三棱针刺出黄水也治水肿，要脱衣在肩膀上刺血，比较麻烦，我现在不用。

学习董氏奇穴，当然还是以老师应用较多、较常用的穴位为主。以通肾、通胃、通背三个穴选两穴轮流针刺最常用。我综合之后更精简，下面再谈。

（二）临床常用选穴

1. 针通肾、通胃、通背穴，甚效。

2. 天皇穴、地皇穴、人皇穴。

3. 通肾、天皇（维杰特殊经验）。

十四经效穴：水分、阴陵泉、复溜。

【解说】

老师治疗肾炎的穴位很多，已在前面讲过，最常用的就是肾三通：通肾、通胃、通背。综合老师对肾炎的治疗，我个人予以简化，在肾三通与下三皇各取一针，就是以通肾配天皇，治疗水肿极为有效。病人及学生称此为"水肿杨二针"。

我为什么这样用呢？大家知道：大太极以膝盖对应肚脐，水分穴就在肚脐之上。通肾及天皇，位置贴近膝盖，就相当于是水分穴，一个是大腿上的水分，一个是小腿上的水分。

有十四经基础的就很容易明白,水肿是由于脾、肾、肝、三焦、膀胱等脏腑的功能出现障碍所致,而任脉循行在腹部正中,并与腹部各经交会,通过经络与各脏腑紧密联系,因此古人多取任脉穴,如水分、气海、神阙等治疗水肿,其中最常用的特效穴就是水分。《针灸聚英》《资生经》《玉龙歌》《百症赋》《灵光赋》《医宗金鉴》等古籍皆认为水分穴为治水病首选穴。但是各家皆认为水分穴以灸为宜。因为针刺腹部穴可能会导致腹水流失过多,产生不良后果,而艾灸无此弊端,因此古人在腹部多施灸法。

古代医家认为水分穴适当"水液入膀胱、渣滓入大肠"之泌别清浊之分野,所以取名水分。水分穴为水病(肾炎)之特效穴,本穴治水肿(包括四肢及面皆浮肿)可配气海(《席弘赋》)或复溜(《杂病穴法歌》),也可配阴陵泉(《百症赋》)并用,都有极好的疗效。

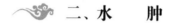

二、水　肿

临床常用选穴

1. 针通天穴(治腿肿)。

2. 针通肾、通胃、通背穴(治脸肿及全身肿)。

3. 通肾、天皇(维杰特殊经验)。

【解说】

水肿治法与肾炎一样,水肿是中医的名称,肾炎是现代的名称。也是这么针,可以在通肾、通胃、通背取两穴,三取二,针四针,或者用通肾配天皇,很有效。

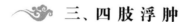

三、四 肢 浮 肿

(一)董师原书设穴

四肢浮肿	22. 中白穴(鬼门穴)、下白穴;44. 人宗穴;66. 水曲穴、水相穴、水仙穴;77. 地皇穴
浮肿	77. 四花下穴、腑肠穴

【解析】

四肢浮肿,老师有一个穴——中白,又叫做鬼门,中医说"开鬼门、洁净府",

就是发汗利小便,能治水肿。下白穴为治肾结石特效穴,亦治水肿。中白穴与下白穴都在三焦经上,可以倒马并用,三焦与肾别通,能治肾炎及水肿。

水相、水仙在脚踝附近。水相位置与太溪穴平行邻近(也可以说与太溪穴位置相符),治肾病常用。太溪为肾经输穴及原穴,又太溪穴为水(肾)经之土(输)穴,有水土二性,能治脾肾两虚之病。肾炎、水肿、蛋白尿、肾功能衰竭,多见脾肾两虚之证,故能以本穴治之。水仙穴位于水相穴下二寸处,主治与"水相"同,常与"水相"倒马并用。

水曲就是临泣。董师用治四肢浮肿,《玉龙歌》亦说"两足有水临泣泻",可见古人即用此穴治疗水肿,本穴为木经木穴,为水之子穴,泻水甚效。但以浅刺较佳,老师在此穴之手术注明:"针深三分至五分。"古人亦有用浅刺法者,如《针方六集》即说:足临泣"针入三分,可以出一身之水"。古人只刺入三分,亦可谓浅矣。

胃与脾相配合,主持运化水湿之功能;胃又为阳土,能克阴水,故胃经穴可治疗水肿,四花下、腑肠也可以治浮肿。

(二)临床常用选穴

1. 针下三皇和通关穴。

2. 天皇、通肾(维杰特殊经验)。

3. 中白配水曲。

十四经效穴:阴陵泉、临泣、水分、陷谷。

【解说】

一般来说,腿肿跟心脏有关,可取下三皇与通关,简单一点,就用天皇配通关。脸肿跟肾脏有关,四肢全身都肿也多半跟肾脏有关,肚子肿是腹水,跟肝有关。不论什么种类的水肿,通肾配天皇都有效。

如果为求方便,扎手上,首选穴是中白穴。其他各家似乎没有在手上治水肿的,董老师用中白穴来治水肿。水曲穴,董师用治四肢浮肿,配中白取穴方便,疗效不错。

天皇、通肾也可以是一组。天皇与通肾配伍对于整个水肿都可以用。我常用天皇配通肾治疗水肿甚效,是为"水肿杨二针",在前面也已提过了。

前节提过胃为阳土,能克阴水,所以胃经穴可治疗水肿,常用穴为陷谷,亦宜浅刺,《子午流注针经》说:陷谷主"面目浮肿汗不出,三分针人得获痊"。

四、肾 结 石

泌尿系结石包括肾、输尿管、膀胱、尿道结石。发作时以剧烈绞痛开始,以腰痛、下腹痛为主,疼痛由腰向下腹、外阴部放散,痛苦难言,并伴有尿频、尿痛、淋漓不断、血尿等,中医学称为"砂淋""石淋"。主要由于湿热蕴积于下焦,尿液受其煎熬日积月累,杂质结为砂石而成。以下分别就肾结石、膀胱结石、尿道结石的特效奇穴为大家介绍。

(一)董师原书设穴

肾结石	44. 水愈穴(三棱针出黄水特效);1010. 马金水穴

【解析】

老师治疗肾结石,只列出了两个穴,一个是水愈穴,在腋后直上,肩胛骨下缘。在肩活动中枢下缘,则此穴对应于肾,另外,此穴属肩部水分,其所能治疗之病即不难理解。老师说:"三棱针扎出黄水者,主治肾脏之特效针。"三棱针刺出黄水,表示系浅针。

另一个穴就是马金水,此穴之命名与卦象有关,其先天卦位为坎卦(属水)所在,后天卦位为兑卦(属金)所在,此处为太极全息肾之所在。针刺本穴亦可治疗腰痛及泌尿系统病变。本穴治疗肾结石、肾绞痛特效。

(二)临床常用选穴

1. 针马金水穴。

2. 下白穴甚效(维杰特殊经验)。

3. 马金水穴配下白穴尤其速效。

十四经效穴:太溪、气海、足三里、涌泉等穴。

【解说】

人中线是腰脐线,腰脐线上就是肾线(或称肾区),马金水在肾线上,治疗肾结石的确有效。

我用下白穴治疗肾结石也非常有效。腕太极手腕是腰脐线,此穴就在腰脐线之上,故能治疗肾脏疾病。

下白配马金水一起用,治疗肾结石非常好,是我治疗肾结石最常用的一组穴位,被称作"肾石杨二针"。

五、膀　胱　结　石

(一)董师原书设穴

膀胱结石	1010. 马快水穴;1111. 水腑穴

【解析】

我们看膀胱结石。老师原来的设穴,就是马快水或者水腑穴,水腑穴就是肾俞,在腰上。主要还是用马快水。膀胱结石的位置,在肾结石下面一点,马快水在马金水下面四分,基本上也在腰脐线。

其实,治疗肾结石、膀胱结石,老师都是马金水、马快水穴一起用,因为肾结石在治疗的时候,它移动了就到膀胱,膀胱结石也是,移动了就到尿道,所以可以两穴一起倒马用针。

(二)临床常用选穴

1. 马快水穴。

2. 下白穴。

十四经效穴:气海、太溪。

【解说】

马快水治膀胱结石,是老师原来的设穴,疗效很好。我治膀胱结石也是用此穴。下白穴原用治肾结石,用治膀胱结石亦有疗效。下白穴在三焦经,透过三焦与肾通,能治肾与膀胱病,而且下白在第四掌骨的微太极中,对应的是下焦尾,可以对应膀胱及尿道。

马快水与下白穴一齐用,治疗膀胱结石,甚效。

气海是治淋要穴,也可与马快水或下白穴一起用,疗效甚好。

太溪穴系肾经之输穴,又是原穴,可以调治三焦、畅通气机、行气化水。本穴五行属土,为水经土穴,能土水并治,脾肾两治。临床上治疗因结石而引起的膀胱绞痛,止痛效果较为满意。

六、尿道结石

（一）董师原书设穴

尿道结石	1010. 六快穴、七快穴

【解说】

治疗尿道结石,老师针六快、七快。六快穴在人中旁开一寸半左右;七快在嘴角旁边,相当于胃经的地仓。

这两个穴的位置,全息对应于下焦,在马快水穴旁略下,治疗部位亦较腑快及马快水略下,治尿道病常用。七快穴在六快穴之下,亦治尿道病。两个穴都治尿道结石,常倒马一起用针。

（二）临床常用选穴

针六快、七快。

十四经效穴:气海。

【解说】

六快、七快治尿道结石,在前面已讲过了,这里谈谈十四经针哪里?基本上结石都可以针气海。中医说气海是五淋要穴,《席弘赋》:"气海专能治五淋,更针三里随呼吸。"《灵光赋》:"气海血海疗五淋。"

什么叫五淋? 所有的小便不利都可叫做"淋",小便出血的就叫"血淋",相当于肾盂肾炎。结石我们叫"石淋",有些结石细化了就变成"沙淋",所以石淋、沙淋是一种淋。结石摩擦尿管壁有时也会出血。前列腺肥大,小便困难,叫做"气淋",小便不利癃闭最常见的就是气淋。小便油浊,叫"膏淋",就是乳糜尿。还有最普通的,就是膀胱炎、尿道炎等症,叫"热淋"。

五淋是所有淋证的总称,包括浊淋、气淋、血淋、石淋、热淋,虽然各有治疗的针对穴位,但针气海都有效。气海在脐下两横指,当脐至关元穴之中间,腹白线上。本穴名为气海,取意于生元气之海,具有调补下焦气机,补肾虚,益元气,振阳固精之功效。主治五淋,可配合足三里(见《席弘赋》)或血海(见《灵光赋》)应用。

七、小便癃闭(尿潴留)

尿潴留一症,中医称为"癃闭",是指膀胱内大量尿液不能随意排出的一种常见症状。以排尿困难,少腹胀满,甚至小便闭塞不通为主症。

中医认为多由肾气不足,膀胱气化无权;湿热下注,气机阻滞,外伤膀胱,气化受损所致。现代医学中,尿道梗塞,前列腺肥大,膀胱肿瘤或结石,大脑及脊髓受伤,产后及手术后引起的尿潴留均在此范畴。癃闭是水液排泄障碍的危重病症。

(一)董师原书设穴

小便不通	1111. 水腑穴

【解析】

小便癃闭,董老师用水腑穴,就是肾俞。本穴为肾脏的背俞穴,有滋补肾阴,强健脑髓,聪耳明目,利腰脊的作用,为治疗腰部疾患及泌尿生殖器疾病的特效穴。据《玉龙歌》说:"肾败腰虚小便频,夜间起止苦劳神,命门若得金针助,肾俞艾灸起遭迍。"又据《玉龙赋》说:"老者便多,命门兼肾俞而着艾。"似以治疗小便频数为主,而不是小便不通。我治疗小便癃闭另有其他效穴,后面接着讲。

(二)临床常用选穴

1. 针天皇穴、四花上穴。

2. 针下三皇穴。

3. 针肩中、云白、下曲。

十四经效穴:阴陵泉、足三里。

【解说】

小便癃闭,据所见气淋方面最多,气淋要从理脾补气着手,我有个经验特效穴——天皇配四花上,其实就是阴陵泉配足三里,《杂病穴法歌》有一句歌诀说:"小便不通阴陵泉,三里泻下溲如注。"小便不通,先扎阴陵泉(天皇),再扎足三里(四花上),溲如注,小便就像自来水一样流出来了。这两穴治疗前列腺肥大导致的小便不通,效果非常好。

有个前列腺肥大的病人小便不通,已经有十个小时了,脸都涨红了,坐在沙发上,我针了这两穴以后,小便就通了。有一点要注意,扎了针以后,患者常会说"有尿意了",先不要管他,要多留一会儿针,如果马上取针,让他去上厕所,尿意常会消失,又要重扎了。所以,一定要让他尿意更深,憋不住了也没关系,比尿不出来好多了。

《素问·刺法论》有一个讲法,每一经如果不降,就要扎克它的那一经阳经的合穴、阴经的井穴。比如说"肝气不降",就针肺经的井穴少商,大肠经的合穴曲池,因此这两针也是降血压的特效针。"小便不通",是肾气不降的问题,就要扎克它的土经,即土经阴经的井穴,阳经的合穴。土是脾跟胃,就针脾经的井穴隐白,胃经的足三里,所以隐白配足三里,也是治疗小便不通的有效穴。

后来经发展,变成了阴陵泉配足三里,阴陵泉本来也是利水的,与足三里合用,治疗小便不通,确实有效。

治疗尿潴留常用的十四经特效穴,还有中极、关元、人中、至阴、膀胱俞、阴谷、曲泉、三焦俞、委阳、行间等,可以参考我写的《杨维杰一针疗法》。

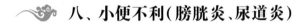

八、小便不利(膀胱炎、尿道炎)

(一)董师原书设穴

膀胱炎	99. 马快水穴
尿道炎	11. 浮间穴、外间穴、六快穴
小便痛	1111. 分枝上穴、分枝下穴

【解析】

我们看膀胱炎、尿道炎,及小便痛。

马快水在马金水下面,老师写的是四分,一般四分跟五分没有什么差别,为了记忆我们取五分,马快水也是善于治膀胱结石,也治疗膀胱炎。

六快穴全息对应于下焦,在马快水旁略下,治疗部位较腑快及马快水略下,治尿道病常用。

浮间、外间治尿道炎,两穴在食指上,位置在大肠经,大肠与肝通,手脚是对应的,也就相当于脚上的行间穴,行间穴位于肝经上,是治疗尿道炎的特效针。行间穴是木经肝经的火穴,火是木之子。我们要泻每一经,就要泻其子,所以泻肝就要泻行间。从针方对应来看,行间相当于龙胆泻肝汤,这样发挥,行间穴的作用就很大,龙胆泻肝汤所能治的,它都能治。例如:尿道炎、青光眼、带状疱疹,效果都很好。如果不知道肝经的行间没有关系,针火硬穴是一样的道理,火硬穴与行间穴太接近了,在同一个区域里,作用是一样的。我常用行间穴来治疗尿道炎。

小便痛,其实应该也是尿道炎。尿道炎的特点是尿急、尿涩、尿痛。临床用穴浮间、外间最方便。老师用分枝上下,治的是比较严重的、有感染的尿道炎。分枝上下是解毒要穴,在后背腋窝上面,是小肠经经气循行所过,小肠经是泌别清浊的,所以有解毒作用。

分枝上下我不太用,除非小便痛是有性病方面的原因。治疗膀胱炎、尿道炎及小便痛,最主要的就是手上浮间、外间,配脚上行间,或者针脸上的马快水。

(二)临床常用选穴

1. 天皇、四花上。

2. 火硬。

3. 天皇、通肾(维杰特殊经验)。

十四经效穴:行间、太冲;气海、血海。

【解说】

前面已经讲过,天皇配四花上是治疗小便癃闭的,小便不利有点尿道发炎之类的,用它也有效。

行间穴就相当于龙胆泻肝汤,是治疗尿道炎的特效针。如果我们不用行间就用火硬,火硬也很好。

刚才我也讲了,五淋要穴就是气海跟血海,气海是在肚脐下面,水分在肚脐上面,这两个都是很接近肚脐的,所以从"膝太极"来看,天皇穴倒过来就是气海,能治疗小便不利、淋病。通肾穴相当于肚脐上面的水分,也可以是肚脐下面的气海。所以这两个穴都可以治疗小便不利、癃闭,也可以治疗小便不舒服,如膀胱炎、尿道炎,合用更佳。

另外,老师的马快水,也能治疗膀胱小便不利。

治疗小便不利、尿道炎,常用的取穴:一个就是手指的外间、浮间,相当于脚上的行间;一个就是天皇跟通肾,或者天皇与四花上也可以。天皇、四花上治疗比较偏于癃闭的小便不利。

九、尿 意 频 数

（一）董师原书设穴

小便过多	11. 还巢穴
小便频数	99. 马快水穴

【解析】

我们看尿意频数,小便太多与小便不通,是相对的。尿意频数在董老师的书里写了个还巢穴,一般人都不会注意,还巢穴主要是治疗妇科病,它的主治也包括了小便过多,还巢穴在三焦经上,三焦经跟肾有关,还是有道理的,而且它对应小腹。

另外一个治疗小便过多的就是马快水,马快水跟膀胱有关,能治膀胱结石,这两个穴可以互相配伍应用,就是还巢配马快水。

（二）临床常用选穴

1. 肾关穴特效（维杰特殊经验）。

2. 针海豹、木妇有效。

3. 还巢穴。

4. 针马快水亦效。

5. 灵骨穴有效。

【解说】

肾关是我个人的经验,肾关治疗尿意频数、小便多很有效,当年我在台北开课,讲课时都是先教十四经,然后再教董氏奇穴,讲课的前两周,我发现有个同学还没下课就动不动要去厕所,可能 1 个小时不到就要上厕所,我问他原因,他说他膀胱无力,我说那你就扎扎肾关看看,他就开始自己针了,我也就忘了这件事,两个月后,十四经教完,开始教奇穴的时候,我才想起来,就问他,他说他听我的话,扎肾关几次就好了。

另外,马快水穴是老师书上写的有效穴位。

灵骨穴治小便频数也有效,灵骨是温阳的,温阳也就能治疗阳虚的小便多。可以用灵骨来配肾关,因为老年人多半容易阳虚,我治老年病常用的三个穴道,就是灵骨、大白、肾关,三个穴一起配用,老年人的尿意频数也会好转。

十、淋　　病

（一）董师原书设穴

淋病	77. 地皇穴、人皇穴;88. 通肾穴、通胃穴、通背穴
久年淋病	99. 木耳穴(需长期针治)
性病之淋病	1111. 分枝上穴、分枝下穴

【解析】

老师所讲的淋病不是指性病之淋病,小便不畅的病就是淋病。我在尿道结石一节已经讲过,五淋是所有淋证的总称,有浊淋、气淋、血淋、石淋、热淋等。老师也在此另外提出性病之淋病,以区别于一般的淋病。

治疗一般的淋病,老师的设穴——地皇穴、人皇穴、通肾穴、通胃穴、通背穴,全在脾经上,皆能脾肾两治。地皇穴,这个范围恰是肝经向后交出脾经之后的区域。人皇穴即是三阴交,能脾肝肾皆治。

通肾、通胃、通背,以通肾为最重要,通肾就相当于是膝盖上的气海穴。老师用来治疗膀胱、尿道的病变。

久年淋病用木耳穴,老师加了个需长期治疗,表示耳朵虽有作用,但很小,要长期治疗,那只是方便,所以我一般不考虑用此穴。

性病的淋病就用分枝上下,它是解毒要穴。

（二）临床常用选穴

1. 针通肾、通胃、通背穴。

2. 马快水穴。

十四经效穴:气海、行间。

【解说】

通肾、通胃、通背穴,每次三穴选二,轮流针,治疗一般的小便不利,包括多种淋病,基本上都有效。三穴以通肾穴最为重要。

马快水在马金水下面,约当腰脐线,善于治膀胱结石,也治膀胱炎。

十四经有效的穴位就是气海、行间,前面已经讲过。

十一、小 便 出 血

（一）董师原书设穴

血淋	1111. 分枝上穴、分枝下穴
小便出血	77. 地皇穴、人皇穴

【解析】

血淋也就是小便出血,地皇穴、人皇穴,原理可参见前节淋病之说明。分枝上下,是解毒要穴,有解毒的作用,可以治小便痛、性病之淋病,以及血淋等小便不利之病。基本原理也已在前面几节谈过,可以参考。

（二）临床常用选穴

1. 下三皇穴针刺有效。

2. 火硬配六完。

十四经效穴:气海、血海。

【解说】

老师书上讲的血淋,与小便出血是一回事,临床用下三皇有效。

六完为董氏奇穴止血之穴,可配合治疗小便出血症状。

行间为荥穴,能清火,位于肝经,肝藏血,因此治疗小便出血有效。火硬作用与行间类同,下三皇配合火硬或行间,疗效更好。

十四经之气海、血海为治淋要穴,其作用原理也已经在前面说过了。

第六节　大 小 肠 病

一、急 性 腹 泻

腹泻是临床上一种常见的症状。主要指肠蠕动增快而引起排便次数增多,粪便稀薄或完谷不化,甚至泻出如水样或带有黏液脓血而言。可伴有腹胀、腹痛、恶心、呕吐、食欲不振、发热等全身症状,一般无里急后重,粪便不夹杂脓血。引起腹泻的病因很多,临床常根据其病程长短而分为急性腹泻与慢性腹泻两类。

突然而来的就是急性腹泻。

（一）董师原书设穴

急性肠炎	77. 四花外穴（三棱针黑血）、足千金穴、足五金穴；1111. 三江穴（三棱针）
肝炎之肠炎	33. 肠门穴

【解析】

急性肠炎，就是急性腹泻。四花外跟三江是刺血的，四花外穴在胃经，三江穴在下腰，包括大肠俞、小肠俞，属局部刺法。足千金跟足五金可以扎针，"金"跟大肠相应。另外肝炎的腹泻，用肠门，这是老师的讲法，都有一定效果。

肠门颇为实用，我们走在路上，如果突然想拉肚子，可以用手压住肠门，主要是右肠门，就会缓解症状。

肠门，在手腕后面三寸。有两种取法，一是在手腕横纹后面三寸取穴，二是用腕骨后面三寸取穴，效果是一样的。因为距离手腕后面三寸、四寸之间都是主治肛肠疾病的，例如手腕后面三寸的火串（即支沟）能治便秘，手腕横纹大肠经上两寸是其门，四寸是其正，两穴主治是痔疮、便秘。皮下进针从其门透向其正，也就是从手腕的两寸透向四寸，一定经过三寸的区域。再看，有一个治疗痔疮的特效奇穴叫做二白穴，在间使上一寸，就是手腕横纹上面四寸。

肠门穴从手腕横纹量是三寸，从腕骨量，虽然也是三寸，但是腕骨骨头跟横纹中间有一寸，两种取法都可以。我的习惯就是用手从骨头下抓住用力下压，治疗想拉肚子很好，急了，就这样压着就好了，然后再去找厕所。

有一位医生，从外地来到洛杉矶学习针灸以后，就顺便去度假，坐的是中型巴士，车上没有厕所，到了半途，她发现邻座的人脸色惨白，就问有什么不舒服，邻座回说肚子痛，想拉肚子，她就告之赶快压住肠门，压一阵儿后就缓和了，没有那么想上厕所了。

（二）临床常用选穴

1. 门金穴针刺特效（维杰特殊经验）。

2. 针肠门穴。

3. 四花中、外穴点刺特效。

十四经效穴：曲池穴、天枢穴、上巨虚。

【解说】

治疗腹泻，我最常用的是门金穴，非常有效。门金就在陷谷后面，我一般是两侧都扎。

肠门穴也有效，那是急性的，门金是急性慢性都有效，所以可以用门金配合肠门。一般的拉肚子我用门金就可以了，只是急性的时候我会考虑用肠门，叫病人自己压住就可以。

十四经的曲池穴治疗拉肚子很好，我常用曲池配门金，就是"腹泻杨二针""肠炎杨二针"。

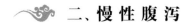

二、慢 性 腹 泻

（一）董师原书设穴

肠炎	11. 指五金、指千金穴；66. 门金穴；77. 四花中穴（三棱针）、四花下穴、腑肠穴；1111. 水腑穴、三江穴（三棱针）；1212. 腑巢二十三穴（三棱针）

【解析】

慢性肠炎在董师书里有很多穴位可治，老师提出了门金，但是门金我在用的时候不只是慢性肠炎，急性肠炎也可以用。

老师写的指五金、指千金是在食指上，与大肠经有关；四花中穴（三棱针）、四花下穴、腑肠穴在胃经，亦与肠胃有关。

水腑穴即肾俞，治疗命门火虚之腹泻较佳。三江穴在下腰，包括大肠俞、小肠俞，属局部刺法。腑巢二十三穴（三棱针），基本上只取肚脐周边的几个穴，包括天枢在内。

（二）临床常用选穴

1. 门金穴针刺特效。

2. 肠门、足千金穴。

十四经效穴：阴陵泉、曲池穴。

【解说】

慢性肠炎我仍是以门金为主，门金可以治疗多种腹泻。

我们知道腹泻分几种，一种是肠胃的问题，还有一种是肝气侮木，就是腹泻前肚子很痛，大便完了马上就舒服了，这是肝气得不到疏解，处方就用痛泻要方，针灸就刺土经的木穴门金，门金能够调整肝脾不和。

还有一种，天一亮就腹泻，那是命门火虚，门金穴贴骨对应肾，针门金也有效。

我们中医有两个系统，一个是经络系统，一个是脏腑系统。经络系统方面，如果是肾经，按照子午流注，酉时是肾经流注的时间，肾经最旺，过了酉时，下一个时辰，肾就最亏，这就如同一个人刚刚当班的时候最旺，下了班就垮了。所以针灸要补肾，就要在酉时的下一个时辰戌时来针。脏腑系统则不一样，例如肾在酉时最强，过了最旺盛的时间，就会越来越弱，到了卯时弱到极点，到了辰时又开始强了，越来越强，到了酉时最强。

这种说法是合理的，冬至一阳生，冬至那天晚上是最长的，过了冬至一阳来复，白天越来越长，子月是一阳，丑月是二阳，寅月叫三阳，所以寅月过年时叫三阳开泰。原来在亥月时是六阴，到了子月就出现一阳，丑月出现二阳，寅月就出现三阳，上卦是地，下卦是天，就成了地天泰卦。接下来四阳、五阳、六阳，到了夏至，白天最长，夏至以后开始晚上越来越长，白天越来越短，到了冬至那天，白天最短，一过了冬至又越来越长，这是十二辟卦与阴阳的关系。

辰时胃最强，一过了辰时就开始弱了，到了对宫戌时的时候弱到极点，然后亥时又强，越来越强，又到了辰时最强，辰戌为对宫，在戌时的时候胃最弱。酉时肾最旺，卯时肾最弱，卯时是 5 到 7 点，有些人一起床就腹泻，中医叫命门火虚，这是因为肾太虚了，火不能蒸化水谷，所以完谷不化，这样就要从补命门火虚来治。针灸就是扎火散，火散相当于肾经的然谷穴，然谷就是燃烧稻谷，因为命门火虚，吃什么拉什么，完谷不化，要扎然谷穴，这是一种扎法。扎门金，因为门金贴骨，应肾，也可治命门火虚所致的腹泻。

用针是这样针，服用中药就不同，明代李中梓治脾胃病要病人在戌时服药，治肾脏病要在卯时服药。因为卯时肾气最弱，戌时胃气最弱。

这是时间治疗的两个系统，五体所主也有两个系统。根据脏腑所主，肾主骨，肝主筋，这是脏腑系统。经络系统则是足太阳主筋，足少阳主骨，这两个系统都掌握了，治病才最有效。

吃药就要分好几个系统，而扎针不论是一般的肠胃炎、腹泻，还是肝脾不和、命门火虚，一个门金穴就解决了。

又比如治疗糖尿病,用药是很麻烦的,如果按照中医辨证,有阴虚、阳虚。阳虚用药如肾气丸、真武汤等,阴虚用药如麦味地黄汤之类等。针灸就简单了,就是以天皇、肾关、水相穴为主。天皇、肾关这两个穴是补脾的,水相是补肾的,但是它们并不相克,为什么呢? 因为天皇是土经的水穴,水相就相当于太溪,水经的土穴,所以两个都有交集,天皇配水相一起用,是我的"脾肾杨二针"。脾肾二针用得很多,不论肾阳虚型、肾阴虚型的糖尿病,都能治,因为阳虚阴虚都是肾的问题,糖尿病的阴虚多半是气阴两虚,可能是脾气肾阴,也可能脾阴肾气,脾肾气阴两虚就是麦味地黄汤、参芪地黄汤。或者脾肾阳虚,用真武汤、肾气丸等,都是脾肾两虚,但是阴阳药要分得很清楚。针灸能双向调节,管你阴虚阳虚,都是天皇、水相、配肾关,脾肾都能治到。再如内关对于各类的心脏病都能治,这就是针灸实用的地方。

针灸比中药易学,可是难精,因为它太简单了,里面蕴含的道理就很深,有时候越简单的道理越深。

治疗腹泻,十四经有效的穴位就是阴陵泉配曲池。

三、小 腹 胀

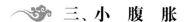

(一)董师原书设穴

腹部发胀及腹痛	66. 门金穴
腹胀	66. 水曲穴;77. 四花下穴、腑肠穴;1010 腑快穴
腹部发胀	99. 水耳穴
小腹气肿胀闷	66. 水晶穴
肾气不足之腹胀	88. 上九里穴
小腹胀	11. 妇科穴;99. 四腑二穴、四腑一穴
腹部发闷	44. 背面穴

【解析】

肚子胀,董老师有多个穴位可治,腹部发胀及腹痛,腹胀,腹部发胀其实是一回事。门金穴,我用了确实有效,金者气也,门金在胃经。四花下穴、腑肠穴也在胃经,治疗的腹胀都与胃有关。

水曲穴、水耳穴、水晶穴都与肾有关,上九里穴则直接说主治为"肾气不足之腹胀",肾虚腹胀一般是指小腹胀而言。

妇科穴所治之小腹胀,一般为妇科疾患之小腹胀。四腑二穴、四腑一穴正当全息之大小肠所在,故治腹胀。

背面穴与肩髃穴相符或相近,肩髃穴原有调理肺气之效,穴在大肠经上,大肠与肺相表里,本穴治腹部发闷及发音无力,皆系调理肺气之功。

(二)临床常用选穴

1. 腕顺一、二穴(维杰特殊经验)。

2. 门金穴。

3. 灵骨穴。

十四经效穴:内庭、阴陵泉。

【解说】

肚子胀,门金非常好,我用了确实有效。

天皇也非常好,天皇即阴陵泉,也是治疗肚子胀的一个要穴。《席弘赋》说能治"心胸满",《医宗金鉴》说能治"胁腹满",推而演之,心腹胸胁之满皆有疗效。满是一种气逆的现象,诸湿肿满皆属于脾,针刺本穴可泻脾湿肿满,天皇为合水穴,又治脾失健运的慢性脾泄。

古人治疗肚子胀一般用内庭,《通玄指要赋》说:"腹膨而胀,夺内庭兮休迟。"《医宗金鉴》说:"内庭主治痞满坚。"《玉龙歌》说:"小腹胀满气攻心,内庭二穴要先针。"我看到内庭可以治肚子胀,再往后移,用陷谷很好,后来我又移到门金,也是很好。

很多人小腹胀,是因为啤酒喝得太多了,即所谓的"啤酒肚",这是肾亏导致的。我用腕顺一、二有效,因为它能补肾。

灵骨治腹胀也不错。灵骨是大肠经的穴位,治疗肚子胀是有道理的。门金是胃经的穴位,所以门金、灵骨一起用,肠胃并治最好。

四、便　　秘

便秘系指肠内容物在肠内运行迟缓,排便次数减少,粪质坚硬,排便困难。偶可伴有腹痛、腹胀、恶心、呕吐等其他症状。多见于各种急、慢性疾病中。便秘是体力活动少或长期卧床患者的常见合并症。便秘中最常见的是习惯性便秘,以及饮食习惯和生活习惯改变所引起的便秘,某些药物也有导致便秘的作用。习惯性便秘,大便时困难,常 3~5 日或时间更长排便 1 次。

老年人肠道平滑肌衰弱,缺乏张力,以致肠道蠕动减慢,肠黏膜应激性减退,使肠反射动力不足,从而粪便留滞过久,造成便秘。

（一）董师原书设穴

便秘	33. 火串穴;1111. 水中穴、水腑穴

【解析】

治疗便秘,最主要的就是火串穴（三焦经的支沟）。支沟自古即是治便秘要穴（参见《医宗金鉴》《杂病穴法歌》《玉龙赋》《胜玉歌》）。三焦经调理气机,可以缓解大便不通。

水中就是三焦俞,肾与三焦通。水腑即肾俞,能补肾滋阴液,意同照海。

（二）临床常用选穴

火串穴。

十四经效穴：支沟穴、照海。

【解说】

古人治便秘,一个是支沟,就是火串穴,一个是肾经的照海,因为肾主液,通便要滋润。支沟常配照海共用,效果甚好。《伤寒论》:"胁下硬满,不大便而呕,舌上白苔者,可与小柴胡汤,上焦得通,津液得下,胃气因和,身濈然汗出而解。"是讲大便不通,用小柴胡就能治疗。火串穴在三焦经,就有这样的意味。而且手腕横纹后面三寸是肛门线,火串穴刚好在肛门线上。可配合照海（《玉龙赋》:"照海支沟,通大便之秘"）、足三里（《杂病穴法歌》:"大便虚秘补支沟,泻足三里效可拟"）等应用,效果更佳,配大陵、外关亦可治腹痛秘结（《玉龙赋》:"肚疼秘结,大陵合外关于支沟"）。若便秘胁痛,针支沟,效果亦佳。

另外,天枢是大肠经的募穴,上巨虚是大肠经的下合穴,都能治便秘。

五、阑　尾　炎

急性阑尾炎是常见的急腹症,多由阑尾腔内梗阻或细菌侵入管内,致使管腔发炎。中医学称为"肠痈",多因饮食不节,气血瘀阻,湿热积滞所致。

由于本病病情急重,针灸只是作为一种辅助疗法,尚应根据病人的具体情况配合药物及手术治疗。

阑尾炎可分为急性和慢性两种。急性者初起时上腹部或脐周围疼痛,数小时后转移至右下腹部,呈持续性并可有阵发性加剧。右下腹阑尾点压痛明显,或有反跳痛和肌紧张。带伴有恶心、呕吐、食欲减退、腹胀、腹泻、便秘、发热等全身症状。慢性阑尾炎则以右下腹隐痛和局限性压痛为主,可反复发作。

（一）董师原书设穴

盲肠炎	66. 门金穴

【解析】

老师说的盲肠炎就是阑尾炎,只写用门金穴,单一此穴效果似乎不够。

（二）临床常用选穴

1. 四花中、四花外点刺出血有奇效。

2. 阑尾穴、门金穴有效。

特效奇穴:阑尾穴。

【解说】

盲肠炎可以在四花中、外点刺,一般是先点刺后扎针,很快就可以平息下来。两穴刺完血,再扎门金、阑尾。

急性盲肠炎是急腹症,治急腹症有几个原则,第一要深针,第二要强捻针,第三要多捻针。我有个学生曾患盲肠炎,我就是扎阑尾穴配门金穴,强捻针,久留针,把他给治好了。

阑尾穴是奇穴,治盲肠炎是很好的,就在足三里下面,一般来讲是一寸,在有盲肠炎的时候,本穴反应敏感,可以在穴区压到痛点、敏感点。

六、小肠疝气

小肠疝气是小肠脂膜突出脐中或阴囊中的病症。小肠脂膜突入脐中,使脐部突起,称为"脐疝",小肠脂膜突入阴囊,使小腹下部突起的称为"股疝""狐疝"等,相当于现代医学的"腹股沟斜疝"。多因阴寒内盛、寒气凝结,小儿因先天不足,又因婴幼儿啼哭叫扰过多,用力努挣等致使小肠脂膜突入脐中或阴囊中形成疝气。成人中有疝气者亦复不少。

中医则责之于任脉与足厥阴肝经,认为多由中气不足、升提无力或感受寒湿、气血凝滞等引起。

(一)董师原书设穴

疝气	11. 大间穴、小间穴、外间穴、浮间穴、中间穴

【解析】

从经络循行部位来看,足厥阴肝经"循阴股,入毛中,环阴器,抵少腹",足厥阴络脉"其别者循经上睾,结于茎",足厥阴经筋"循阴股,结于阴器,络诸筋",因此,肝经与阴器关系非常密切。

大间穴、小间穴、外间穴、浮间穴、中间穴皆在食指上,食指属大肠经,透过大肠与肝通,治疗疝气当然有效。位置当井荥之间,基于太极对应之手躯顺对法,手指与阴部相对,董师以五个"间"穴治疗疝气,具有一定的道理。

虽然董老师说治疝气成方:"外间、大间、小间、中间四穴同时用针为主治疝气之特效针。"但余个人之经验,几个间穴不必全用,可以每次选两三穴,临床再以大敦穴或太冲穴配伍牵引,效果尤佳尤速。

(二)临床常用选穴

1. 内踝到三阴交一带点刺出血。

2. 大间、小间、外间、中间、浮间穴任意选二三穴针刺。

十四经效穴:大敦。

【解说】

临床大间、小间、外间、中间、浮间穴任意选二三穴针刺,配合特效穴大敦做牵引,治疗疝气极为有效。可以如下应用:这次来的时候针大间、小间,下次来就针外间、中间,每次都加针脚上的大敦。大敦自古为治疝气特效针,盖肝主筋,前阴为宗筋所聚,而足厥阴肝经又环绕阴器,抵达小腹,所以各种疝气皆属于肝。

我上课讲过牵引针,一种就是针"井荥输经合"的"输穴"牵引,比如说坐骨神经痛,痛在太阳经就用束骨穴,痛在少阳经就用临泣穴。

如是膝盖痛,我都是用火主或者太冲牵引,太冲本来就是治膝特效针,不必考虑是内侧,还是外侧的膝盖痛,就直接用火主来做牵引,这叫"特效针牵引"。

再如治疗落枕用后溪、束骨很有效;用重子、重仙也很有效。不论用哪一组,加一个承浆穴更速效。你也许会问:脖子在后面,怎么会用前面的承浆?这就叫特效针牵引。所以治疗鼻病,我们常加一个迎香作牵引,治疗耳病就可以加听会作牵引,这也属于特效针牵引。

另外有种扎法,老师是在内踝到三阴交一带刺血,脚内踝到三阴交的这段里,青筋都是细细小小的,如蚯蚓状,刺出点血也不错。多半瘀血比较久了,青筋才会明显,刚得不久的一般不会那么明显,也就不一定要刺血。

为什么肝经那么多穴,大敦是此症的特效穴呢?大敦是井穴,太极对应到阴部,而且井穴善于开窍祛寒。另外一个原因是大敦能提升木气。每条经都有一个提升穴,根据《素问·刺法论》的说法,木气欲升,针木之木穴;火气要升,要针火之火穴;水气欲升,针水之水穴。都是针本经的本穴,疝气就是肝经的肝气下坠,要提升肝气,就要针木经的木穴。木经的木穴就是肝经的井穴大敦,所以大敦是治疗疝气的特效针。

用大敦来配合几个间穴,疗效不错,上下有针,形成交济,还有整体调整的作用。

第七节　前后阴病

一、睾　丸　炎

临床常用选穴

1. 内踝到三阴交一带点刺出血(放血)。

2. 针大间、小间、中间、浮间。

【解说】

治疗睾丸炎可以在内踝到三阴交一带刺血,跟之前讲的治疝气是一样的,因为治的就是同一个部位,同类病因的病,所以治法一样。针大间、外间、小间、浮间也有效,针法及选穴可以参考疝气。

二、遗　精

遗精是指未经性交而排精的病症。有梦遗精称"梦遗"，无梦或在清醒状态下遗精称"滑精"。一般成年未婚男子每月遗精 1~2 次，或每周遗精 1 次均属正常，若遗精频繁，同时伴有头晕耳鸣、精神萎靡、疲倦乏力、腰膝酸软等全身症状即为病态。本病属于现代医学之男性性功能障碍范畴。

（一）董师原书设穴

遗精	77. 地皇穴、人皇穴
滑精	77. 地皇穴、人皇穴
梦遗	77. 地皇穴

【解析】

遗精是指未经性交而排精的病症，针地皇穴、人皇穴。有梦遗精称"梦遗"，针地皇穴。无梦或在清醒状态下遗精称"滑精"，针地皇穴、人皇穴。

若是两三周遗精一次，这很正常，因为没有使用，精满自溢。

有的人在大便时一用力，没解出来先射精了，这种病人我治过不少，多是手淫过度，导致精关不固，所以一大便用力就射精了，这也可以称为"滑精"。

老师治疗这种状况，不出地皇、人皇范围。地皇作用就等于地机，地机是脾经的郄穴，有理气收敛作用。人皇就等于三阴交，脾肝肾皆治，治疗泌尿生殖系统病变很好。

（二）临床常用选穴

针下三皇穴。

【解说】

梦遗、滑精，在症状上略有不同，但治疗一样。都可以针地皇、人皇。其实要加针肾关，肾关配地皇、人皇就等于下三皇了，严重的要用下三皇。轻的话就用肾关配人皇或者地皇。

三、阳痿、早泄（男子性功能障碍）

男子性功能障碍主要包括阳痿、早泄、遗精、性欲低下或无性欲等一系列的疾病。阳痿是指阴茎不能勃起,或勃起不坚,持续时间短;早泄是指性交时过早的射精;此病多因肾气亏损、命门火衰,或恐惧伤肾、心肾不交、水火不济所致。现代医学认为男性性功能障碍多为中枢神经功能失调,与精神因素关系密切。

（一）董师原书设穴

阳痿	77. 地皇穴、人皇穴;88. 通肾穴、通胃穴、通背穴;1111. 水腑穴
早泄	77. 地皇穴、人皇穴;88. 通肾穴、通胃穴、通背穴;1111 水腑穴

【解析】

阳痿、早泄的治法取穴基本上是一样的。一组是小腿的地皇穴、人皇穴;一组是大腿的通肾穴、通胃穴、通背穴;还有一个就是腰背的水腑穴,这些穴都是补肾的。

水腑穴就是肾俞,能补肾。地皇作用就等于地机,地机是脾经的郄穴,有理气收敛作用。人皇就等于三阴交,脾肝肾皆治,治疗泌尿生殖系统病变很好。通肾、通胃、通背,以通肾最重要,通肾就相当于膝盖上的气海。

（二）临床常用选穴

1. 地皇穴、人皇穴。

2. 大敦穴、肾关(维杰特殊经验)。

【解说】

地皇穴、人皇穴治疗阳痿、早泄,其理在前面已经说明。阳痿要配大敦,早泄要配肾关,如此疗效较好。地皇穴、人皇穴加肾关即为下三皇。

大敦跟肾关是我个人的经验,疗效很好,称之为"肾亏二针"或"性弱二针"。因为大敦善于治阳痿,肾关善于治小便过多,能收敛,对于滑精早泄有效。阳痿、早泄,这两个病常会连在一起论治,有些是勃起不久就泄了、软了。

在治疗阳痿、早泄的期间,绝对要禁止房事,要忍耐至少三个星期,然后才行房,一试他就觉得好多了。

治疗后有一个特点,他本来一直都很难勃起,扎了这几针,几天以后睡觉,在天快要亮的时候,会觉得有点勃起的现象。因为经过一个晚上的睡眠休息,精气比较充足了,快要天亮时就会容易勃起。这样越来越有效,继续扎,差不多了,就可以行房了。

水金、水通也能治阳痿、早泄，因为它们也是补肾的。以前做过一个试验，有人在水通、水金扎了两针，贴上胶布，然后行房比较耐久，说明水金、水通能够治疗阳痿、早泄。

为什么大敦是治阳痿的特效针？我们知道能屈能伸是筋的病，阴茎能伸缩，属筋，肝经绕过阴部一周，它又对应阴窍。阴茎不能勃起是肝筋的病。肝气不升，就勃不起来。而且不少人是越紧张越勃不起来，就要疏肝。大敦是木经的木穴，治疗木不能起来，并能治疗紧张。

每一经要升，就针本经的本穴；所以木气不升，就要针木经的木穴大敦；火气不升就要针火经的火穴少府；土气不升就要针土经的土穴太白，一般以阴经为主。这是一个很重要的原则，在《素问·刺法论》里介绍得很清楚，在我写的《实用五输穴发挥》里，也有专章详细介绍。

第八节　神　志　病

一、失　眠　症

（一）董师原书设穴

失眠	1010. 正会穴、镇静穴（皮下针）；1111. 水腑穴

【解析】

失眠，老师的书上写着：正会、镇静、水腑。

正会、镇静皆在督脉上。正会穴为诸阳经所聚之处，精神之疾多火热炽盛灼津为痰，上涌清窍，耗精扰神。对于阳热炽盛的精神疾患，刺之则泻火开窍，热除神安，脑清神明，则能安睡。

镇静穴当两眉头之间正中，针刺时从眉头间稍上横针穿过镇静穴。从太极全息对应来看，两眉中间主肺；两目之中主心；本穴约当肺心之对应区，从肺透心，理同间谷穴之对应肺心能镇定，心主神，故治震颤失眠。亦能治胸满烦惊，睡卧不安。

水腑则是肾俞，能补肾。

但随师跟诊所见,董师治疗神经衰弱失眠常用下三皇配镇静。

（二）临床常用选穴

1. 下三皇穴配镇静穴效果极佳。

2. 针大白、九里极有效（维杰特殊经验）。

3. 耳尖刺血特效（维杰特殊经验）。

【解说】

近年失眠病患急剧增加,我治疗许多病例,发展出有效穴甚多,九里、间谷、开四关皆为极有效之治疗穴,其中以耳尖点刺最为神效。失眠虽然看起来是很难治的病,但针灸却很有效果。

早期我用间谷治失眠,就是在大白和合谷中间取穴,叫做间谷穴,治失眠非常好,因为大白对应到头,合谷对应到腹部,那么大白和合谷的中间就对应心胸,失眠时常是心胸这一带烦躁,虚烦懊恼不眠就是指心胸这一带,所以针间谷治失眠很好。之后我用间谷配九里更好。九里与风市同一位置,是治风症要穴。风症的范围很大,风市的“市”是聚集、来往的地方,所以用风市治疗各类的风很有效,治疗痛症、痒症常取风市。此外,胆与心通,所以胆经的风市就可以治疗“诸痛痒疮”这类的病变,镇定的疗效极好。

后来我发展用耳尖刺血,极为特效。为什么耳尖治失眠特效?《素问·金匮真言论》说:“心亦开窍于耳。”不只是肾开窍于耳,心也开窍于耳,所以耳朵这个地方,可以说心肾都治,失眠最大的原因就是心肾不交,火往上不往下,就很烦躁,很兴奋,睡不着。水不往上,只往下,无法滋润济火,就动辄要小便,一夜起来几次,睡不好。那么一交通心肾,水上来让火不太热,火下去让水不太寒,水火交济,自然就不会失眠了。

你们看栀子豉汤,栀子颜色比较偏黄红入心,豆豉是黑的入肾,这是最简单的交通心肾;黄连阿胶鸡子黄汤也是治失眠的效方,黄连偏黄红,清心火,阿胶黑的入肾,这样红黑一配,交通心肾就治失眠了。

在耳尖刺血,就能交通心肾。那为什么不是扎针,而用刺血呢? 我们知道王清任的活血化瘀第一方——血府逐瘀汤,主治就是“久年不眠”,它里面有疏肝理气的四逆散,有活血化瘀的桃红四物汤,能疏肝化瘀。我们在耳尖刺血其实就是疏肝化瘀。胆经绕过这里,肝胆相表里,在耳尖刺血就相当于血府逐瘀汤;交通心肾就相当于栀子豉汤、黄连阿胶鸡子黄汤;少阳胆经经过这里,也相当于温胆汤,这一针等于多方,所以耳尖刺血,纵然是严重的失眠,刺血当天都会好一些。

但是耳尖刺血有一个前提要注意,有人说我刺了血没效,一问是在上午针的。上午针,当作用要来的时候,还没到睡眠时间,到了睡眠时间,作用过了。最好是下午来刺血最好,尤其在申时以后最好。大家知道有一种讲法,阳虚常在白天表现得厉害,白天阳旺,它就能够与疾病对抗,所以阳虚的病表现在早上,例如过敏性鼻炎,就是早上起来打喷嚏、流鼻水,晚上因为它阳虚对抗不了阴旺,就反而平静了。阴虚失眠主要表现在晚上,所以我们应该在下午申时以后刺血,效果就好,不要太早刺。耳尖刺血治疗失眠真的很有效,每个礼拜一次,最短 5 天刺一次,几次就好了,不少人几十年的失眠,在耳尖刺血几次就完全好了。

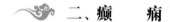

二、癫　痫

(一)董师原书设穴

癫痫病	77. 天皇副穴(肾关)
羊狗疯	88. 金前下穴、金前上穴

【解析】

老师讲的羊狗疯,就是癫痫,在书里写针天皇副穴(肾关)。金前下、金前上就在膝盖外缘,金前下在膝盖骨外上角一寸,金前上在金前下穴直上一寸半。穴名金,与肺有关,能治肺病。在膝上一寸之筋旁,筋亦与肝应,故治肝风之病。两穴包围梁丘穴,梁丘为胃经郄穴,多气多血,作用于肺(气)肝(血),故用金前下、金前上能祛风化痰,治疗癫痫有效。

(二)临床常用选穴

1. 肾关、上瘤穴。

2. 腕顺一、二穴。

3. 金前上、下穴。

4. 背部第 3 椎旁 1.5 寸金吉、金陵(肺俞、厥阴俞)点刺出血,治疗效果很好。

5. 火枝、火全、肾关合用(维杰特殊经验)。

十四经效穴:后溪、间使。

【解说】

癫痫,老师在书里写着取用天皇副穴(肾关)、金前上、金前下等穴。金前上、金前下能祛风化痰,因此是治癫痫很好的穴位。中医认为癫痫跟脑有关,补肾是很重要的,治肾即能治脑,我常用肾关,另外,上瘤亦能治脑病。在背部第3椎旁1.5寸金吉、金陵(肺俞、厥阴俞)点刺出血,亦能治疗与肺及肝风有关之病。

我曾用腕顺一、二穴治癫痫。腕顺一紧邻后溪,后溪为治癫疾要穴,腕顺二穴作为腕顺一的倒马加强针。

后来我研创了一组针穴,治疗癫痫,效果很好,就是用火枝、火全配肾关,这是从"针方对应"来的。因为我最常用少阳经来治疗癫痫,我用方子治过很多病例,最常用柴胡加龙骨牡蛎汤,临床效果非常好。推演到针灸,上三黄是治肝的,上三黄下面的火枝、火全是治胆、治少阳的,就相当于小柴胡汤,肾关本来就能治癫痫,也可以治小便多,相当于龙骨、牡蛎,还有收敛的作用。我就用火枝、火全(小柴胡汤),加肾关(龙骨、牡蛎),这样一配合,治疗癫痫很好。

十四经穴最常用后溪治疗癫痫,《兰江赋》:"后溪专治督脉病,癫狂此穴治还轻。"《通玄赋》:"痫发癫狂兮,凭后溪而疗理。"《医宗金鉴》:"后溪能治诸症疾,能令癫痫渐渐轻。"间使穴亦常用治癫痫,如《灵光赋》:"水沟间使治邪癫。"《杂病穴法歌》:"人中间使去癫妖。"应用时配合人中穴针刺,效果较佳。

癫痫症过去多系遗传造成,近年来由于外伤如车祸等造成的也不在少数。

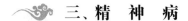

三、精 神 病

(一)董师原书设穴

神经病	77. 天皇副穴(肾关)
神经错乱	1010. 正会穴、镇静穴(皮下针)
治妖邪(鬼迷)	1010. 正本穴

【解析】

董氏奇穴有几个是治精神病的穴位。

一个是**肾关**,为补肾最常用之穴。神志与脑相关,脑与肾关系密切,故此穴能治癫痫、神经病,对神经衰弱、失眠皆效。

一个是**正会**,能健脑,平肝息风,镇定作用甚强。临床上常用于治疗顽固的脑部疾患,具有显著效果。如癫痫发作、舞蹈病、大脑发育不良等。

镇静穴,与印堂相符,在督脉上,本就有很好的镇静作用。

另外一个是**正本**,即素髎,在督脉上。督为诸阳之会,能镇定。本穴邻近大肠经及胃经(手足阳明经),阳明经多气多血,因此本穴调理气血及镇定作用甚强。本穴另有开窍、回阳救逆之功。

（二）临床常用选穴

1. 天皇副穴(肾关)、镇静穴(皮下针)。

2. 镇静穴。

3. 火膝穴。

【解说】

治疗精神病,除了天皇副穴(肾关)、镇静穴(皮下针)、正会、正本外,老师还用火膝穴治疗因生气而痰迷心窍之神经病。井主神志,此为井穴,心主神志。小肠与心相表里,本穴在小肠井穴附近,为经络加穴位之双重治疗。此穴是董老师少用之井穴之一,亦具开窍作用。督脉与小肠亦相关,因此本穴治疗神志作用极好。

十四经穴治疗精神病,常用孙真人十三鬼穴,就是:一针鬼宫,即人中;二针鬼信,即少商;三针鬼垒,即隐白;四针鬼心,即大陵;五针鬼路,即申脉;六针鬼枕,即风府;七针鬼床,即颊车;八针鬼市,即承浆;九针鬼窟,即劳宫;十针鬼堂,即上星;十一鬼藏(会阴);十二针鬼腿,即曲池;十三针鬼封,即海泉。

我个人最常用人中、少商、隐白,人中为督脉与手足阳明经的交会穴,阳明多气多血,能调理气血,督脉可疏通闭塞之阳气;少商为手太阴之井穴,隐白为足太阴之井穴,手足太阴皆主开,能将邪气驱于外,而两穴皆为井穴,具开窍作用,亦主神志。配合前述之董氏奇穴治疗,效果甚好。

第九节　杂　　症

一、高　血　压

高血压是以动脉血管内压力增高为主的一种疾病,血压可长期超过 140/90mmHg。本病常为慢性,多伴有头晕、头痛、头胀、心悸、失眠、耳鸣、心烦、记忆力减退、颜面潮红或有肢麻等症状。如血压突然显著升高,出现剧烈头痛、恶心呕吐、气喘气急、烦躁、抽搐甚至昏迷者,称为高血压危象,为危重之症。

高血压属于中医"眩晕""头痛"等范畴,多为肝阳上亢,风热上扰,气血逆乱,上冲脑部所致。

(一)董师原书设穴

血压高	44. 富顶穴、后枝穴、支通穴、落通穴、下曲穴、上曲穴;66. 火菊穴;77. 四花外穴(三棱针黑血)

【解析】

来看血压高,老师也写了不少穴位。富顶、后枝、支通、落通、下曲、上曲,这 6 个穴都在上臂。

支通穴、落通穴在手太阳小肠经上,能去湿,善治疲劳,手足太阳同名经相通,此穴又系在上臂上位,故治后头强硬如血压高、血管硬化、头晕甚效。

下曲穴、上曲穴以三才全息论,从上往下,穴在上臂之上部,又肩三角肌为块状肌肉,属筋应肝;穴在小肠经线上,手足太阳经相通,能治头项强、血压高。

富顶、后枝两穴皆能治肝及调整血液循环,可治肝之血压高、头晕、头痛、疲劳等。两穴同时下针,可治颈项疼痛扭转不灵(多与血压高有关)及面部麻痹。

上臂距肘 4.5~8 寸的范围,包括了三焦经富顶、后枝,小肠经支通、落通、下曲,皆治高血压、头晕、血管硬化。反映了老师奇穴系区位取穴针法。

火菊穴相当于公孙穴,治疗高血压,或因扶脾胃、理气机、清心火,具有厚土灭火及子能令母实之双向作用,也有疏土缓肝之意。火菊穴对应前头,治疗头脑胀、眼昏、眼皮发酸、颈项扭转不灵,道理类同。

四花外治血压高,以三棱针刺出黑血。刺血擅治急病及多年病患。四花外在丰隆穴旁,丰隆为痰会,刺血则痰瘀并治,治疗血压高甚效,亦可治疗高血压危象。

（二）临床常用选穴

1. 五岭穴（第四胸椎至第七胸椎两旁 1.5 寸,膀胱经线上厥阴俞、膈俞）、火云至土泄穴点刺放血。

2. 委中穴青筋点刺出血。

3. 四花中、四花外点刺出血。

4. 中白穴有效。

5. 耳尖刺血。

6. 太阳穴刺血（维杰特殊经验）。

7. 火菊、火硬穴。

十四经效穴:曲池、阳陵、太冲。

【解说】

当年随师观察,董师治疗血压高,常用下述穴位:中白、下白,火菊、火硬;对于血压高的刺血,最常用的部位就是在四花中、四花外放血,再来就是在委中,另外是在背部的五岭穴,选偏上面的几个穴刺血。

我个人一般取下面几个穴:在太阳穴刺血最好,当场即能降压,刺血几次后,血压可以稳定相当长时间。若是不敢或不方便在太阳刺血,就在耳尖刺血,然后针火菊、火硬,火菊就是公孙,可以像菊花一样清降血压;火硬相当于行间,能泄肝阳。此外火菊、火硬的部位对应到头部,治疗血压高很好。

十四经降血压,可取曲池、阳陵泉、太冲,主要还是曲池、太冲,可以用邻近的奇穴火菊、火硬配曲池。奇穴可以与十四经交互配合,曲池、太冲是我常用来治血压高的,曲池、火硬也可以,道理是一样的,再加个火菊就更好了。

用上述几个穴位降血压,不一定要在四花中、外刺血。针曲池、火硬,再在耳尖刺血,几次就降下来了。血压高的人有时候容易睡不好,耳尖一刺血就能睡得好,睡得好血压也就能降下来。

前面在讲疝气时,提到每经欲升,要针本经的本穴,火气要升,要针火之火穴;水气欲升,针水之水穴。都是针本经的本穴,就是真五行。

每一经欲降,就针克它的那一经,取阴经的井穴,阳经的合穴,例如降肝气上逆、肝阳上亢,就要针克肝木的阴经肺经的井穴少商,阳经大肠经的合穴曲池。其他经气欲降,都是如此。这是一个原则及方法,在《素问·刺法论》里介绍得很清楚,在我写的《实用五输穴发挥》里,也有专章详细介绍。

二、中风昏迷症

中风是以猝然昏仆、不省人事为主症。因其发病急骤,症情凶险,变化迅速,与自然界中的风善行数变的特征相似,所以古代医家称其为中风。现代医学之脑出血、脑血栓形成、脑栓塞、蛛网膜下腔出血等多种脑血管疾患,均属中风范畴。中风严重者可造成突然死亡。若能恢复意识,往往留有手足麻痹、语言障碍或半身不遂等后遗症。

临床常用选穴

1. 十二井穴点刺(放血)。

2. 人中、内关、涌泉、太冲穴针刺。

【解说】

在老师的书里,没有谈到治疗中风的穴位,这里给大家介绍一些我个人的特殊心得,是很有用的经验。

中风昏迷急救首先在十二个井穴放血,《伤寒论》说:"凡阴阳不相顺接便为厥。"井穴都是经络的起点或终点,在井穴刺针尤其是刺血,能"接通阴阳"。又《内经》说:"病在脏者取之井。"中脏即不识人,井穴治疗突发之神志改变甚效,所以治中风急症甚佳。

如果不知道井穴,那么在十个手指头的顶端,也就是十宣穴刺血,也有急救效果。因为太极全息,指尖对应于头部。脚上可以选择性地刺血,如大敦、隐白、厉兑等穴可先放,再看状况刺其他穴位。刺血后再取百会、人中、内关、太冲等穴位针刺,治疗效果非常好。

四十多年来,我治疗过的中风患者非常多,包括急性发作昏迷与后遗症半身不遂,在初级治疗讲座中,我曾经介绍过几个病例。一例昏迷、小便不通的尿毒症患者,主要是在手上的井穴都放血,脚上只放大敦、隐白、厉兑穴,放血后再针百会、内关、涌泉。治疗后没多久,他的小便就通了,然后鼻饲安宫牛黄丸,两天后就醒过来了。另一个病例是脑血管动静脉畸形血管瘤破裂,患者昏迷五十多天,也是用井穴放血治疗,然后再给予服用活血化痰的处方。以二陈汤化痰加三七粉活血,再加瓜蒌化痰,一点大黄通便行血,又加葶苈子泻上部的水,龙胆草泻肝火。葶苈子、龙胆草两者合用,对治疗昏迷的脑水肿、脑压高甚效。这个病人在治疗中间阶段,就渐渐有意识了,在昏迷九十天以后就完全醒了过来,之后还到我那里去治后遗症半身不遂,后来完全恢复如常人。

三、半身不遂(中风后遗症)

(一)董师原书设穴

半身不遂	11. 木火穴(奇效);22. 灵骨穴;44. 肩中穴、下曲穴;88. 驷马中穴、驷马上穴、驷马下穴、中九里穴、内通关穴、内通山穴、内通天穴;1010. 正会穴、州圆穴、州昆穴、州仑穴、后会穴、鼻翼穴;1111. 五岭穴(三棱针)

【解析】

半身不遂,有这么多穴位可治。先讲木火穴,此穴的产生,是董老师给某国总统治病的时候,观察他的手,发现他的木火位置特别黑,有青筋、瘀丝,他就扎扎看,一扎发觉有效,而且第二天病人就反映说腿脚有力了,老师就知道起作用了,当时先叫无名穴,后来就改为木火穴。

木火穴,老师在书上写着"半身不遂,奇效",又说"注意:第一次限用五分钟,五日后限用三分钟,又五日后限用一分钟。时间及次数均不可多用"。本穴接近中冲穴,有强心活血作用,中冲穴为井穴,主治最急之症,善治中风发作之急救。本穴在中冲之后,治疗次急之证,治疗中风后遗症对其他各穴有加强作用。

木火穴位在井荥之间,较适于治新病,且不宜久留针。第一次限用五分钟,留针时间与五输穴区位有关,等一下我来说明。

取名木火是一名双关,它在木穴(井穴)与火穴(荥穴)之间,所以叫木火。为什么用来治疗半身不遂、中风后遗症?我们知道阳经一般都到头上,阴经只有肝经和心经到头上。肝经从喉咙深处上来,到了头顶,所以肝阳上亢严重了,就变成血压高,甚至脑出血。心经也到脸上,心脏血管的栓子脱落,到了上面阻塞脑部的血管。中风一个是心经火的问题,一个是肝经木的问题,就是木火。木火穴的命名,包括了它的位置,也包括了它的主治。

外面有人说木火穴有四个,大指以外的每个指头都有木火,那是不了解五输穴才这么说的,真正的木火只有中指这个穴,为什么? 食指大肠经的井穴与荣穴是金水;无名指三焦经的井荣穴,也是金水。小指有两条经络,有阳经小肠经的金水,有阴经心经的木火。中间怎么定? 所以只有中指的木火穴才是真的木火。

这个木火穴名是老师自己取的,可见老师对五输穴的观念是很深的。

灵骨穴以治疗半身不遂为主,董老师常用灵骨、大白治疗半身不遂,我们也就用灵骨、大白。但为什么书上没有写大白穴? 这中间有一个时间差,老师的书是在1973年写的,他1973年以后,灵骨、大白用得比较多,可在1972年的时候治疗半身不遂没有用大白穴,只有灵骨穴。老师后来就都是灵骨、大白一起用了。

另外,肩中穴治疗半身不遂也很好,刚才下课有同学问我,半身不遂抬腿无力用哪个穴位呢? 答案是肩中穴,因为该穴的部位肌肉肥厚,治疗抬腿无力很好。肩中也治疗中风后对侧的肩膀疼痛及抬举无力,治疗膝盖痛的效果也很好。驷马上、中、下穴也可以治疗半身不遂,中九里穴也可以。这两处的肌肉都非常肥厚,能治疗举肩及抬腿无力。驷马上、中、下穴还可以益气,中九里穴可以祛风。

正会、后会、州圆、州昆、州仑等几个在头上的穴位,温阳甚好,还能镇定,若有颤抖之症状,更为适宜。

五岭穴主要以三棱针刺出黑血为佳。患者第一次来,老师会在病人背后的五岭穴刺血,隔两三个礼拜会再刺血,可以活血化瘀,加速痊愈。五岭穴不必都刺,可以选择性地轮流刺血。

(二)临床常用选穴

1. 灵骨、大白穴特效。

2. 九里穴倒马针特效。

3. 对侧重子、重仙穴(维杰特殊经验)。

4. 肾关(维杰特殊经验)。

5. 正会、后会穴。

6. 五岭穴放血。

7. 肩中。

【解说】

据临床随师观察,董师治疗半身不遂,先刺木火穴,再针灵骨、大白,也可以加上七里、九里倒马针，有时候也针正会、后会穴倒马针来配合。严重状况的病患可以每隔一个礼拜在背部的五岭穴放血。

木火穴可以作为治疗半身不遂的起手针，老师说不能用太久。一般第一次五分钟，以后三分钟，再来一分钟。为什么这样留针？如果不对五输穴深入研究，根本无从理解，所以要深入奇穴，还是要多多理解十四经穴相关的理论。

五输穴有时间性。据《灵枢·五十营》篇所言："二十八脉……漏水下百刻，以分昼夜……气行十六丈二尺……一周于身，下水二刻。"指出气血运行一周，需时二刻，**一昼一夜为一百刻，则二刻为 0.48 小时，为 28 分 48 秒**。

又据《灵枢·营卫生会》篇所言："营在脉中，卫在脉外，营周不休，五十而复大会，阴阳相贯，如环无端。"营卫一昼一夜在人体运行 50 周，以一天 24 小时（1440 分）计算，**即 28 分 48 秒循环一周**。从上述两点看来，留针至少宜超过 28 分 48 秒，目前为求计算方便，一般留针 30 分钟是合理而适宜的。

把这个作为中间点或一般平均点，那么五输穴的中间穴，也就是井荥输经合的"输穴"可以此为标准。输穴留针 30 分钟是最为普遍的；井穴一般以刺血为主，不留针；荥穴位于井输之间，可取 0～30 分钟的中间数，就是 15 分钟；输穴居于中，合穴最后，可取输穴之倍数时间。合穴治疗腑病，宜较长时间留针，60 分钟是合理的，治疗一些久病脏腑病留针 1 个小时，效果确实较好（其实老师对于一些久病、重病，有时还是会留针达 1 小时）。经穴在输穴与合穴之间，可取 45 分钟。

中指从手指间之井穴位置，至一般荥穴指间合缝，有三节，木火穴在第一节，也就是三分之一处，是不是留 5 分钟？答案出来了。这个研究过程，是经过了多年的结果。研究通了，就一通百通。老师为什么一般都留 45 分钟，为什么合穴可以留 1 个小时……这就是穴位的时间性。

总结一下，董老师治疗半身不遂最主要的穴位就是：①灵骨、大白；②中九里穴加七里倒马，这两组最为常用。有的时候还会针正会（即百会）、后会穴。大概就不出这六针。

第一次患者来，老师会在背后的五岭穴刺血，或者隔两三个礼拜再刺血，扎针就是正会、后会，然后灵骨、大白，让患者来回走路。一次来如此针，灵骨、大白、百会、后会，让患者走路。一次来不让患者走路，针灵骨、大白之后扎七里、九里（风市）。

就这样两种方法：①灵骨、大白、七里、九里，躺在那里；②灵骨、大白、正会、后会，走一走。

针法是动气针法，纵然躺在那里，患者的手、脚还是要活动的。

半身不遂来诊时，前三次基本上都是先扎木火，起针以后再扎其他穴。

肾关治疗上身之活动不利效果甚好。如有肩膀不举，常可加取肾关穴。

上述各穴，治疗半身不遂，皆是在健侧取穴。

四、中风舌强不语（失语症）

（一）董师原书设穴

中风不语	88. 内通关穴、内通山穴、内通天穴；1010. 正会穴、后会穴

【解析】

正会穴位置与督脉之百会穴相符，温阳作用极好，足厥阴肝经与督脉合于巅顶而交会于百会（正会），故本穴可有平肝息风之功效。凡肝郁气滞、肝阳上亢、实热内蕴等所致的头痛、眩晕及高血压等症皆可治之，在临床上可以治疗各种证型的高血压病。本穴镇定作用甚强，善于治疗风病及抖动病。

董师常用正会穴治疗半身不遂，配灵骨、大白疗效更高。本穴治中风不语，配合总枢穴点刺，疗效更好。

后会穴位置与督脉之后顶穴位置相符，常作为百会之倒马针，原理同百会穴。

虽然老师也写了内通关、内通天、内通山可以治中风不语，但没有看过老师用来治疗此症。

（二）临床常用选穴

1. 正会穴、后会穴。

2. 总枢穴点刺出血。

3. 水金、水通。

4. 失音穴。

十四经效穴：哑门点刺，商丘。

【解说】

治疗中风舌强不语，我首先用总枢穴，总枢就在风府与哑门中间，哑门可以治疗声音沙哑。所以，在总枢穴刺血，对于中风失语很好。

总枢穴的治疗,老师原写"发言无声",没有写中风失语,我个人常用总枢穴点刺来治疗中风失语,配合针正会、后会。

在总枢穴点刺还有一个好处,因为总枢在风府与哑门中间,风府穴有一个作用,《肘后歌》说:"脚腿有疾风府寻",又"足不仁兮刺风府"。在总枢刺血以后,患者说腿有力了,不但治疗失音,半身不遂也能治疗。中风不只是失音、讲不出话来,吃东西有时也是吞不下去,这是球性麻痹,导致吞咽也困难,在总枢穴刺血后,可以发音,吞咽也好了,腿脚也有力。可以说一穴多治。

水金、水通对于发音无力、声音发哑的中风也有效,我前段时间治了一位律师,他中风以后声音沙哑无力,我在他的总枢穴每周点刺一次,其他时间针水金、水通,他的声音很快就好了。

一般的失音我们可以针失音穴,当然中风失语也可以针。

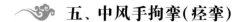

五、中风手拘挛(痉挛)

临床常用选穴

1. 针对侧重子、重仙穴有效。

2. 曲陵泻针或放血。

【解说】

中风手拘挛,我曾举过一个例子,有一位先生爱喝酒,喝酒之后常常手就伸不开,要用另一只手用力扳开来,给患者针了重子、重仙,他立刻就可以伸开。重子、重仙可以治疗肩背痛,以及中风手蜷缩不能伸开,疗效极好。

我们也可以在曲陵穴泻针或刺血,效果也很好。

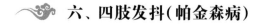

六、四肢发抖(帕金森病)

(一)董师原书设穴

四肢颤抖	1010. 正会穴
四肢发抖	1010. 正会穴、镇静穴(皮下针)
各种风症	1010. 正会穴

【解说】

四肢颤抖,老师只取了正会穴治疗,比较简单了一点。正会穴为什么能治四肢颤抖?因为它的位置与督脉之百会穴相符,为足太阳、手足少阳和足厥阴、督脉之会,督脉能温阳镇定,肝主风,太阳主表,故主治疾病甚多。足厥阴肝经与督脉合于巅顶而交会于百会(正会),因此本穴有平肝息风之功效,能治风病及抖动病。

镇静穴与印堂穴相符,在督脉上,本即有很好的镇静作用。从太极全息对应来看,两眉中间主肺;两目之中主心;本穴约当肺心之对应区,从肺透心,理同间谷穴之对应肺心能镇定,心主神,故能治胸满烦惊,睡卧不安,亦能治震颤。

(二)临床常用选穴

1. 肾关、复溜、明黄穴。

2. 明黄、其黄、肾关穴。

3. 正会、后会、镇静穴。

十四经效穴:四关(合谷、太冲)。

【解说】

手拘挛,四肢发抖,帕金森病也是这样的症状,此病多为肝肾阴虚或血虚动风。治疗可采用"两肝一肾"或者"两肾一肝"。"两肝一肾"就是在上三黄取两针、下三皇取一针;"两肾一肝"就是在下三皇扎两针、上三黄扎一针。

上面扎两针、下面扎一针,也就是"二上一下",通常是取明黄、其黄、肾关。

下面扎两针、上面扎一针,也就是"二下一上",通常是取肾关、复溜,或者肾关、人皇,再加上面的明黄。

治疗要点就是调肝肾,下三皇是脾肾都调,上三黄主要是调肝。我们讲"诸风掉眩,皆属于肝",大的摇动,头晕目眩,是风的病。我总结了一句:"诸寒震栗,皆属于肾",什么叫诸寒震栗?半身不遂的人走不动,为什么?他害怕,不敢走,走的时候小碎步,还带点发抖,这种震栗就是肾所主。半身不遂,还有点发抖,用真武汤很有效,用针取穴采用二肝一肾,或二肾一肝。

最近研究帕金森病跟肠胃的消化功能有关,所以我们扎下三皇,也是有道理的,因为它能补脾。依照中医原理,上面治肝,可以治颤抖的病变,下面补脾,也治到了消化的问题。

若是症状比较严重,可以加一个镇静穴,该穴在两个眉毛中间,太极对应,眉毛间主肺,两眼间主心。镇静穴从眉毛稍上往下刺,穿过心肺的部位,镇定效果很好。

我们知道,手上三间主头,灵骨主最下面,合谷主中焦,合谷和三间之间是间谷穴,太极对应的位置相当于心肺,治疗失眠很好。所谓虚烦懊恼、烦躁不眠,就是指的心肺这个位置。镇静穴皮下横刺从肺到心,理论是相通的,具有镇静作用,所以老师叫此为镇静穴,是有道理的。

我们用二肝一肾或二肾一肝,配镇静穴会更好。

此外,十四经的开四关不错,能镇静,也可以搭配应用。

四肢颤抖,也有人认为系风痰交作之病,针肝经的天黄、明黄、其黄能治风,下面脾经的穴位肾关、人皇就能治痰。

七、糖　尿　病

糖尿病是一种很常见的疾病,中老年人多发。本病发展缓慢,早期多无自觉症状,仅在偶然验血或验尿时发现,常见表现为口渴多饮、易饥多食、多尿、消瘦乏力等"三多一少"之典型症状。久病常并发心血管、肾脏、眼部及神经病变,严重时可发生酮症酸中毒,甚至昏迷,危及生命。

本病的发病机制主要是由于胰岛素分泌不足,导致糖代谢紊乱,使血中糖过高,不得不由肾脏滤出,于是尿中带有甜味,出现糖尿,进而又可导致脂肪和蛋白质代谢的紊乱。

中医学一般将糖尿病分为上、中、下三消,病变部位分属肺、脾、肾三脏,但在针灸文献中,"上消治肺"的思想似不突出。针灸治疗本证,重视肾及脾的作用,个人治疗本病,首重含土金水三性之穴,这些穴位有土水(鱼际)、承浆(土金水)、肾关等,其次为含土水之穴,能脾肾双补,如阴陵泉、太溪等。

(一)董师原书设穴

糖尿病	77. 天皇;88. 通肾、通胃、通背

【解析】

糖尿病,老师原来所设的穴位,只有天皇、通胃、通肾、通背。天皇为脾经水穴,可以脾肾两治,治糖尿病疗效极佳。通胃、通肾、通背皆在脾经上,能脾肾两治,治糖尿病,疗效亦佳。其实通肾也可以说是另外一个天皇,所以天皇、通肾可以交互应用。

（二）临床常用选穴

1. 天皇、肾关、水相合用甚效(维杰特殊经验)。

2. 下三皇(有口渴严重的状况时加通肾穴)。

十四经效穴:承浆、阳池穴。

【解说】

我个人常以天皇、肾关、水相合用治疗糖尿病,非常有效。天皇穴是土的水穴,水相穴是水的土穴,两个一起用,达到脾肾双治。加一个肾关更好,肾关穴在脾经上,在水(天皇)跟金(商丘)穴的中间,有金水之性,能土、金、水三焦并治,也加强了天皇的作用。

糖尿病治好以后需要忌口,我治疗过好几例,之前血糖很高,吃了药以后降到正常,就一直保持很好,当年五十多岁治的病,现在九十多岁了,还是很好,就是注意控制,有时候高一点就再也不高了,你说他全好了吗? 没有全好,就是带病延年。

糖尿病针下三皇也不错,有较重的口渴状况时加通肾穴。

十四经穴治疗糖尿病,承浆穴、阳池穴疗效都很不错。

我个人用奇穴治疗,针天皇、水相、肾关,就很好。

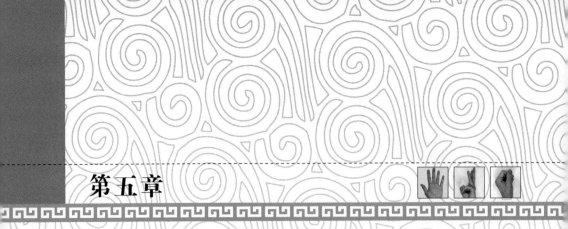

第五章

头 面 颈 项

第一节 头 部

一、晕 眩

晕,是指头晕;眩,是指眼花。晕眩就是眼目昏花、头晕旋转的一种常见病症。轻者发作短暂,闭目即止;重者如乘舟车,自觉旋转不定,站立不稳。常伴有恶心、呕吐、出汗等症状。眩晕一症,中医学多认为与脾肝肾三脏有关,脾胃虚弱、气血生化不足,不能上达于头目;肾水不足,水不涵木,肝阳上扰清窍或痰湿上蒙清窍均可致眩晕。

现代医学中"高血压""脑动脉硬化""贫血""颈椎病""神经衰弱""内耳性眩晕""晕动病"等病症引起的眩晕均属本病范畴。

目前以内耳性眩晕(又称梅尼埃病)最为多见,可由内耳疾患、心血管疾患、颅内肿瘤等引起,以急骤眩晕、耳鸣、呕吐为主症,其病理变化是由内耳迷路水肿、积水所致。与素体虚弱、病后体虚、忧思郁怒及饮食厚味有关。病机多为气血虚弱,清阳不升,痰湿内阻,浊气上逆,蒙蔽清窍。

晕动病则是在乘坐汽车、火车、轮船、飞机或其他交通工具旅行时,因被动运动刺激前庭感受器而引起,主要表现为呕心、呕吐、脸色苍白、出冷汗虚汗,及一些精神症状如抑郁、神情淡漠、困倦、嗜睡等。其症状一般在休息和睡眠后减轻或消失。

针灸治疗各种眩晕,疗效既快又好,值得推广运用。

（一）董师原书设穴

头晕	11. 中间穴;22. 中白穴（鬼门穴）;33. 火腑海穴;44. 富顶穴、后枝穴、支通穴、落通穴;66. 火硬穴、火菊穴、火散穴;77. 天皇副穴（肾关）、四花上穴、人皇穴;88. 通关穴、通山穴、通天穴、中九里穴;1010. 后会穴、水通穴、水金穴
头昏眼花	33. 肠门穴;1010. 鼻翼穴
头晕眼花	1111. 水腑穴
血压高而引起之头晕眼昏	66. 火连穴

【解析】

在董老师的书里面有很多穴位可以治疗头晕,有单治头晕的,那比较单纯,中间穴在手指;中白穴在手上;火腑海穴在前臂,富顶、后枝、支通、落通都在上臂;火硬、火菊、火散在脚上;天皇副穴在小腿;通关、通山、通天在大腿;后会、水金、水通在头面部,可以说,全身都有穴位治疗头晕。可以辨证取穴,也可以就方便取穴。例如病人要到处走不方便,那就在头面部取穴。

头昏眼花与头晕眼花基本上是一回事,但有肾虚与脾虚的不同。头昏眼花取肠门穴、鼻翼穴,重点在健脾;头晕眼花取水腑穴,重点在补肾。

血压高之类的头晕,取火连穴,本穴治前头痛、眉棱骨痛疗效甚佳,治疗前头昏沉亦甚效。治疗血压高而引起之头晕眼昏、心跳、心脏衰弱,应系厚土灭火及子能令母实之双向作用。火连穴位置与脾经之太白穴位置相符,为脾（土）经输（土）穴,为土中之土,系真土穴、厚土穴。

这么多穴里面我最常用的就是中白、肾关,理由在下面说明。

（二）临床常用选穴

1. 血压高的头晕,先在背部五岭穴点刺放血,再针火硬,立降血压,并止晕眩。血压低的头晕亦效。

2. 脑贫血的头晕:①针通关、通山、通天;②针中白、肾关有效。

3. 灵骨治头晕甚效。（维杰特效经验）

十四经效穴：曲池、内关。

【解说】

血压高的头晕，老师先在背部五岭穴点刺放血，再针火硬，立降血压，并止晕眩。血压低的头晕亦效。

脑贫血引起的头晕针通关、通山、通天，这几个穴位可以强心补血。针中白、肾关也是一样有效，取穴比通关、通山、通天要方便。

灵骨穴治疗头晕也很有效，因为肝与大肠通，大肠的穴位治疗头晕非常好。用灵骨配肾关治疗多种头晕皆有效。

十四经里面治头晕特效的就是曲池穴，曲池是大肠经的合穴，合治内腑，肝与大肠通，可以治疗到肝，肝主晕眩。另外，从穴位三焦的分布来看，曲池在上臂最前面，跟头对应，所以治疗头晕很好。

灵骨、大白（三间穴）也跟曲池有同样的作用，两穴相当于是手掌微太极（第二掌骨全息）头的部位，也可治疗头晕。

我治头晕有一组特效针，即所谓的"晕二针"，就是曲池配内关，治疗不止是一般的头晕，严重头晕、恶心呕吐的，像梅尼埃病，我现在用得最多。梅尼埃病是一个很常见的病，有两大主症，就是头晕、呕吐，晕得厉害就天旋地转、恶心呕吐，针内关跟曲池非常好。因为曲池是手阳明大肠经的穴位，通过大肠与肝通可以治疗头晕，通过手阳明大肠通足阳明胃，可以治疗胃的呕吐，所以它一针就见效。内关是手厥阴心包经的穴位，通过心包与胃通，可以治呕吐，通过手足厥阴同名经相通，可以治疗头晕，所以这两针我用来治梅尼埃病很有效。有些人早上一起来动作太大，于是天旋地转，恶心呕吐，整天都不对劲，需要别人扶着来看诊，扎完针之后，可以很轻松地走出去。

我的诊所附近有一个教会，一天有位女士头晕，吐得不得了，没办法起来，躺在长椅上，我过去先在她脖子后面的总枢穴用采血针连刺两三下，刺了以后，我再扎内关、曲池，留针半小时，状况很好，站起来就可以回家了。

梅尼埃病一般来讲不是很难治，也不是很好治，治疗抓对了方法就很快，有些人没办法来看诊，我最常开半夏白术天麻汤，非常有效，此方是二陈汤加天麻、生姜、白术，方子药味不多，吃了药马上见好。没有药的情况下可以用几片生姜煮水喝，因为生姜是止吐圣药，呕吐的症状会减轻些，头晕的症状也会跟着减轻。

也可以用通关穴代替内关穴,通关就有内关的意思,有强心补血的作用,手上的灵骨、大白各一针加上通关,这样用奇穴治头晕也很好。

二、神经衰弱

（一）董师原书设穴

神经衰弱	66. 火主穴;99. 土耳穴;1010. 前会穴

【解析】

神经衰弱就是精神恍惚,脑袋不清爽,系因长期熬夜,思虑过度,或者受过比较大的精神刺激。老师治疗此病的几个穴,有脚上的火主,耳朵上的土耳,还有头部的前会穴。

火主穴周围有太冲脉,有以脉治脉之作用,且本穴五行属火,与心相应,因此有强心作用。本穴系木经土穴,能调和肝脾,为肝经输穴,肝经上至头顶,能祛风安神。

前会穴能健脑安神,治疗神经衰弱有效。但老师常用下三皇健脾治疗神经衰弱,土耳亦有健脾作用。

（二）临床常用选穴

1. 针正会,镇静。

2. 针下三皇效果亦佳。

【解说】

神经衰弱,临床应用正会、镇静都是不错的,可以加肾关,因为肾主脑,补肾就有补脑的作用。我们可以用下三皇,当然效果很好,这个下三皇不是天皇、地皇、人皇,而是**天皇副**、地皇、人皇,不要搞错了。天皇副就是肾关,董老师的下三皇是以肾关为主,下面加了地皇、人皇。取三阴交代替人皇也可以,人皇一般都是在三阴交的上一寸,取了肾关、人皇,再取地皇,地皇可以在肾关下三寸,也可以在人皇上三寸,它是可以浮动取穴的,这有什么意义呢? 这样的交替取穴,位置刚好夹着肝经跟脾经交汇的地区,我们知道经络的循行一般是脾经在前、肝经在中、肾经在后。可事实上,在脚踝至踝上七寸是脾经走在前面,肝经走在脾经后面,到了脚踝上面7~8寸之间,肝经就往后走了,脾经就往前走了,所以在踝上7~8寸之间,脾经往前,肝经往后的区域,地皇浮动取穴就包围了这个地区。这也符合"宁失其穴,勿失其经"的意义,下三皇就是肾关、人皇、地皇,但地皇是浮动取穴,这次扎了肾关、人皇,然后在肾关下三寸扎一针;下次扎了肾关、人皇,再在人皇上三寸扎一针。

下三皇是很重要的一组穴位,可以调整消化、生殖、泌尿、妇科系统,及增强免疫力,脾主四肢,对于四肢的风症,比如帕金森病之类的病变,这是一组很重要的穴位,能增强免疫功能,对于红斑狼疮这类的病变也是很好的,脾统血,所以对于血液的疾病,血小板不足、再生障碍贫血,常常配合上三黄轮流来治。

总之,神经衰弱,诸位可以这样用下三皇,或者取正会、镇静,配肾关也可以。

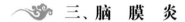

三、脑 膜 炎

(一)董师原书设穴

脑膜炎	66. 火连、火菊、火散;77. 一重穴、二重穴、三重穴

【解析】

脑膜炎现在已少见,当年很多,老师的书上也设了很多穴位,火连、火菊、火散在脚上,一重、二重、三重都在小腿上。这几个是治疗脑部很好的穴,因为一重就在悬钟的旁边,髓会悬钟,髓跟脑部有关,肾主髓,肾也跟脑相通,扎悬钟治脑部病很好,一重、二重、三重一起用更好。

另外,老师设穴火连、火菊、火散,这三个穴倒马一起用,治脑部的病也是不错的,火连就相当于脾经的太白,火菊就相当于公孙,火散就相当于后面的然谷穴,然谷穴本来就是肾经的穴位,肾主髓、主脑。

(二)临床常用选穴

1. 三重,用倒马针法。

2. 四花外点刺,再针正筋。

【解说】

脑膜炎后遗症常会形成小儿麻痹肌肉萎缩,这种情况,可以取一重、二重、三重穴,倒马针法一起并用,或者在四花外穴点刺。

此外,也可扎正筋,正筋也是治疗脑部病一个很好的穴位,因为内外踝是肾经和膀胱经所行,且是肾经起源的地方,肾经在脚踝下面绕了一圈,所以在脚踝附近扎针治疗脑髓的病很好,正筋刚好被内外踝包围,所以正筋是治疗脑髓病、脑震荡后遗症常用的穴位。正筋主治的范围包含了颈、腰、脊椎的病变,脊椎跟脑髓有关。另外三焦定位,脚踝对应头部,所以正筋也治头,治头本来也就可以治到脑,所以它治头脑的关系就更强了。

四、脑　　瘤

(一)董师原书设穴

脑瘤	55. 上瘤穴;66. 火连、火菊、火散;1010. 州仑穴

【解析】

治疗脑瘤,老师设穴,有头部局部的州仑,州仑穴在头顶上,百会旁边。有脚上的上瘤穴,上瘤在足跟的前缘,顾名思义,上瘤就是指上面的瘤,足跟一方面对应到头,一方面是肾经的起源地,与脑有密切关系。

火连、火菊、火散,这三个穴倒马一起用,治脑部的病也是不错的,老师治疗脑膜炎也用。

(二)临床常用选穴

1. 先针州昆、州仑,再在三重穴用倒马针法。

2. 配上瘤穴,效果更佳。

3. 正筋穴。

【解说】

州昆、州仑这些都是局部取穴,我较不常用,我尽量取远处的穴位,反射范围较大,且透过高级神经传导,我一般针上瘤或正筋。上瘤配正筋可以一起针,也是治脑瘤的一组成方。

脑神经不清、脑膜炎、脑瘤,这些脑部的病都可以在三重刺血,用倒马针也很好。

五、脑 积 水

（一）董师原书设穴

脑积水（大头瘟）	55. 上瘤穴；77. 正筋穴、正宗穴

【解析】

老师在脑积水后面括号里写了个大头瘟，症状是头特别大，小孩发育不良、发育迟钝也会头大，慢慢发育好了那就越来越小，这个脑积水我们可以用上瘤穴，治法同脑瘤。

脑瘤、脑积水都可以用正筋或正宗穴。上瘤、正筋两穴一起针效果更好。

（二）临床常用选穴

针正筋、上瘤，有良好效果。

【解说】

取用正筋、上瘤，及三重穴刺血的原理，已在脑膜炎、脑瘤及脑积水的解析说明，这里就不再多述。

以上这些病都可以在三重穴刺血，疗效尤佳。这么多的脑病，差不多就是取用这几个穴位，因为脑病跟肾亏有关，所以要调补的时候针下三皇和肾关，一般脑瘤、脑积水以上瘤为主，可以配正筋，这是脑病的通治法。

第二节　颜 面 疾 病

一、口 歪 眼 斜

口歪眼斜就是我们一般说的"面神经麻痹"，又称"面瘫"。常见者为周围性面神经麻痹，可能与病毒感染有关；其他邻近部位炎症（中耳炎、腮腺炎等）、损伤（外伤或手术）及肿瘤压迫等均可发生面瘫。一般认为乃寒冷刺激（多起于头面部受寒之后），病毒感染或风湿等导致面神经发炎，致使面部肌肉运动障碍而成面瘫。

周围性面瘫，即是指一般的颜面神经麻痹，即贝尔麻痹、面神经炎，症状主要表现为起病突然,常于晨起洗漱时发现一侧面部麻木僵硬或口眼歪斜,患侧表情肌瘫痪,额纹消失,眼睑不能闭合,露睛流泪,鼻唇沟歪斜变浅,口面牵向健侧(口角向健侧歪斜或下坠),露齿时表现更为明显,不能做皱额、皱眉、闭目、鼓颊等动作,鼓起病侧颊部漏气,不能吹口哨,口水常从患侧口角外流。咀嚼食物时常滞留于病侧牙齿之间,初起时在患侧耳内、耳后乳突区及面部可有疼痛。

面神经麻痹属于中医学"口眼㖞斜""口僻"范畴,多因气血亏弱,经络空虚,感受风寒之邪,或因风痰阻于面部经络,使经气阻滞,经筋失养,肌肉纵缓不收所致。

中枢性面瘫,常继发于脑血管病变和颅内肿瘤之后,出现"㖞(歪)僻",仅见面颊松弛,口角歪斜,但可以做皱眉、闭眼等动作,另外并有半身不遂的偏瘫症状。应与常见的周围性面瘫相鉴别。

面瘫治疗期间应避免吹风受寒,并禁食冷饮。

（一）董师原书设穴

脸面神经麻痹（口歪眼斜）	11. 指三重穴;77. 一重穴、二重穴、三重穴;88. 下泉穴、中泉穴、上泉穴（单足）
面部麻痹（脸面麻痹）	44. 富顶、后枝（两穴同下）;77. 侧三里、侧下三里穴;88. 下泉穴、中泉穴、上泉穴（单足）;1010. 七快穴、鼻翼穴
眼斜嘴歪	1010. 正会穴
脸部神经麻痹	77. 四花外穴;88. 驷马中穴、驷马上穴、驷马下穴;1010. 鼻翼穴

【解析】

口歪眼斜是常见的颜面疾病,针灸治疗效果很好。

老师在脸面神经麻痹后面加了个口歪眼斜,那是指纯粹治疗嘴歪的,董老师设的穴位有指三重,一重、二重、三重,还有下泉、中泉、上泉;面部麻痹,董老师设的穴位有在上臂的富顶、后枝,小腿的侧三里、侧下三里,大腿的下泉、中泉、上泉,至于七快跟鼻翼,算是局部取穴,就如同地仓、迎香,老师虽这样写,但一般不这样针;眼斜嘴歪取正会穴,一般用在中风的病人。

脸部神经麻痹取四花外穴,可以扎针,但四花外一般多是刺血。

面部麻痹加个脸面麻痹,意思是说可以治面部麻痹,也可治口歪眼斜。

脸部神经麻痹,就是整个脸上麻痹,没有知觉,不一定有嘴巴歪。

（二）临床常用选穴

1. 口腔刺血特效。

2. 侧三里穴、侧下三里穴。

3. 下泉穴、中泉穴。

4. 一重穴、二重穴。

十四经效穴：上巨虚、足三里倒马。

【解说】

观察董老师治疗口眼歪斜最常用三重或九里（皆健侧），有时也用侧三里穴、侧下三里穴，效果也不错。

脸部的麻痹，不一定是嘴巴歪，可取侧三里、侧下三里，两穴在少阳经、阳明经之间，阳明跟经络至口有关，少阳跟风有关，能治阳明经的风症。此两穴可以说是足少阳、足阳明并治。颜面神经麻痹（口歪眼斜）的处方，我也是从阳明经的风症来论治，又太阳与风寒有关，我常用桂枝加葛根汤再加牵正散治疗，桂枝加葛根汤是治疗阳明经受太阳风寒很好的方子。治疗此病当然是针灸最快，一般是无法来针灸才开方。

侧三里、侧下三里，是往阳明经方向扎进去，差不多是到了上巨虚、足三里的位置。后来我就发展用上巨虚、足三里，成为我的口歪特效二针，简称"㖞二针"。

《灵枢·经筋》篇说："足之阳明……筋急则口自为僻。"因此我用上巨虚、足三里作为治疗首选，两穴都在胃经上，嘴巴的外周有胃经及大肠经绕行，上巨虚是大肠的下合穴，透过大肠与肝通，不但能治大肠经也治得到肝经。由于肝经绕行嘴巴里面一周，太冲也是治嘴歪的一个特效穴，《百症赋》说："太冲泻唇㖞以速愈。"这样我把古人用太冲的治法拿了过来，但是我用的是上巨虚及足三里。

这里讲的颜面神经麻痹不难治，上巨虚、足三里最特效，只取这两个穴就足够了，它们包围了嘴巴，连肝经在嘴里循行的一圈也治得到。这是我几十年来积累的经验。

运用上巨虚、足三里治疗口眼歪斜，有几个原则很重要：

1. **深度**　要求针深 2 寸左右。针灸不传之秘在深度，足三里扎到天部 5 分至 1 寸之间治腿脚痛。扎到人部 1~1.5 寸，治疗下腹肠病。针 1.5~2 寸治胃病、心肺病，是治疗心脏病气喘等的特效针。扎到地部 2 寸以上，治疗头面病，治嘴巴歪斜,扎到 2~2.5 寸更好。

2. 针向 要掌握 45°逆针。足阳明经循行从头至脚,针向要从下往上呈 45°逆经斜刺,因为呈斜针角度,深度在整个肌肉层来说,进针两寸半,实际进入的只有 2 寸。

3. 留针 最少要 60 分钟,留针至 90 分钟更好。针灸经气循环一日一夜各 25 度,就是一天循环 50 度,每天有 1440 分钟,除以 50,就是 28 分 48 秒,四舍五入,一个循环要针 30 分钟,两个循环就要 60 分钟。我们留针 60 分钟,循环 2 圈很好,如果留针 90 分钟,循环 3 圈更好,据我的经验,留针到 60 分钟以上,病患常会有口唇拉动的感觉。如果能够留到 90 分钟,那是最好的,可能 4、5 次就痊愈了。

3. 针法 用动气针法,有病的地方要活动,嘴巴歪了怎么活动呢,可嘱患者嚼口香糖,有的人第一次来没嚼口香糖,没关系,叫他空咬,第二次再嚼,连续几天,很快就可以看到他的嘴巴转回来。

4. 进度 病患能够吹口哨就是好了一大半,再来眼睛能完全闭合,那就是真的好了。有的患者嘴巴正过来了,眼睛还合不完全,闭眼时有一条缝,"面口合谷收",这时就针对侧的合谷,一面捻针,一面叫病人闭眼睛,很快他就能闭起来。

5. 针刺频度 根据我的经验,很多人嘴巴歪斜马上联系来扎针,而且是每天针,基本上 6 天以内会好,快一点的 4 天左右就能好,如果是一周只来针两次,那可能就要 8~10 次,4~5 周才好,所以密集扎针很有意义。

此外,治疗口眼歪斜在口腔内刺血,治愈速度更快。方法是患者张嘴以后,口腔内咬合处的内唇会有一条白线,有的人没有,那也没有关系,只要嘴巴张开就在咬合处的内唇面刺几针。有人会问是刺患侧还是健侧?我们一般讲颜面神经麻痹,往左边歪的话,是右边麻痹,被左边拉过去了;往右歪是左边麻痹,被右边拉过去了,所以一般刺血就刺歪的反方向。后来我做过几例实验,由于嘴巴不大,口腔内小循环一周很小,刺哪边都一样有效。刺血若是两侧轮刺,可以隔三天以后再刺,如果是一直刺一边,那么就五天至一周刺一次。

我们知道嘴歪的话,耳根这边会很痛,因为它整个神经被扯着,如果不会或不敢在嘴巴内放血,那就在耳尖或耳背刺血。嘴巴歪刺血是最特效的,很多人没有扎毫针,仅是刺血两三次就好了。

治疗口眼歪斜要注意的是:嘴巴刚歪的第一个星期还是发展期,有的人可能更歪,但如果不扎针的话,歪得更厉害,所以要跟病人讲清楚,说:我现在给你扎了以后你还会歪,但是我不给你扎,你会发展得更厉害。有些很轻的患者并不再歪,有一部分人确实还是会再歪一点。

我治疗过许多嘴巴歪斜的病患,经验极为丰富,四十年前年我发表过一篇文章,谈了几个病例,一个是当时的台北市中医师公会理事长张先生,当时我是理事,开会的时候,理事长从我前面走过去,我一看他嘴巴歪了,就说理事长,你嘴巴歪了,要赶快治啊,他说是。

我们知道,嘴巴歪了不能拖太久,歪后第一个月内治疗基本都会好,而且不会留下任何痕迹,超过三个月有很多人就很难恢复,可能会残留一部分,一看就知道他虽然好了,但是曾经嘴巴歪过,所以我才跟他说要赶快治。

讲完后,这件事我就忘了,隔了两个多礼拜,他就给我打电话,说嘴巴还没好,听说我很会放血,让我帮他治疗,我就去了他家里,问他怎么发病的,他说因为台风要来前,看着窗户没关好要去关窗,拉开来再关紧一点,风一吹就嘴巴歪了。早期我们碰到一些嘴歪的搭公交车或游览车,那时候的车没有冷气,不像现在的车封闭有冷气,为了凉快把窗户打开,窗户一开嘴巴歪了,很多人就是这样,一吹风嘴巴就歪了。

对于他,我就在口腔放了两次血就好了,经理事长同意,发表在中医公会年报上,同时发表的病例,还有个小孩,一岁多一点,嘴巴歪了,只在嘴巴内刺了两三针,出出血,也是两三次就好了。小孩子很容易好,口腔刺血非常有效,因为小孩太小只放血没扎针,大人放血后还可以留针,或扎针后再刺血,可以好得更快。

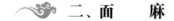

二、面　麻

临床常用选穴

1. 三重放血,针侧三里、侧下三里。
2. 半面脸麻痹,针九里、侧三里。

【解说】

面麻还是针侧三里、侧下三里或者九里穴,效果都不错,或者在三商放血。侧三里、侧下三里治疗范围很大,从脸面到肩臂、手腕都有效。

三、颜面神经抽掣（痉挛及震颤）

面肌痉挛又称面肌抽搐，为临床常见病，多发生于中年以后的妇女（临床亦曾治疗不少男性）。表现为面部肌肉呈阵发性、不规则、无自主、无痛性的抽搐，多发于一侧，两侧同时发病者极为少见。初起时，仅有眼轮匝肌（眼睑）间歇性轻微抽搐，严重者逐渐发展至面颊部其他肌肉，甚至口角也随之抽动。神经系统检查无阳性体征。当精神紧张、过度疲劳及睡眠不足时可使病情加重，谈话过久亦可发作频繁，入睡时停止发作。

中医学形容本症为"眼睑瞤动，风动如虫行"，属于"面风"范畴，认为头面部为三阳经所循行部位，人体正气先虚，风寒外邪乘虚入侵，使经络闭塞，致筋脉肌肉发生痉挛而生本病。或因情志抑郁（与精神因素有关）致气滞血瘀；或脾湿痰壅，痰火上扰；或因血虚生风；或肝肾阴虚，阳亢动风等均可致病。治疗宜就病因分别祛风、疏肝、活血、化痰、滋阴、息风止痉。

一些面神经麻痹后遗症及高血压患者亦可见面肌痉挛；儿童且可见习惯性面肌痉挛，多两侧性。治法类同，可兼参考面神经麻痹，但面部不宜多用针。

（一）董师原书设穴

面部神经跳	88. 下泉穴、中泉穴、上泉穴（单足）

【解析】

老师用中泉、上泉、下泉，这几个穴在大腿下段侧面，膝盖上面两寸半、四寸半、六寸半，与小腿的侧三里、侧下三里都是在同一条线上。我们不必三穴都用，取中泉、下泉就可以了，因为这两穴的位置与侧三里、侧下三里基本上是对应的，就跟我在穴位学讲的，大腿上的通肾穴就相当于膝盖上面的阴陵泉，这个上中下泉的"泉"字其实通颧骨的"颧"，上泉、中泉、下泉是治疗颧骨病变的三个要穴。

（二）临床常用选穴

1. 针侧三里、侧下三里及中九里（风市）有效。

2. 面部神经紧张，针驷马。

3. 腕顺一、二穴。（维杰特效经验）

十四经穴：后溪、三间。

【解说】

颜面神经抽搐也是不好治的病，一般来说，疾病刚得都很好治，拖了一段时间都难治，比如三叉神经痛刚得就赶快治，几天就好了，拖着不治就越来越重，有的人拖了十几年，到最后都要吃吗啡，这样就不是三五天能治好的，可能需要一两个月，但是只要有恒心，最后都会有效。

颜面神经抽搐，很多人都是因为经常熬夜，长期紧张眼皮就跳，越跳精神越不能松懈，最后跳得也就没有办法了。本病的主要发病范围就在颧骨上面，眼皮及三叉神经痛也在这个部位，我都用侧三里、侧下三里，不太用上泉、中泉、下泉。老师每个病都有两组，针膝盖下面的侧三里、侧下三里当然比较方便，针上泉、中泉、下泉要把裤子卷上去，就没那么方便。

治疗颜面神经震颤，侧三里、侧下三里跟中九里都有效，驷马也有效。腕顺一二是我个人的经验，颇为有效。

在十四经用穴方面，颜面神经震颤跟三叉神经痛一样，都可以用后溪配三间（或大白），但有一点不同，颜面神经震颤皆以针对侧为主，三叉神经痛一般是左右一边一针。颜面神经震颤主要的区域在颧骨、眼皮下面，所以后溪是主穴，三叉神经痛就要看痛的区域，有很多人都是嘴巴旁边痛，纯粹的阳明经，就以三间为主，三叉神经痛偏上面颧骨那里，就要以后溪为主。我看的大多数三叉神经痛都是嘴巴这一带特别痛，所以三间是主针，后溪是辅针；颜面神经震颤则后溪是主针，三间是辅针。

第三节　颈项疾病

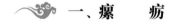

一、瘰　疬

临床常用选穴

1. 针三重、六完，取患侧穴位甚效。

2. 针承扶、秩边，效果极佳。加三重放血更佳。

【解说】

瘰疬是长在颈项的疾病，就是脖子上长了一颗颗类似疙瘩的东西，我们叫瘰疬，其实就是淋巴结核。早期我到台北乡下常常会看到，现在很少见了。

治疗瘰疬，最有效的就是承扶、秩边两穴。我们知道太极全息，臀部可以对应到头，大腿可以对应到胸腹，那么在大腿与臀部之间的臀沟部位就对应到颈部。承扶正在臀沟，上面再 6 寸是秩边穴，刚好在臀部中间，那里肌肉很厚很多。

秩边穴肉多，以肉治肉，再加上承扶对应脖子，这两针倒马，就会好得很快，这是董老师的经验，是在老师那里跟诊看到的，他的书里没有写。我当年不知道为什么要这样针，后来我研究太极，发现真是有道理。其实不只是董氏奇穴，十四经也是一样，有很多东西，大家不知其然而用了有效，但当我们知其然之后，会运用得更好。

瘰疬只针承扶、秩边就够了，但是会有一个稍微麻烦的问题，就是要脱裤子，会看到患者的臀部，当年董老师都是隔衣进针，我也有样学样，所以没有这个问题，现在就不行了。我现在治疗这种病，都是让病人自己穿一条干净的、较宽松的内裤来，脱掉外裤，趴在那边，内裤稍微往上一拉就可以了。承扶、秩边很有效，没必要在三重放血，但是如果在三重放血会好得更快。

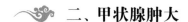 二、甲状腺肿大

（一）董师原书设穴

甲状腺肿大（心脏病引起）	77. 一重穴、二重穴、三重穴
甲状腺肿	77. 足千金穴、足五金穴

【解析】

治疗甲状腺肿大，老师的书上写着由心脏病引起的用一重、二重、三重。另外就是足千金、足五金，这些穴都在少阳、阳明之间，阳明主痰，少阳主风，都是风痰并治，主要的用穴还是足千金、足五金。

三重穴扎针也可以，放血更好。

（二）临床常用选穴

1. 针足千金、足五金。

2. 针驷马穴。

3. 三重刺血。

【解说】

治疗甲状腺肿大，用一重、二重、三重，足千金、足五金，及三重刺血，已经在前面说明。这里谈谈用驷马治疗甲状腺肿大，这是老师的经验，是我在跟诊时看到的，机制如下：此三穴穴位肉厚，善走阳分气分，理气甚好，为补气理气要穴，主治之症甚多。且在阳明经，阳明经多气多血，调理气血作用甚佳。甲亢者，本穴能补金抑木；甲减者，本穴能益气温阳。穴位肉厚，以肉治肉，用治肉凸之病。

三、甲状腺眼突

（一）董师原书设穴

眼球突出	77. 一重穴、二重穴、三重穴

【解析】

由于眼突系甲状腺病变引起，治法也是跟甲状腺其他疾病的治法一样，老师取用一重、二重、三重，重点在风痰并治。

（二）临床常用选穴

1. 足千金、足五金。

2. 驷马。

3. 三重穴点刺。

4. 下三皇。

【解说】

甲状腺眼突，跟甲状腺其他疾病治法一样，取用一重、二重、三重，或足千金、足五金。有时候可以针下三皇，我治过几例眼睛突出来的甲亢，治疗后眼睛恢复得很好，完全看不出来曾经突出过。曾治过一女士，眼睛很突，一看就知道有甲亢,我跟她讲,你要不要试试看,治一治,她说好,试试看。因为她有甲亢,我先把甲亢治好,眼睛也慢慢消了下去,当时主要就是用的下三皇和驷马。

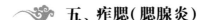

四、颈项皮肤病

临床常用选穴

1. 针肩中有效。

2. 驷马穴。

3. 耳尖刺血。（维杰特效经验）

【解说】

董老师在《董氏针灸正经奇穴学》肩中穴主治项下写有"皮肤病（颈项皮肤病有特效）",治疗颈项皮肤病,肩中是很有效的,当然它比较靠近那里,之外也由于肉多,可以"以肉治肉"。针驷马穴也有效,驷马穴肉也多,与肩中皆属突起之穴位,偏于阳分,善于走表,善治皮肤病。

耳尖刺血治疗皮肤病,是我个人的经验,由于太阳经至耳上,又少阳经绕耳。太阳主表,少阳主风,因此耳上穴善治表证及风证。治感冒、发烧、扁桃体炎及肿大、皮肤痒疹均甚效。又"诸痛痒疮,皆属于心","心亦开窍于耳",也是治疗各类皮肤病有效的原因。

五、痄腮（腮腺炎）

（一）董师原书设穴

腮腺炎	77. 外三关穴

【解析】

痄腮就是腮腺炎,因为病毒感染,造成腮腺疼痛肿大,常会并发附睾炎,影响精子发育。董老师针外三关。

顾名思义,外三关就是外科病的三关,可治疗外科病、肿瘤、痈脓等,本穴属五输穴之"经穴"范围,主治肺系疾病之扁桃体炎、喉炎、腮腺炎等。对于青春痘疗效亦佳。

（二）临床常用选穴

1. 耳背放血。

2. 四花外穴点刺。

3. 三重穴点刺。

4. 外三关。

【解说】

腮腺炎用外三关,已经在前面讲过了。我们也可以在耳背或耳尖放血,也是不错的,还可以在四花外穴或三重穴点刺,都有消炎、活血解毒的作用。腮腺炎如果不好好治,会并发附睾炎,影响精子质量,所以不能轻视。

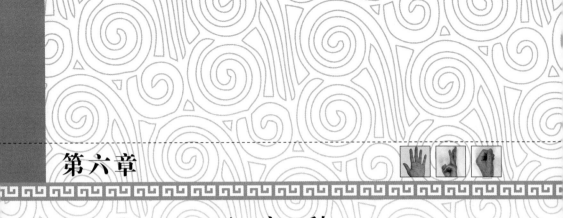

第六章

五 官 科

第一节 眼 病

针灸治疗五官科疾病的效果很好,应用的机会也很多。先从眼睛的病变开始看。

一、视力模糊

临床常用选穴

1. 高血压引起的眼花,五岭穴放血,再针下三皇。

2. 肾关、光明亦甚好。

3. 耳背(耳尖)穴点刺更佳。

十四经效穴:睛明。

【解说】

高血压引起的眼花,在五岭穴放血,可以降血压,清利头目。再针下三皇滋补肝肾,就会转好。

视力模糊、视物不清,可先针肾关、光明,再在耳背穴或耳尖穴点刺,效果

225

更佳。

手少阳三焦经有一条支脉，从胸部的膻中上行，出缺盆，沿颈项，连耳后，**直上出耳上角**，由此屈折下行，绕颊部，至眼眶下；另有一条支脉，从耳后进入耳内，再出走耳前，通过足少阳胆经客主人的前方，与前一条支脉交会于颊部，而**至眼外角**，与足少阳胆经相衔接。

足少阳胆经，**起于眼外角**，向上行抵额角，折而向下**绕至耳后**，它有一条支脉，**从耳后进入耳中，又回出走向耳前**，至眼外角的后方；另有一条支脉，从眼外角分出，下行至大迎穴附近，上与手少阳三焦经相合，而至眼眶下部，由颊车之上，再下颈。

足太阳膀胱经，起始于目内眦，向上过额部，交会于头顶；它有一条支脉，从头顶至耳上角；手少阳小肠经的支脉，从缺盆至头颈，向上抵颊部，至眼外眦，回入耳内。另有一条支脉，从颊部别出，走入眼眶下而至鼻部，再至眼内眦，又斜行络于颧骨部。

由于耳朵与胆经、三焦经、膀胱经、小肠经关系密切，这四条经脉都到眼睛及耳朵，所以在耳尖刺血治疗一般眼病甚为有效。

肾关、光明为老师治眼病常用处方，肾关可补肾，光明肝肾两补，治疗视力弱效果甚好。

二、麦 粒 肿

麦粒肿是眼科常见病症，是眼睑皮脂腺受感染而引起的急性化脓性炎症，现代医学称为睑缘炎，俗称"针眼"。多因脾胃蕴热或心火上炎又复外感风热，火热结聚，以致眼睑红肿或化脓。

临床常用选穴

1. 针灵骨，左右交刺，一两次即愈。

2. 耳尖点刺出血少许，效果亦佳（维杰特殊经验）。

3. 太阳穴点刺出血，效果尤佳（维杰特殊经验）。

十四经效穴：①曲池；②肝俞点刺出血少许，效果极佳。

【解说】

灵骨作用类同曲池，本穴日本人称为泽田合谷，亦用治针眼。

针眼在耳尖点刺,效果很好。耳尖是治疗眼科疾患的常用穴。在耳尖点刺,有活血化瘀、泄热消肿、通络止痛的作用,可治疗麦粒肿、霰粒肿及急性结膜炎等。邪随血出,邪出则经络通畅,达到缓解疼痛,消除红肿的目的。

由于太阳经循行至耳上角、起于内眼角,又少阳经绕耳、至外眼角。两经皆至耳部,因此在此点刺能治两经所过之内外眼角等部位病变。太阳穴点刺效果更好,就是有点儿"杀鸡用牛刀"了,一般在耳尖点刺就可以了。

十四经用穴可针曲池,由于大肠经多气多血,且曲池为合穴,通过"肺与大肠相表里",及"合治腑病"的原则,加之本穴具有疏风解表及调和气血的作用,因此为治疗皮肤肿疡最重要的穴位。针刺曲池除可止痒外,并可预防化脓,是消除癣疥疮痒的特效穴。本穴配合谷,常用治头面耳目口鼻诸病,为治疗结膜炎、眼睑炎之特效穴。麦粒肿多为实热证,刺泻肝俞穴有通经活络、清热解毒之功效,不仅对单发者治疗有效,对于病程长、反复发作的顽固性麦粒肿,也可根治。

三、目赤(结膜炎、角膜炎)

眼睛红,常为结膜炎或角膜炎所引起。一般人常把两病混为一谈,事实上它们是不同的疾病。结膜是一层近乎透明之薄膜,覆盖在巩膜和眼睑上。角膜是一透明无色且没有血管的组织,由规则排列的细胞构成。

结膜炎俗称"红眼病",是眼科常见病之一,可分为细菌性、病毒性和过敏性。主要表现为红眼、刺痛、烧灼感、分泌物较黏稠、流泪和畏光等,病毒性急性结膜炎并有眼皮肿和耳前淋巴结肿大。过敏性结膜炎还有痒、结膜红肿、分泌物较清澈等特征。

正常的角膜有上皮细胞保护,不易感染,但当角膜上皮细胞受到损伤时(如外伤、戴隐形眼镜等),微生物、病菌便会趁机侵入角膜,造成严重的角膜炎。

角膜炎有细菌性角膜炎、阿米巴原虫角膜炎、流行性角结膜炎等。流行性角结膜炎的传染力极强,预防之道在于平时要维持良好的卫生习惯,常用肥皂洗手,并保持干燥,避免用手揉眼睛。

结膜炎,中医学称为"暴发火眼""天行赤眼",认为是感受风热毒邪所致。发病急骤,易于传染,春秋两季为好发季节。

（一）董师原书设穴

眼角痛（角膜炎）	11. 大间穴、小间穴；55. 花骨一穴；66. 海豹穴、火散穴
眼发红	88. 驷马中穴、驷马上穴、驷马下穴
眼角发红	22. 上白穴

【解析】

眼角红常为角膜炎所引起。除眼红外，并有眼角疼痛，大间穴、小间穴、海豹穴、火散穴、花骨一穴皆能治疗。

大间穴、小间穴位于食指，透过大肠与肝通，且位于荥穴位置，相当于肝经的行间穴，行间穴为肝经荥穴，能清肝火，治疗眼角红有效。

花骨一穴系一穴组，由四个单穴组成，位于足底，**第一穴适与行间穴相对**，第三穴适与太冲穴相对，第二穴则适在此二穴之中间，第四穴在第三穴后八分处。本穴组是治疗眼病及眼周病专穴。本穴组与脚背肝经之太冲、行间及其前后相对应，主治类同，但以眼眉病为主。

海豹穴在脾经（属土），位于井（木）、荥之间，木土皆治，还能清火，而且踇趾也是肝脾两经会聚处。治疗：①肝：眼角痛（角膜炎）、疝气；②脾：大趾、二趾痛，妇科阴道炎。

火散穴为肾经荥穴，能补水清火，可治眼角发红，眼角为火轮之位，发红上火，宜用水之荥穴清之。

上白穴在大太极之对应中，手掌对应头面五官，此穴在荥输穴位置，可治眼角发红，配耳背刺血效更佳；配三黄穴可治眼疾颇效；配木穴治眼痒亦有效。除治眼角发红，尚治眼酸胀、易疲劳（配三叉三尤佳）。

驷马中穴、驷马上穴、驷马下穴所治之眼发红，当为整个结膜发红，盖眼白为气轮，系肺所主，眼白发红为火克金，可补肺治之。

（二）临床常用选穴

1. 针上白穴。

2. 针驷马穴有效。

3. 耳背（或耳尖）点刺，效果甚佳（维杰特殊经验）。

4. 背部肝俞点刺出血少许，效果亦佳（维杰特殊经验）。

5. 充血重,太阳穴刺血尤佳(维杰特殊经验)。

6. 针火硬穴有效(维杰特殊经验)。

十四经效穴:行间穴、陷谷。

【解说】

虽然眼红有角膜炎及结膜炎之分,但针灸治疗是一样的。临床观察,董老师治疗眼病最常用肾关、人皇、光明。对于眼红,我个人治疗则另有选穴。

上白穴、驷马上中下治疗眼红已在前面说明。

火硬也有效,它是肝经的穴位,邻近行间,作用相当,行间穴为肝经荥穴,能清肝火,治疗眼红有效。

在肝俞穴点刺出血,能通经活络、清热解毒,对眼角红之治疗有效,对于病程长、反复发作的病患,也可根治。

充血重,太阳穴刺血尤佳。太阳穴属经外奇穴,《针灸大成》有"太阳治眼红肿及头风",可疏解头风而明目,因此刺之可祛风止泪。

事实上,治眼发红在耳背或耳尖刺血,疗效尤佳。由于耳朵与胆经、三焦经、膀胱经、小肠经关系密切,这四条经脉都到眼睛及耳朵,耳背静脉三条,系三焦经瘈脉穴的三个分支点,所以在耳背刺血治疗一般眼病,甚为有效。点刺放血治疗结膜炎,可有清热散邪、活血通络的作用。如果能够在耳背刺血更好,因为耳背刺血出血量比较大,有效而简单。如果耳背青筋血脉不明显,也可以在耳尖刺血,耳尖极易出血。

我们再来看看眼睛的五行,关系到治疗。眼睛红是眼白的部分被旁边的火克过来了,火克金。我们知道眼睛有五轮,眼皮是肉轮,跟脾土有关系;两边的眼角红红的,是血轮,跟心有关系;眼白叫气轮,跟肺有关系,眼白变红了,就是旁边的火克金了,所以为什么老师说扎驷马上中下,补肺气,健肺就清火了。发青的地方就叫风轮,跟肝有关系;黑的地方,瞳孔,叫水轮,跟肾有关系。每个地方都有太极,一处一太极,一处一五行,眼睛亦有一太极及五行。

十四经效穴方面,常取肝经之行间穴。陷谷透涌泉治眼红也有效,因为足阳明经脉和它的经别、经筋均分布到眼眶下部,网维于眼胞。取输穴陷谷能通上达下,以疏泄经络之风热湿邪,结合透刺肾经之"井"穴涌泉,可使清热泻火之功更著,此确有扶正祛邪和疏调经气之功。

四、目干涩（干眼症）

"干眼症"是眼科门诊相当常见的疾病之一,症状包括眼睛干涩、眼容易疲劳、想睡、眼痒、异物感、灼热感、眼皮紧绷沉重、分泌物黏稠、怕风、畏光等。有时眼睛太干,基本泪液不足,反射性刺激泪腺,使泪液分泌而造成常常流泪之症状。近年来,由于长时间专心开车、一直盯着看电视、打计算机而减少眨眼次数,长时间在冷气房工作,此症有日益增加的趋势。

临床常用选穴

1. 针明黄有效。

2. 光明(复溜)甚效。

3. 木穴效果很好(维杰特殊经验)。

十四经效穴:睛明。

【解说】

眼睛干涩,这里给大家举几个穴位:明黄位于大腿肝经上,为治肝要穴,能治多种眼病。

光明穴也很好,本穴与肾经复溜同位,复溜为肾经母穴,补肾作用甚强,能补水润木,又在筋骨之间,能肝肾两治,治眼病甚效,故称"光明"。

木穴治疗眼泪多特效,能双向调整,也治疗眼干。我们知道手阳明大肠主津,往外流的水分是跟大肠有关,所以止汗、发汗都要扎合谷,流鼻涕是往外流的津,眼泪也是往外流的水分,所以木穴能治眼泪多、手汗、鼻涕,这些都是往外流的津,配合光明更好。

膀胱经的睛明为眼科要穴,具有疏风泄热、通络明目的作用,对一切目疾皆有疗效。针入睛明,起针可见立刻流泪,眼睛湿润。

五、溢泪（迎风流泪）

迎风流泪是眼科常见病,属溢泪范畴,是泪腺分泌功能异常的一种表现。也有部分泪道通畅,眼睑及泪点位置正常而溢泪的,其机制尚待探讨。中医学认为肝开窍于目,其液为泪,溢泪多为肝虚而致风寒入络之证。

（一）董师原书设穴

眼迎风流泪	55. 花骨一穴

【解说】

花骨一穴系一穴组,由四个单穴组成,位于足底,第一穴距离蹬趾、二趾趾间合缝五分,又五分为第二穴,再五分为第三穴,到了第四个的时候,因为有个下坡,看照片是五分,其实是八分。第一穴适与行间穴相对,第三穴适与太冲穴相对,主要针一二穴即可。

本穴组是治疗眼病及眼周病专穴,因与脚背肝经之太冲、行间及其前后相对应,主治类同。

（二）临床常用选穴

1. **木穴**。

2. 太阳。

十四经效穴:睛明。

【解说】

迎风落泪,我都用木穴,非常有效,但是老师书上没写。这很奇怪,老师为什么用比较痛的花骨一穴,我用木穴非常好,这就是改进。

木穴为掌面常用穴位之一,对于眼睛发干、眼易流泪、手汗、感冒、手皮发硬等皆有疗效。主要系由于大肠主津,其次肝与大肠通的理论,又肝开窍于目。

膀胱经的睛明为眼科要穴,具有疏风泄热、通络明目作用,对一切目疾皆有疗效。可配攒竹治疗迎风落泪、目眦痒痛。

六、两眼睁不开（上睑下垂）

眼皮无力抬举,睁不开,叫做眼肌无力症,与脾虚有关,用"以肉治肉"及"以肉治脾"的体应(五体对应)原理来治疗,效果很好,因为此疾患来自肌无力,与肌肉及脾胃有很大的关系。

（一）董师原书设穴

眼皮发酸	66. 火菊穴

【解析】

老师没有提到两眼睁不开，只提了个眼皮发酸。眼皮发酸是眼皮睁不开的轻症，主要是眼皮的病。

老师针火菊穴有效，火菊穴即脾经的公孙穴，公孙穴为脾经络穴，脾胃相表里，为治疗脾胃病之要穴，脾胃主肉，针公孙穴能脾胃双治，又公孙穴治疗额头痛特效，对应于上眼睑部位，因此不论从经络、五行、对应来看，治疗上睑下垂、眼皮难抬，确有特效。

（二）临床常用选穴

1. 针光明、人皇。

2. 针三叉三、火菊，即可睁开（维杰特殊经验）。

3. 针门金特效（维杰特殊经验）。

【解说】

治疗上睑下垂、眼皮难抬，我用三叉三配火菊，颇有效。但后来我都用三叉三配门金比较多，非常有效，三叉三配门金是我的"眼睑杨二针"。

眼皮无力抬举，与脾气虚有关，应用与土金有关之穴位最佳。我最常用**门金穴**治疗，本穴称门金，此"金"与"肺、大肠"及"气"有关，本穴在胃经上，胃经属土，则本穴土金两治，脾肺并补，本穴相当于输穴，输主体重节痛，治疗沉重无力之病疗效甚佳，又本穴能治疗太阳穴偏头痛特效，亦系对应于上眼睑部位之故，因此不论从经络、五行、对应来看，门金治疗上睑下垂、眼皮难抬，确有特效。

其次是三叉三穴，本穴为五官病常用要穴，此穴位于坤卦位置，有补脾之作用，董师亦认为如此。本穴能治疗疲劳，眼困嗜睡难睁，以对应而言，荥穴对应于五官面目鼻喉，三叉三穴对应于眼面部，可治疗眼睑病变。

再次是**火菊穴**，火菊即脾经之络穴公孙贴骨进针，能健脾络胃，且太极对应于前额及眼部。余用治疗眼皮下垂甚效。

以上3穴，有针感后嘱患者揉摩眼部，并尝试活动睁眼，再留针30分钟，每5分钟运针1次，反复行提插捻转手法，并轻揉眼部，仍嘱患者练习活动睁眼。

曾经治过一位女士，来诊时瘦得像个竹竿一样，要用手掀起眼皮跟我说话，她说她减肥减得太过分以后，眼皮就掉下来了，我说:哦，减肥伤到脾了。眼皮跟脾有关，因为它包藏着眼睛，就如土包藏万物一样。我就扎了三叉三，又扎了火菊。火菊与门金是平行的,都可以治疗眼睛、头痛,所以门金治偏头痛,火菊(公孙)就治前头痛,它们也都治得到眼睛。

她再来时,眼皮拉起来可以稍微停一下,又掉下去了。她过去不拉着眼皮不行,一放就掉,第二次我用三叉三配门金,她就可以张开不掉下来,但是一闭眼又抬不起眼皮了,一闭眼就要用手掀拉才能抬起来。再扎一次,下次再来,基本已经好了,就只针了三次。她自减肥以后,眼皮掉下来已经三个月,看了很多医生好不了,到我诊所三次就好了。

轻微的、一般的眼皮睁不开,就这样扎。如果是重症肌无力,不单是眼皮抬不起来,全身都没有力气,治疗就不是这么简单了,因为它属于中气不足,要以肉治肉、以肉健脾,扎肉比较多的地方,比如驷马上、中、下。

七、散　　光

患有散光的人阅读文字时会有困难,不论对象远近都难以看清细节,其角膜往往是椭圆形而不是圆形的,这会导致屈光不正,光线进入眼睛后发生扭曲,致成像模糊。散光的病因不明,一般认为与遗传有关。

(一)董师原书设穴

眼散光	22. 中白穴(鬼门穴)、下白穴;77. 天皇副穴(肾关)、光明穴

【解析】

轻度眼散光,中白穴很有效,中白透下白更好,两穴都在三焦经上,透过三焦与肾通,能补肾明目。天皇副穴(肾关)配光明穴也不错,是一组治疗弱视的有效配伍。

(二)临床常用选穴

1. 针中白有效。

2. 肾关、光明有效。

【解说】

散光,中白穴非常好,透过三焦与肾通,能补肾明目,再配肾关、光明,就更有效。曾经治过一个年轻人,有 50 度的散光,他要去考警察学校,怕考不过,考前三天就来扎针。我就扎中白配肾关、光明,扎了两三次,他就考过了。

八、眼球歪斜及复视（视一为二）

（一）董师原书设穴

眼球歪斜	77. 天皇副穴（肾关）

【解析】

董老师讲的眼球歪斜是指"斗鸡眼"，小孩眼睛只看中间。针天皇副穴（肾关）有效，老师常用肾关配光明治疗此症。

（二）临床常用选穴

1. 肾关配光明
2. 针下三皇有效。
3. 太阳穴点刺出血极有效（维杰特殊经验）。

【解说】

董老师讲的眼球歪斜是"斗鸡眼"，用肾关配光明。注意，如果是复视，就不容易治了。不少人复视，看东西就是两个。一般来说，我们往左看，两个眼睛都会一起转，往右边也一样。如果其中有一对神经麻痹了，这个眼睛转，那个眼睛不转，就看两个了。你叫他闭起一个眼睛看，就没问题，闭另一个眼睛看，也没问题，两个眼睛一起看，因为它们不同时对焦，就有两个影像。开车干什么都不行，因为不能闭着一个眼睛干活，这种情况，扎针 10 次都不如在太阳穴刺血 1 次。未放血前，试着把手指从两眼中央往两边移动，指头稍微离开中央一点点，眼睛就看两个了，两边都没有办法看了。如果在太阳穴刺血，刺过血后，手指头离开眼睛视角中央再远些，才看成两个。可以隔一星期再在太阳穴刺血，能看的范围就越来越大，太阳穴刺血几次，看东西就可完全恢复正常了。

九、青　光　眼

青光眼的名称，系来自罹患此病者以光线照射，可见瞳孔有青色之反光而得名。急性青光眼的病人会有头痛，呕吐，视力模糊，看灯光有虹晕等症状。

早期，人们认为眼压高就是青光眼。一般正常的眼压是在 10～20mmHg 之间。目前青光眼的定义一直在更新，有的人眼压正常，但是视神经已经萎缩，视野造成缺损,而有的人眼压高于正常,但是他们的视神经可能一辈子都没问题。眼压高低只是一个风险因素,而非诊断青光眼的必要条件。降低眼压多半能阻止或减慢病程的继续恶化。但对于已受损的视神经纤维,则无法再生。

临床常用选穴

1. 针下三皇、光明,有卓效。

2. 火硬、火主甚效(维杰特殊经验)。

3. 耳尖和耳背放血,严重时可以在太阳穴放血(维杰特殊经验)。

【解说】

治疗青光眼,针火硬很好,该穴紧邻行间,作用类同。行间是木经的火穴,即肝经之子,在此可以泻肝,功用相当于龙胆泻肝汤,因为青光眼一般都跟肝阳上亢、肝火旺有关系。

以火硬扎针为主,可以配火主倒马针。也可以用火硬配光明、肾关。

下三皇最主要的是肾关,肾关、光明、火硬配伍,然后在耳尖点刺,效果不错。配合在耳尖刺血更好,严重的可以在太阳穴刺血,很快就能见效。

治疗眼睛要叫病人转眼球,顺、逆时针转,用的就是动气针法。

十、飞 蚊 症

飞蚊症是一种因光线将玻璃体上的浮游物投影在视网膜上的病症,正式名称为玻璃体混浊,中医称为云雾移睛。

当人开始老化时,因为玻璃体的退化变性,逐渐混浊,造成浮游物漂浮在玻璃体当中,当光线将这些浮游物投影在视网膜上时,随着眼球的转动而移动,就好像有蚊子在眼前干扰视线一样,故称为"飞蚊症"。

现代社会,年轻人常看手机也容易导致飞蚊症。

临床常用选穴

肾关、光明。

【解说】

飞蚊症,就是针肾关、光明。本病偏虚证,青光眼偏实证,但都可以针这两穴,也可以在耳尖点刺。扎针以后,还要让患者转眼球,否则效果较差。

十一、其他眼病

董师原书设穴

眼发黄	11. 眼黄穴
白内障	66. 水相穴、水仙穴；77. 光明穴
怕光	55. 花骨一穴
眼球突出	66. 一重穴、二重穴、三重穴
眼球痛	77. 四花中穴、四花副穴；88. 上九里穴

【解说】

我们看其他眼病的治疗。

眼发黄，就针眼黄穴。本病多为脾湿所致，或为黄疸，或为便溏，皆易见眼黄之症。本穴在小肠经上，小肠为分水之官，主湿。"脾与小肠通"，脾能祛湿，其理与腕骨穴之祛黄同理，腕骨穴为历代治疗黄疸第一要穴（见《通玄指要赋》《玉龙歌》《玉龙赋》），亦在小肠经上，亦能祛湿。

白内障的治疗，老师写了水仙、水相、光明，就是补肾。水相就是太溪，为肾经原穴，肾经虚实皆可调治。水仙在太溪下面，跟水相倒马，也是补肾。光明穴就是复溜，为肾经母穴，也是补肾。

我治白内障基本上是肾关配光明，或肾关配太溪，轮流针。或者肾关、光明、太溪一起用。复溜、太溪两穴一起倒马并用，补肾非常强。再配合肾关，这样治疗白内障，还是不错的。

不过现在白内障都不太找中医了，因为西医的激光一下就解决问题了。我们去乡下有些偏远的地区，还是可以扎针的。洛杉矶因为阳光很强，开车要戴太阳眼镜，那些不爱戴眼镜的人就很容易患白内障。

怕光，也针花骨一穴，本穴是治眼病专穴，可治多种眼病，其原理前面已经做过介绍。

眼球凸出，针一重、二重、三重，因为本病多半是甲状腺的问题，这三个穴可以治甲状腺肿大，经过一段时间治疗，甲状腺改善，眼球也就回去了。前面介绍过一个例子，我当年治过一位女士，眼球凸出，因为是甲亢引起的，经过扎针治疗以后,眼球就完全平复了,看不出来了。

眼睛痛,有很多穴位可以扎,老师虽然写了上九里,我们很少会用它。我多半就在耳尖点刺,针太冲。因为太冲是肝经的输穴,眼睛跟肝有关系,"输主疼痛"。如果用四花中穴,就用三棱针放血。耳尖刺血治眼球痛也很不错。很多结膜炎、角膜炎的人眼睛也会痛,在耳尖刺血效果很好。

第二节　鼻　病

一、鼻干及流涕

临床常用选穴

1. 针驷马穴。

2. 针木穴(维杰特殊经验)。

【解说】

我们看鼻子病,老师最常用驷马穴来治各类鼻病。治疗鼻干症,也是用驷马,我用木穴很好。流鼻涕针木穴可以立止涕流,鼻干针木穴也很好。就如同刚才讲的,眼泪多、眼干都可以扎木穴,这是双向调整。木穴是治五官病一个很重要的穴位,它治眼病因为它属木,跟肝有关系。它治疗鼻子病因为在大肠经。

木穴有两穴,我只取下穴,只扎一针就很有效。倒马时两三针一起用,有时是为了不失去穴位的准确性,但若扎得很准,一针就可以了。若是扎不准,那就要两针,有点"宁失其穴,莫失其经"的意味在。有时两穴并用,也在于加强疗效,若一针很有效,我就不再狭小的空间多取一针,当然也有减少疼痛的意思在。

木穴治疗感冒流鼻涕、鼻塞,非常有效,可针对侧的木穴一针。但是要注意,治疗之前,一定要让患者把鼻涕擤干净,扎完以后,鼻涕马上就没有了。

二、鼻　塞

鼻塞是临床上常见的一种症状,可见于多种鼻病,如急、慢性鼻炎,急、慢性鼻窦炎,鼻部肿瘤等。一些呼吸道疾病如感冒、流行性感冒,急、慢性支气管炎等亦可引起鼻塞。本病常伴有流涕、嗅觉障碍、头痛、头昏等其他症状。

临床常用选穴

1. 侧三里留针半小时,亦有效。

2. 火腑海亦有效。

3. 针门金亦有效(维杰特殊经验)。

4. 木穴有效(维杰特殊经验)。

5. 感冒鼻塞,针肩中,有卓效(维杰特殊经验)。

6. 驷马穴亦有效。有时加针内关或通山、通关可以提高疗效。

【解说】

能治鼻塞的奇穴很多,侧三里、火腑海,有效,都是早期用的,后面强调我个人特别的经验,就是我最常用的。

木穴治鼻塞最简单,感冒鼻塞我用木穴;一般的鼻塞可能有鼻炎之类的,门金很好;但再严重的,肥厚性鼻炎,长鼻息肉就要扎驷马了。

肩中治一般的鼻塞也很有效,为什么?肩中在肩膀的正中央,肩膀手躯顺对就对应到头部,肩膀的中央就对应到面部的中央鼻子。所以肩中治鼻塞特效,因为它肉多,能够补气。

治疗鼻塞,就这几针:**门金**、**木穴**、**肩中**。

关于不闻香臭,几年前我治疗一个教授,他本来是治别的病,后来提起来他从小就不闻香臭,是被他妈妈打了一巴掌以后就这样了,我就针驷马,偶尔会用迎香作特效牵引。他扎了几次以后,跟我讲:哎哟,我闻到汽车排烟味,好臭。我说:恭喜。

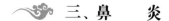

三、鼻　炎

董师原书设穴

鼻炎	11. 指驷马穴;33. 火腑海穴、天士穴;44. 分金穴(特效针);88. 驷马中穴、驷马上穴、驷马下穴;1010. 马金水穴、马快水穴

【解析】

鼻炎的种类很多,驷马穴对于各种鼻炎都能治。当年老师的名片就印了包医各类鼻炎,后来一看,病人来了,针的就是驷马上、中、下穴。老师治鼻病最主要的就是这三个穴。

指驷马穴在大肠经上,与肺相表里,本穴之作用同足驷马,唯功能略小,但取穴方便。

地士穴与孔最穴位置相符,孔最为肺经郄穴,治肺经急症及哮喘疗效本佳,治鼻炎效果亦佳。

火腑海穴与手三里位置相合,穴在大肠经,大肠与肺相表里,故治呼吸系统诸病。该处肉多,肉多之处便能调治脾胃,有补气作用,道理与肩中及搏球类同。

分金穴,老师说是鼻炎及喉炎之特效针,穴位在肘上,与尺泽穴邻近,亦属肺经,有肺经合穴类同作用,因此治疗感冒、鼻炎及喉炎有卓效。

马金水穴位置在小肠经之"颧髎"下一分半,与颧髎主治功用相同。本穴之先天卦位为坎卦所在,后天卦位为乾卦所在,能理肺肾之气,可治鼻炎。

鼻炎种类很多,有肥厚性长息肉的,有萎缩性不闻香臭的,有流臭脓鼻涕的,也有过敏性鼻炎,冷气一开就喷嚏不止,衣服少穿两件,天气一冷就打喷嚏的。有的往左边睡右边塞,往右边睡左边塞,轮流塞鼻子的。无论什么鼻炎,就针驷马。

下面对几个鼻炎再详细探讨一下。

过敏性鼻炎

过敏性鼻炎是临床常见病,发作时打喷嚏、鼻痒和流清涕,早晚遇风寒发作尤甚。本病多与过敏体质或接触粉尘等致敏原有关。

中医认为鼻为肺窍,若肺气不足,卫外不固,风邪入侵,则鼻窍失司,鼻痒、鼻涕、喷嚏俱作。滞病日久,必影响脾肾功能,若肾气虚衰,气不摄津则本病反复发作。

（一）董师原书设穴

敏感性鼻炎	1010. 正本穴

【解析】

治疗敏感性鼻炎,老师虽然写了正本穴,但未见其用过,一般都是以针驷马穴为主。

（二）临床常用选穴

1. 针驷马有效。

2. 木穴（维杰特殊经验）。

3. 大白、火主（维杰特殊经验）。

4. 驷马穴亦有效。有时加针内关或通山、通关可以提高疗效。

【解说】

过敏性鼻炎，遇冷即发，木穴有效，可以立止流涕及鼻塞。**大白、火主**，是开四关，大白（即三间穴稍前贴骨）相当于大肠经输穴，大肠经循经鼻旁，火主（即太冲穴稍后贴骨）相当于肝经输穴，肝经从鼻腔内部通过。两穴一治鼻外，一治鼻内，合用治鼻病甚佳。可以配迎香做牵引更有效。驷马配迎香也可以。迎香素为治疗鼻病要穴、效穴，加迎香牵引还有双治疗作用。

鼻炎不纯粹是肺的问题，中医有一句话说"心肺有疾，则鼻为之不利"，有的时候加一针能够清心的，效果更好。驷马加通关、通山治疗鼻炎，可以提高疗效，尤其是治慢性鼻炎。

鼻蓄脓症（鼻渊、鼻涕倒流）

慢性鼻窦炎多由急性鼻窦炎屡发不已所致。中医学称为"鼻渊"，因风寒犯肺，肺失清肃，肺热或肝胆火旺，移热于上而成。以鼻塞头痛，脓涕而不闻香臭为主要症状。每因感冒复发，流腥臭黄涕是其特征。

临床常用选穴

1. 木穴（维杰特殊经验）。

2. 驷马。

3. 大白、火主。

十四经效穴：合谷、太冲开四关，配曲池更好。

【解说】

鼻蓄脓，跟流鼻涕一样，用木穴有效，针驷马也很好。我用合谷、太冲开四关，或是大白配火主。鼻涕倒流常是鼻涕从喉咙进去了，和鼻蓄脓治疗方法一样，我用小柴胡汤合桂枝加葛根汤非常有效，针大白配火主，及合谷配太冲就有点疏肝的味道，也有点柴胡汤、逍遥散的意思，配曲池更好，这是十四经的针法。

董氏奇穴就是驷马配木穴,治疗鼻涕倒流、鼻蓄脓。

四、酒 渣 鼻

临床常用选穴

1. 正本用三棱针或七星针点刺出血,数次即愈。

2. 背部脾俞、胃俞点刺出血亦有卓效。

【解说】

酒渣鼻就是整个鼻子红红的,像草莓一样,鼻子可以看到一个个小坑,也好像喝了酒,事实上饮酒多的人也容易得此病。最好用七星针或者三棱针来敲打,流出点血就会有效,或者在背后的脾俞、胃俞点刺出血,主要因为是脾胃有热。

五、流鼻血(鼻衄)

鼻衄是临床常见的一种症状,可发生于任何年龄及季节,原因可分为局部和全身两大类,除鼻科疾病、血液病外,钩端螺旋体、急性肾炎、感冒等疾病,以及维生素 C 或 K 的缺乏等,亦可出现鼻衄。

轻者仅涕中带血,重者可出血不止,引起贫血和出血性休克。中医学认为肺气通于鼻,足阳明之脉起于鼻之交频中,如肺胃热盛或木火刑金,上迫肺窍,均可导致血热妄行而发为鼻衄。鼻衄多属心火、胃火、肺火所致,少数病人可由正气亏虚、血失统摄引起。

(一)董师原书设穴

鼻出血	22. 腕顺二穴;44. 肩中穴;77. 搏球穴

【解说】

流鼻血,肩中穴甚效。肩膀手躯顺对就对应到头部,肩膀的中央肩中,就对应到面部的中央鼻子。所以肩中治鼻塞特效,也治流鼻血特效,因为它肉多,能够补气收摄。

针搏球穴止流鼻血的道理,与肩中穴类似,肉多,能够补气收摄。而且肩中与搏球皆为块状肌肉,属筋,应肝,肝藏血。

腕顺二穴邻近小肠经原穴腕骨,能补肾,治肾虚之牙痛、眼痛,尚用治耳鸣、重听,亦为五官病常用穴位之一。腕骨为治黄要穴,余常用治疗黄疸之栀子柏皮汤治疗流鼻血。用腕顺二穴(或腕骨穴)道理类同。

（二）临床常用选穴

1. 针肩中立止。

2. 针火主穴有效。

3. 针六完穴有效。

十四经效穴:行间穴。少商刺血。

【解说】

治疗流鼻血,针肩中立止,已在刚才说明。另外,火主是肝经的穴位,肝主藏血,所以在火主扎针有效。

六完是可以止血的一针,也不错。

十四经效穴取足厥阴肝经之荥穴行间,荥穴有清虚热、育阴血的作用。凡肝经实证、热证,皆可取行间治之,而鼻衄之患,多因肺胃热盛或木火刑金所致。行间穴能降肝气,使相火下行,血随之而下,则鼻血即止。

第三节　耳　　病

一、中　耳　炎

聤耳,现代医学称为急性中耳炎,尤以小儿易得,运用针灸治疗该病,在《针灸大成》《医学纲目》中均有记载。多因风火湿热、肝胆火盛上冲于耳所致。

临床常用选穴

1. 外踝四周散刺出血。

2. 制污穴点刺出血。

【解说】

我们看耳朵的病变。中耳炎,就是耳朵流污水,小孩比较多,一般来讲,老师在外踝四周点刺,其实外踝点刺是有道理的,因为外踝是少阳经循行所过,耳朵也是,手足少阳绕耳朵、至耳朵。

后来我发展用制污穴刺血,一样很好,那就方便很多。如果病太久了,可以在制污刺血,也可以在外踝刺血。中耳炎有时候缠绵难愈,扎针确实很有效。

二、耳内胀

临床常用选穴

1. 曲陵、中白穴。

2. 三叉三穴(维杰特殊经验)。

3. 水曲穴、中九里穴。

十四经效穴:中渚、临泣、风市。

【解说】

耳朵胀的话,我们可以在曲陵、中白扎针。最主要还是针三叉三,耳朵发胀可以当耳鸣来治,三叉三进针会透过中白,中白是治疗耳朵很好的穴位。其他如水曲穴(与胆经的足临泣同位置)、中九里(与胆经的风市同位置),这几穴治疗耳朵都很好。

三、耳鸣

耳鸣是常见的听觉异常症状,患者自觉耳内作响,自己听到耳内或脑内发出声音,或如蝉声,或如潮涌,但其周围无相应的声源,而且越安静,感觉鸣声越大。通常分自觉性耳鸣和他觉性耳鸣两种,以自觉性耳鸣最为多见,是较难治疗的一种病症。

(一)董师原书设穴

耳鸣	11 指驷马穴;22 灵骨穴;55 花骨一穴;88 驷马中穴、驷马上穴、驷马下穴

【解析】

耳鸣是个大病,表面看起来很难治,掌握了原理就不难。董老师治耳鸣,取手上的指驷马、脚上的驷马都有效,基本上都从补肺着手。灵骨穴可以补肺,又可以补肾。在蹬趾的花骨一穴根据太极全息,偏于治疗五官,能治耳鸣。

基本上,老师治耳鸣以驷马及灵骨为主。用驷马是有道理的,因为本穴能益气升阳,年轻人的耳鸣可以考虑用驷马。老年人用驷马,再加用灵骨较好,灵骨能益气补肺,还可以补肾。

临床观察董老师治疗耳鸣 10 例,最常用灵骨(7 例)、驷马(3 例),强调益清升阳,补肾。

（二）临床常用选穴

1. 针驷马穴,无名穴(外踝周围)泻血。

2. 驷马、肾关穴。

3. 驷马、灵骨穴。

4. 中九里穴(维杰特殊经验)。

5. 三叉三穴(维杰特殊经验)。

6. 中白穴(维杰特殊经验)。

7. 腕顺一、二穴(维杰特殊经验)。

十四经效穴:风市、临泣、中渚。

【解说】

治疗耳鸣,我早期也用驷马,并且配合在外踝刺血,或者用驷马配灵骨。

后来我发展出用腕顺一、二治耳鸣,此两穴在手太阳经的荥、输穴之间,因为手太阳经至目锐角,却入耳中,荥、输穴在太极全息中对应五官。

之后又发展出中九里(与胆经风市同位置)特效,中白(邻近三焦经的中渚)特效,就构成了"耳鸣杨二针",以后又发展出水曲(与胆经临泣同位置)也特效,这三针一起扎,治疗耳鸣很好,也可以分两组轮流针刺。这几针可以补肾,也能益气,都是手足少阳的腧穴,少阳经环耳入耳,经络与耳有密切关系。

处方用药,我将耳鸣分为两大类。老年人,多是肾亏为主,要用耳聋左慈丸,就是六味地黄丸加五味子、磁石,因为在少阳,我们可以加柴胡为引药入耳,加石菖蒲开窍,治疗老年人的耳鸣很好。若是年轻人或中年罹患耳鸣,我以益气聪明汤为主,方子里升麻、党参、黄芪都有,还有葛根。我用益气聪明汤,会加柴胡、石菖蒲,很有效。这两个方子,我已用了三十多年,治愈了不少耳鸣。

其实只扎针,就颇有效了,手上的中白(就是中渚),下面的水曲(就是临泣),中间的风市(就是中九里),这三针非常好。也可以不针中渚,取三叉三就会透过中白,更好。

不论用哪一组针,都可加听会做牵引,也是加强治疗。《百症赋》说:"耳中蝉噪有声,听会堪攻。"针刺听会不可过深,亦不宜做大幅度提插手法,以免刺伤血管、神经。

四、聋 哑

(一)董师原书设穴

| 耳聋 | 22. 灵骨穴;55. 花骨一穴;88. 驷马中穴、驷马上穴、驷马下穴 |

【解析】

聋哑不好治,老师的取穴跟治疗耳鸣差不多,也是灵骨、驷马上中下。

(二)临床常用选穴

1. 驷马穴六针同下,配合三重穴放血。

2. 总枢穴点刺出血。

3. 针失音穴。

【解说】

我们可以用驷马上中下穴,配合三重刺血,或配合总枢穴刺血,加强帮助治疗聋哑。失音穴治一般的喑哑有效,也可以做辅助针。针灸治疗轻度的聋哑有效。

第四节 口 齿 疾 病

一、下颌骨痛(口不能张、颞颌关节紊乱症)

下颌骨痛,口不能张,即咀嚼肌痉挛,或称颞颌关节功能紊乱症、弹响关节,是一种常见的关节疾病,也是口腔科常见的综合征。系咀嚼肌平衡失调,及局部关节组织部分之间运动失常,而使咀嚼肌突然发生痉挛收缩,患者下颌关节运动受限,张口困难,张、闭口时关节发生弹响或杂音,局部疼痛,咀嚼、讲话,晨起后张口疼痛尤甚。面部咀嚼肌隆起,按之坚硬,在患处常有压痛点。偶可伴有头痛、头昏、耳鸣等其他症状。属中医学痉证范畴,其病因主要是由于咬物或关节活动不慎,外受风寒湿邪所致。

（一）董师原书设穴

下颏痛（张口不灵）	66. 火硬穴

【解析】

我们看下颌骨痛,张不开嘴巴,这个病很多,很多人常常不止是嘴巴张不开,有时一咬硬的东西两边的下颌骨就痛得不得了。病情严重的,张不开嘴巴,只能喝汤。老师就只用了一个火硬穴,本穴位于足厥阴肝经,在肝经之行间穴后五分,依据中太极,行间对应于眼,太冲对应于咽,则火硬穴介于两穴中间,对应于颞颌,且肝经"从目系,下颊里,环唇内",与咀嚼肌颞颌关节亦有关联,又肝主筋,善治痉挛病变,因此治下颏痛、张口不灵甚效。

（二）临床常用选穴

1. 针火硬,配解溪效果更佳。

2. 耳背点刺。

3. 太阳穴点刺尤佳（维杰特殊经验）。

4. 火主或门金皆甚效。（维杰特殊经验）。

【解说】

早期我也用火硬,还配解溪,效果还不错,后来我研发更好的,就不再这样用了。之后我用火主跟门金,这两针非常特效,是我的"颞二针",一针门金,一针火主,可以左边针门金,右边针火主,也可以右边针门金,左边针火主,轮替。

这两穴为什么有效?先说火主,因为肝经绕嘴一圈,所以嘴巴的张动跟肝有关系,但是这个又影响到骨头,所以针太冲不行,一定要针火主,火主往后贴骨,比火硬要好。

门金更好,为什么呢?胃经也绕嘴一圈,绕的是嘴巴外面,肝经绕嘴巴里面,门金在胃经上,胃经从嘴巴过来沿着下颌骨往上到达太阳穴,基本上经过颞颌关节,这是骨头的病,所以针陷谷还不行,陷谷要再往后贴骨,就是门金了。这样门金和火主两针一起用,既治到嘴里面,又治到嘴外面,还能治到更远的颞颌关节。我治疗的病例很多,有的患者来的时候只能喝流质,嘴巴只能张到小指头那么大,针个两三次,就能进两个指头了,再针个两三次,就可以啃玉米、吞水饺了。

严重的病例,就要在太阳穴刺血。1989年我治疗一例口腔癌,患者嘴巴连张到小指头那么大都很困难,只能微微张开嘴,喝流质,他是个警察,经常嚼槟榔,槟榔里面都夹着石灰,有一个大的缺点,就是容易导致口腔癌。患者嘴里面的黏膜都白斑化了,两边的颊骨都跟着硬了,张不了嘴。进食时如果汤里面有一两粒胡椒,他就受不了,因为他的口腔内膜很薄,受不了一点辣。这位先生来时,我就先给他扎针,效果不是很好,我就在他太阳穴刺血,然后在肘弯也刺血,肘弯刺血时,喷得很高,刺血后一个星期,他就可以微微地伸进一个指头,一个星期后,我又在他的太阳穴刺血,就可以伸进两个指头,第三次刺血后就可以吞水饺了。我还叫他买淡竹叶当茶喝,可以清火,前后治了将近三个月,状况就很好了,里面的白斑也慢慢变红了,从1989年到现在快30年了还健在。

为什么太阳穴刺血这么有效?太阳穴系经外奇穴,为足少阳及足阳明交会之处,又有手太阳及手少阳经脉分布于周围,阳明过颊及额颐,少阳亦循颊并主骨,对于颞颌关节紊乱症极为有效。新病多属风,或为风热,或为风寒,刺血皆能散之,若系久年病变,《内经》说:"宛陈则除之。"久病入络,用三棱针点刺出血能起到疏风通络、祛邪散滞之作用,重病入血分,则更非刺血不足以速愈或根治。

或许有人会问太冲与陷谷一起用,不会相克吗?我们知道肝经属木,会克脾胃(土),这是一般说法,若是针了太冲,再针脾胃的穴位,难免会克伐,但若针的是陷谷或稍后贴骨的门金,可以与太冲或火主对用,太冲穴往后贴骨就是火主,太冲(或火主)跟陷谷(或门金),一个是木经的土穴,一个是土经的木穴,两个穴位的穴性有类同的地方,这叫同气相求,就不会克伐。

又如,以鱼际配内关能强心治肺定喘,鱼际属肺经,内关属火经,冲不冲突?答案是不会冲突,因为鱼际是肺经的火穴,有火性在,这样同气相求就不会冲突。

二、舌 下 肿

临床常用选穴

1. 针侧三里、侧下三里有效(可于金津、玉液点刺出血,效果更佳)。

2. 耳尖点刺出血。

【解说】

舌下肿硬针侧三里、侧下三里有效,这两个穴,老师原是用来治疗牙痛、面麻的。舌下肿还可以在耳尖点刺,但是最直接的,就是在舌根下的金津、玉液对着青筋刺血。

三、口内生疮(口腔溃疡)

口疮,中医称为口舌生疮,以口舌糜烂为临床特征,发病机制为阴虚火旺或心、胃之火偏盛,治疗需泻心火。

(一)董师原书设穴

舌疮	88. 明黄穴、天黄穴、其黄穴

【解析】

口内生疮(口腔溃疡),老师写的是明黄、天黄、其黄一起用针。口疮,多与阴虚火旺或心、胃之火偏盛有关。这三穴透过调整肝脾之作用,能补阴血,治阴虚火旺口舌生疮。

临床观察,老师常以上、下唇穴刺血,治唇烂疼、口内生疮。

(二)临床常用选穴

1. 四花中点刺,针四花上。

2. 上唇穴、下唇穴点刺。

3. 太阳穴点刺。(维杰特殊经验)

4. 耳尖点刺。(维杰特殊经验)

5. 手解穴。

6. 三叉三穴。(维杰特殊经验)

十四经效穴:大陵(火经土穴,心脾两治)。

【解说】

口舌生疮,多跟心脾火旺有关,治疗需清胃火,可以在四花中点刺,再扎四花上。三叉三紧邻手少阳三焦经之荥穴液门,荥穴清火甚佳,能治疗多种五官疾病,如口腔炎、口角炎、唇炎、舌炎、口腔溃疡等。手解穴就是心经荥穴少府,能清心火,治疗口舌生疮也有效。

在上唇、下唇刺血最好,两穴就在膝盖上下,治疗范围包括嘴唇的外面、里面。这两穴除了治疗口唇病有效,也可以治疗阴唇病。因为上下都是相对的。

有些人口疮多年,在耳尖或太阳穴点刺,很快会好。此病多半是心脾火旺,因为心开窍于舌,脾开窍于唇,在耳尖点刺可以加强清心火。手解穴也可以。

治疗口疮就是上唇、下唇刺血,或者耳尖刺血,扎针大陵。十四经最常用大陵,此穴就在手腕上,是心经土穴,可以心脾两治。

四、牙 痛

牙痛是临床上常见的症状,常见于各种牙病,如龋齿、牙髓炎、牙周炎、冠周炎等。其原因有牙齿本身、牙周组织、附近组织疾病引起的牵涉痛、三叉神经痛,全身疾病引起的牙痛等。其临床表现以牙痛为主,遇冷、热、酸、甜等刺激则疼痛加重,可伴有牙龈肿胀或出血、龈肉萎缩、牙齿松动、颈淋巴结肿痛,以及发热、食欲减退等症状。

(一)董师原书设穴

牙痛	11. 浮间穴、外间穴;55. 花骨一穴;77. 四花上穴、四花外穴、侧三里穴、侧下三里穴
牙齿酸	22. 下白穴

【解析】

牙痛老师写了很多穴,侧三里、侧下三里是老师是最常用的,或者扎浮间、外间,为什么?浮间、外间就相当于大肠经的二间穴,大间、小间也有效。

十四经治疗牙痛,常用大肠经的二间穴,因为二间是大肠经的荥穴,就在食指本节前内侧陷中。在手食指根部桡侧,握拳时在第二掌指关节前下方之凹陷处是穴。大间、小间、外间、浮间,这几个手指的穴位,都在食指根部至指尖的指节上,相当于荥穴,荥穴善于清火,可以治疗牙痛。因为大肠经先从下面上来,所以下牙痛我们取大肠经。大间、小间、外间、浮间,治疗下牙痛疗效较好。

胃经从上面下来,先经过上牙,所以上牙痛我们多半取胃经,扎四花上有效,针侧三里、侧下三里很好。四花外穴可扎针,也可刺血。

牙齿酸取下白穴,跟肾虚有关,下白贴骨取穴,且位于三焦经,透过三焦与肾通,可治肾虚之牙齿酸。

(二)临床常用选穴

1. 针灵骨,交刺侧三里、侧下三里。

2. 针四花外亦有效。

3. 脚背点刺,系指陷谷穴至解溪穴一带(老师常用)。

4. 水相。

5. 三叉三穴。(维杰特殊经验)

6. 木火穴。(维杰特殊经验)

7. 太阳穴刺血。

8. 耳尖点刺。(维杰特殊经验)

十四经效穴:上齿痛可以取内庭和足三里,下齿痛通常是取大肠经的合谷穴或三间穴,齿根痛与肾脏有关,可以用太溪或昆仑穴。

【解说】

牙痛,老师最常用侧三里、侧下三里,也常在脚背点刺。脚背点刺,是指陷谷穴至解溪穴一带,用三棱针在静脉细血管点刺出血。此一穴区在足阳明循行的部位,在该穴区点刺出血,则有疏经活络,祛风泄热的作用,对风火牙痛疗效较好。一般1~3次即愈。四花外穴点刺出血,清胃火治牙痛也很好。

下牙痛常取大肠经;上牙痛多半取胃经;上下牙皆痛针灵骨,交刺侧三里、侧下三里。

牙根痛我们就取肾经,可扎水相,就是太溪。太溪穴系肾经之输穴,又是原穴,可以调畅肾气,肾阴虚、肾阳虚皆能通治。肾主骨,太溪穴对于牙根痛颇效。老年人牙根摇动,常隐隐作痛,这种牙痛,多为肾虚牙痛,可于牙痛发作前针刺之,可防止牙痛再发。

三叉三治牙痛亦有效。本穴在太极全息中对应于五官区,为五官病要穴,邻近液门穴,除有液门之效用外,因为贴筋与肝相应,贴骨与肾相应,针一寸透达中渚穴(属土),同时也有中渚之效用,治疗各种原因所致之牙痛效果显著,亦可治疗各种原因引起的口舌痛。

木火穴位置相当于为手厥阴心包经之荥穴,具有清虚热、育阴血之效。因此,本穴对阴虚火旺所致的牙痛效果甚佳。劳宫穴为心包经荥穴,为火中之火,清火之力甚强,包络与胃通,兼能清胃火。

耳尖点刺也有效,耳尖穴适应证甚多,对于一切痛证及实热证,均可应用本穴治疗。本穴有消炎、退热、降压、镇静等作用,可谓百病无所不主,在牙疼其他方面无效时,可在此点刺出血。

太阳穴点刺也有效,牙痛多为实热之证,常因风热之邪客于阳明经脉,气血壅滞,内侵牙体齿龈或胃肠实热,阳明火盛,循经上炎所致,点刺太阳穴出血可疏导阳明经气,泄血清热,通调气血,达到止痛消肿、治愈牙痛之目的。

十四经取穴,上牙痛取内庭、足三里较好;下牙痛取大肠经的合谷或者三间较好,这跟经络循行先后有关。上牙痛若针大肠经的穴位,下牙痛针胃经,一样有效,只是效果会差一点,或者是取效速度慢一点。

齿根痛就针跟肾脏有关的穴位,可以用太溪和昆仑。老年人牙根比较容易浮动,常常需要针这两个穴位。

如果是蛀牙,根据《灵枢·经脉》所说:"……手阳明之别,名曰偏历。实则龋,聋,虚则齿寒,痹。"龋就是蛀牙,龋齿牙痛常取偏历,本穴在腕后3寸。从阳溪至曲池之间分12寸,当下1/4处。两虎口交叉时当中指尽处是穴。龋齿牙痛常于偏历穴处有压痛,用手揉按即能见牙痛减轻。治疗蛀牙,不在董氏奇穴里面,这是给大家的补充。

第五节　咽 喉 疾 病

一、喉痛(喉炎)

咽喉肿痛是临床常见症状之一,属于中医的"喉痹""乳蛾"等范畴。临床表现以咽痛、咽干、吞咽不利为主。急性者往往伴有发热、口渴、便秘等全身症状,慢性者可有咽部异物感。引起咽喉肿痛的原因很多,这里主要指由于上呼吸道感染、急性扁桃体炎、急性咽炎、慢性咽炎、单纯性喉炎以及扁桃体周围脓肿等所致的咽喉肿痛。

(一)董师原书设穴

喉炎	44. 分金穴(特效针);88. 失音穴
喉炎(火蛾病)	77. 足千金穴、足五金穴、外三关穴;99. 耳背穴(三棱针)
喉痛	1010. 鼻翼穴;1212. 喉蛾九穴(三棱针)

【解析】

治疗喉咙痛,老师的书里有八组穴位。分金穴在肺经上,写着是特效针。分金位于肺经经脉上,在上臂三焦分布倒象之上部,治疗感冒、鼻炎及喉炎有卓效。尚可治咳嗽及鼻蓄脓,与曲陵(尺泽)倒马,疗效尤佳。

失音穴在膝弯上,针刺时从脾经向肾经沿皮刺,脾肾经脉皆循行至喉,此处在小腿之上部,全息亦与喉对应,故治喉病甚效。

足千金与足五金合用,以治疗喉部病变[鱼骨刺住喉管、喉咙生疮、喉炎(火蛾病)、扁桃体炎、甲状腺肿]为主,除外还可治急性肠炎、梅核气。穴名为"金",与肺金有关,喉为肺系。又本穴位置在经穴范围,亦与金有关,可治肺系喉部之病及肠炎、肩背痛。

外三关亦属五输穴之"经穴"范围,主治肺系病之扁桃体炎、喉炎、腮腺炎等。

耳背为点刺要穴,老师用以治疗喉炎、喉蛾。本穴部位偏上,全息对应肺,又膀胱经行至耳尖、耳背处,透过膀胱与肺通能治喉病,太阳主表,尤其与感冒有关之喉病,点刺甚效。

喉炎火蛾,是说喉咙上火长了东西,此穴治疗之喉蛾、喉痛、痰塞喉管不出(呼吸困难、状如哮喘),皆为喉部病变,此为局部取穴治病,系以急症为主,刺血较浅,既效速又安全。喉蛾则是指白喉,以前有一阵子流行,现在没有了。

喉炎在耳背青筋放血,足千金也可以放血。

(二)临床常用选穴

1. 耳背青筋放血。

2. 三重穴放血。

3. 足千金放血。

4. 土水二、三叉三治急性喉痛甚效(维杰特殊经验)。

5. 火主穴甚效(维杰特殊经验)。

6. 耳尖或耳背放血。

十四经效穴:少商、商阳放血。

【解说】

喉咙痛,老师的书里有分金、失音、足千金等多个效穴,我很少用。我最常用治喉咙痛的特效穴是土水中和三叉三,这两针就是所谓的"喉痛二针"。本来过去我是用鱼际配液门。我在 1978 年写的《针灸经穴学》鱼际穴里,曾提到"《百症赋》曰:'喉痛兮,液门鱼际去疗。'据经验确有卓效,治疗时不必双手四穴皆刺,若针左手鱼际,就针右手液门;针右手鱼际,就针左手液门。两边各针一针即可,捻针时,双手齐捻,并令咽吞唾液,动引其气,两穴之气,在喉部交应,可即止喉痛。"

后来我做了一番改进,用董氏奇穴的土水中配三叉三穴,更为有效。土水中就是鱼际,三叉三比液门的作用更强,治疗喉咙痛当时就好。

还有一个火主,也是治疗喉咙痛的特效穴,为什么呢? 因为肝经从喉咙上来,到了头顶,经过喉咙的深部,所以,针太冲治喉咙痛很好,尤其是治疗慢性的喉咙痛,效果非常好。

一般来讲,感冒的喉咙痛,可以用土水中和三叉三,立刻见效,因为这两穴也是"感冒杨二针"。

基本上我现在治疗一些感冒发烧的喉咙痛,就在少商、商阳刺血,最为简单,刺了血当时就好。如果不敢刺血就扎土水二、三叉三,刺血的好处是刺完马上就可走,扎针还要留针至少 15 分钟。

治疗喉痛选穴以肺经及大肠经最多,急性咽喉炎时,应注意休息、噤声、多饮水。

二、鱼 骨 刺 喉

(一)董师原书设穴

鱼刺鲠喉	11. 指五金、指千金穴;77. 足千金穴、足五金穴

【解析】

治疗鱼刺鲠喉,董老师的指五金、指千金,或者是足五金、足千金,都有效。

指五金、指千金在食指大肠经上,大肠与肺相表里,肺、大肠五行属金,故穴名定为"金"。肺主喉系,大肠主肠腹,故治肠炎、腹痛、鱼刺鲠喉。

足五金、足千金位置都在"经穴"的范围,即输穴跟合穴之间,"经穴"善治声音及喉咙病,所以能治疗鱼刺鲠喉。

（二）临床常用选穴

针足千金穴、足五金穴。

十四经效穴：间使。

【解说】

足千金位置在"经"穴的范围，"病变于音者取之经"，"经"穴善治声音及发音器官的病变，包喉咙病在内，所以本穴能治鱼刺鲠喉。

十四经的用穴以间使较好，间使为心包经之经穴，在五输穴里面属金，发音与金最密切，透过心包与胃通，能治疗食管及胃的疾病。故可治疗鱼刺鲠喉。

临床可以取董氏奇穴足千金穴、足五金穴，配合十四经的间使，治鱼刺鲠喉很好，轻症很有效。

三、梅 核 气

梅核气是指咽中有异物梗塞感，喉间似有炙肉，咳之不出，咽之不下，但饮食吞咽并无困难。本病常伴有精神抑郁、多疑善虑、胸胁胀满、食欲减退、月经不调等其他症状，女性患者多见，多由情志不舒，郁而生痰，痰气郁结所致。属于现代医学咽神经官能症、癔病、咽部异感症范畴。

临床常用选穴

1. 足五金穴、足千金穴。

2. 火主等穴。

十四经效穴：太冲。

【解说】

梅核气是指咽中有异物梗塞感，多是痰气作祟，足五金穴、足千金穴能治咽中有异物感，包括实体的鱼刺鲠喉，也包括痰气。

火主穴治疗喉咙痛特效，治疗梅核气也很有效。因为肝经"循喉咙之后，上入颃颡，连目系，上出额，与督脉会于巅"，就是沿喉咙的后侧，经过上腭的上窍，联系于眼球与脑相连的脉络，复上行出额部，与督脉会合于头顶的百会。肝经经过喉咙的深部，所以扎太冲能治喉咙病变。火主穴紧邻太冲，为木之土穴，调理肝脾气郁甚好，治疗梅核气甚效。

四、失　音

（一）董师原书设穴

发音无力	44. 背面穴
失音	88. 失音穴
发言无声	1010. 总枢穴

【解析】

根据维杰之太极观,每一个活动中枢(包括肩、肘、腕、膝、踝、掌、颈)或元气中枢(面、脐)附近都会有一个丹田。丹田与人体气机活动有密切联系,能够治疗人体咽喉病或发声障碍等。董氏奇穴列举的三个治疗发音的穴位,背面穴、失音穴、总枢穴都可以用此原理解释。十四经治疗发音的穴位也可用此原理解释。

背面穴在活动中枢线下,治发音无力、呕吐,与总枢穴有异曲同工之妙。邻近肩髃穴,肩髃穴在大肠经上,大肠与肺相表里,原有调理肺气之效,本穴位于"肩丹田",能肺肾皆调,治腹部病及发音无力。其治全身疲劳、两腿发酸,亦属调丹田元气之作用。

失音穴位于膝盖内侧之中央点及其下二寸。在膝太极的正上方,倒象即膝之丹田位置,针刺时从脾经向肾经沿皮刺,脾肾经脉皆循行至喉,此处在小腿上部,全息亦与喉对应,故治喉病,尤其是失音甚效。又,以皮应肺,肺主发音,以部位及体应原理都可解释此穴能治疗发音病变。而且,肺脾肾三脏皆应,其效不可忽视。

总枢穴位于头至上背的活动中枢,头部总管人之心智活动,故此名为总枢。本穴介于督脉之风府与哑门之间,有这两个穴的作用,哑门本即治失语,《玉龙歌》说:"偶尔失音言语难,哑门一穴两筋间,若知浅针莫深刺,言语音和照旧安。"《医宗金鉴》说:"哑门、风府只宜刺,中风舌缓不能言,颈项强急及瘛疭,头风百病与伤寒。"《类经图翼》及《百症赋》亦有类似说法。总枢穴另基于前后对应,也能治前面之口喉病,如呕吐、发言无声等。以采血片刺之,既安全,效亦佳。

（二）临床常用选穴

1. 针失音穴。

2. 总枢穴点刺出血。

【解说】

维杰太极观以腰部的命门为活动中枢,对应到活动中枢的前面肚脐为元气中枢。肚脐元气中枢下面有丹田,维杰的丹田学说提出人的身体除躯干腹部的总丹田外,肢体部的活动中枢或元气中枢邻近,亦有局部丹田,可与腹部的丹田相对应。关系到人的说话或咽喉发音功能。

失音穴、背面穴、总枢穴皆可说是局部丹田区,我们可以针失音穴,也可以针总枢穴,总枢以点刺为主,浅针安全又有效。有位同学前两天受寒,声音有点沙哑,在总枢穴点刺了两下,声音就越来越开了。

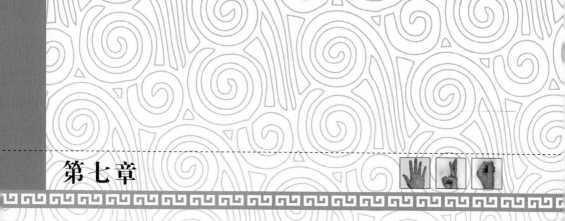

第七章

妇儿科病

第一节　妇　科　病

一、痛　经

痛经是指妇女在月经期间或其前后发生的腹痛而言。临床上可分为原发性和继发性两种。凡月经初潮即发生痛经，生殖器官无明显病变者，称为原发性痛经，多见于少女，往往生育后疼痛缓解或消失。如月经初潮时并无痛经，以后因生殖器官有器质性病变，如生殖器炎症、子宫内膜异位症、子宫内膜粘连、盆腔炎、子宫肌瘤等导致痛经者，称为继发性痛经，多见于已婚、已育或中年妇女。疼痛一般发生在月经前数小时，呈阵发性痉挛性疼痛，常伴有面色苍白、出冷汗、手足发凉、恶心、呕吐、腹泻、腰酸等症状。痛经之严重者，可致昏厥。

中医认为痛经多因气滞血瘀或寒湿凝滞所致，瘀、寒是主要病机，针刺效果甚好。如欲根治，最佳治疗阶段是经行期，应在月经来潮前 7 天开始治疗，隔天一次直至经行停止。

（一）董师原书设穴

子宫痛	11. 还巢穴、妇科穴（急、慢性均可）；88. 通肾穴、通胃穴、通背穴
经痛	11. 妇科穴；22. 灵骨穴；66. 木妇穴
阴道痛	44. 天宗穴、云白穴

【解析】

董老师说的子宫痛及阴道痛也可归于痛经来治疗。

子宫痛用还巢、妇科，急、慢性均可，这是总治妇科病的穴位。另外，通肾、通胃、通背可以治肾。通肾、通胃夹着血海，血海是妇科要穴，因此通肾、通胃治妇科疾病很好。

治疗痛经，老师也讲了妇科穴。另外，灵骨穴、木妇穴亦可。

至于阴道痛，天宗、云白在肩膀上，肩膀的穴位可以治疗阴部病、带下等。

（二）临床常用选穴

1. 针门金穴特效（维杰特殊经验）。

2. 妇科穴甚效。

3. 还巢穴甚效。

4. 木妇穴甚效。

十四经效穴：承浆穴、内庭穴。

【解说】

妇科穴、还巢穴对于妇科病都能治疗，是一组通治针。

虽然老师说妇科、还巢可以治疗经痛、子宫痛。但我一般是用门金穴，效果最好，我用此穴已经治疗上百例痛经，每到一个地方去讲课，讲到门金的时候，几乎都有女性有痛经需要治疗，不少女性月经来就会痛，上课时恰好碰到月经期间，就可以作为教学示范。门金一针，立竿见影，马上就不痛。

当然，妇科、还巢、木妇也可以，但要留针几分钟才见效，门金可立即止痛。

十四经的穴位，内庭、承浆也可以治疗痛经，早期我用内庭，后来研究发展，还是门金最好。

痛经说起来就是木土不调，肝脾不和，门金为土之木穴，可以调理肝脾，疏肝和胃。

十四经穴中任脉的承浆治疗痛经非常好,承浆可以看作任脉的井穴,能够开窍祛寒,止急痛,任脉又直接通到子宫口、阴道口,所以我也常用承浆来治疗闭经。

总之,痛经可以针妇科、还巢,这是一组总治妇科的穴位,但如果知道用门金更好。

二、崩　　漏

妇女不在月经周期所发生的阴道大量出血或持续下血、淋漓不断者称为崩漏。崩漏是多种妇科疾患所表现出的共有症状,如现代医学的功能性子宫出血、女性生殖器炎症、肿瘤等引起的阴道出血,皆属此范畴。崩漏之证,首重止血。治疗若不及时,极易造成脱证。

临床常用选穴

1. 三叉一穴(维杰特殊经验)。

2. 肩中穴。

十四经效穴:大敦穴、隐白穴。

【解说】

三叉一穴治疗崩漏非常好。当年随董老师看诊的时候,三叉一二三虽然已经出现了,但是老师还没有确定它的作用,位置也没有固定下来。后来我调整确定了三叉三的位置及作用功效,并研发了三叉一、二穴,才公开出来。

三叉一治疗崩漏很不错,因为我发现古书里有个断红穴,在手背第二与第三指缝接合处,我就把它列入三叉一的作用。这里治崩漏也有道理,因为该处位于二指、三指之间,可以补肺。肺主气,气能够收涩,以上制下。那年我在纽约教学,有一位韩裔女生说月经流得很多,希望能扎一扎,我就给针了三叉一,没有多久就感觉很好了,不会不舒服了,所以三叉一治疗一般月经多很有效,这是从补肺气来收涩的。

若针肩中,也是有效,肩中在太极全息手躯逆对中对应阴部,此处肉多,健脾补气收涩作用很好。

十四经方面,崩漏取用大敦穴及隐白穴非常好。月经一来流血很多,这是"崩",是肝不藏血;点点滴滴拖好多天,那是"漏",是脾不统血。大敦是肝经的井穴,肝藏血,隐白是脾经的井穴,脾统血。虽然有"崩"及"漏"的区别,一般都是肝脾并治,大敦、隐白一起针。较严重的,就直接灸。

崩漏先针三叉一穴或肩中穴,都有效。严重一点的崩漏,要配合针十四经的大敦、隐白。

三、月经不调及闭经

凡女子超过18岁仍未来月经,或来月经后又突然停止3个月以上者(妊娠、哺乳、绝经期除外),称为闭经。多因受寒饮冷,或情志抑郁、气机不畅,或素体亏虚,久病体弱等原因所致。现代医学认为常与内分泌、神经、精神因素有关。

闭经在临床上分为原发性和继发性两种,女子已过青春期而未来月经称为原发性闭经,曾有月经,后因病理性停经3个月以上称为继发性闭经。

(一)董师原书设穴

月经不调	11. 还巢穴、妇科穴;66. 木妇穴;77. 地皇穴;88. 姐妹一穴、姐妹二穴、姐妹三穴
经期不定	88. 姐妹一穴、姐妹二穴、姐妹三穴
妇女经脉不调	22. 灵骨穴;33. 其门穴、其角穴、其正穴;1111. 水中穴、水腑穴
月经过多或过少	11. 妇科穴
经闭	22. 灵骨穴;1111. 三江穴(三棱针)

【解析】

月经不调针妇科、还巢甚效,很多不孕的就是月经不调,扎了针之后调整了月经,就怀孕了。

姐妹一二三穴顾名思义,能治疗妇科病,但是姐妹三穴在大腿上面,不太方便扎,当年老师是隔衣进针,没有顾忌,现在针就不太方便。姐妹一二三穴对月经不调,及经期不定都可以治。

灵骨对应下焦及阴部;其门、其角在腕后三四寸间之肛门及前阴线,都对应到前后阴,能治月经不调。水中穴同三焦俞,肾与三焦通,又邻近肾俞,能理三焦补肾,故能治妇科经脉不调。

水腑穴即肾俞,善于治疗男女泌尿生殖系统病变;肾为先天之本,主生殖和发育,凡与肾脏有关的病变均可针刺本穴,可治妇女经带胎产诸病。

月经过多、过少,仍然是针妇科穴。妇科穴位于大指上,属肺经范围,肺与膀胱通,通于子宫,能治子宫病。

闭经,老师用灵骨穴,灵骨对应下焦及阴部,善于理气调血。三江穴属局部刺法,并且要点刺,不是很方便。

(二)临床常用选穴

1. 还巢穴、妇科穴合用。

2. 姐妹一穴、姐妹二穴、姐妹三穴。

3. 灵骨穴。

【解说】

月经不调怎么治? 我最常用妇科、还巢,另外配灵骨穴来调经。

月经提前,多半是因为血热,可以扎前四关穴,就是行间、三间穴,或者大白、火硬也可以。月经若延后,以寒居多,可以用后四关穴配合,就是火主、灵骨。

月经忽快忽慢,有时候提前,有时延后,多为肝气不调,要调和肝脾,可以开正四关,正四关就是合谷、太冲。

四关有这么多,另外有治疗精神不安、失眠的,叫胸四关。主要用间谷配火硬。

奇穴配合十四经穴,治疗月经不调很好,月经太快多半是属于热,可以用曲池配合谷与三阴交针刺;月经太慢,多半是属于寒性,可以用灵骨、肾关、三阴交针刺;如果月经忽快忽慢多属肝气不和,可以用合谷配太冲(开四关)、三阴交针刺。

至于闭经,可以针灵骨穴,但单独一穴力道不足,应配合十四经穴来用针。《百症赋》说:"月潮违限,天枢水泉细详。"古人治疗闭经,针天枢、水泉。天枢穴接近肾脉,为冲脉之会穴,对生殖器疾病有疗效。本穴又是大肠经募穴,在胃经上,阳明经多气多血,本穴牵涉手足阳明经,调理气血之作用甚强。水泉在太溪下一寸,是足少阴郄穴,郄穴多气多血,能通调经血,疏泄下焦。针水泉是要从肾经来增液。

我做了一些调整,保留了天枢,改用承浆穴(没有用水泉,用水泉还是可以的)。因为承浆穴是胃经和大肠经的交汇点,也就牵涉了大肠和胃,而且任脉直通阴部,承浆穴相当于任脉的井穴,井穴能开窍,所以可治疗经闭。

我以承浆配合水泉,一样有效,若再加上天枢就更好,三针并用能治疗多种闭经。扎承浆配合妇科、还巢也可以。

四、赤白带

妇女阴道分泌物较正常增多,连绵不断,或白或黄或赤,称为带下。生殖器官感染,肿瘤或身体虚弱等因素可引起本病。中医学认为多由任脉不固,水湿下注;或饮食劳倦,损伤脾胃;或湿郁化热,湿热下注所致。

(一)董师原书设穴

赤白带下	11. 还巢穴;33. 其门穴、其角穴、其正穴;44. 天宗穴(具有速效)、云白穴;66. 木妇穴;88. 通肾穴、通胃穴、通背穴
妇科阴道痒	44. 天宗穴、云白穴

【解析】

距离手腕横纹两寸跟四寸之间的其门、其角,位于肛阴线,可治前后阴疾病,既可以治疗痔疮,也可以治疗白带。其正穴作为其门穴、其角穴的倒马加强针。

肩膀上的天宗穴(具有速效)、云白穴治赤白带下,系因肩膀对应到阴部,肌肉比较肥厚,能健脾理气祛湿。

大腿上面的通肾、通胃、通背,肌肉亦较肥厚,能健脾理气祛湿,这几个穴也善于治疗赤白带。

脚上的木妇穴,主治妇科病为主。此穴基于"足躯顺对"对应阴部,故治妇科子宫阴道病,亦可治尿道炎。本穴治妇科病赤白带极有效验。

赤白带下,老师用天宗穴(具有速效)、云白穴。妇科阴道痒亦用这两穴。我们知道,肩膀的穴位对应到阴部。云白、天宗都在同一水平,以三才全息来看在上臂之尾部,同治下焦病有效。根据手躯逆对,对应阴部,治阴部病有效。此两穴正当肌肉丰厚处,"肉脾相应",针之有健脾补气之效,故治赤白带下及妇科阴道痒。

(二)临床常用选穴

1. 还巢穴。

2. 妇科穴。

3. 姐妹三穴。

4. 木妇穴。

5. 云白穴、天宗穴。

6. 云白穴、李白穴。

7. 通肾、通背、通胃穴。

8. 手解穴(维杰特殊经验)。

【解说】

治疗赤白带,妇科穴及还巢穴最为常用,肩膀上的天宗穴(具有速效)、云白穴也很有效。肩膀肌肉比较肥厚,对应到阴部,天宗、云白、李白可以分两组交替用。

通肾、通胃、通背,这三穴不能都针,一般只取两穴,可以与妇科、还巢搭配治赤白带。至于阴道痒,可以针天宗、云白。我治阴道痒,也可以针手解穴。手解穴相当于心经的少府穴,它是火经的火穴,清火止痒很好,止一般的痒,也止阴道痒。

木妇穴近于荥穴位置,荥主热症,本穴治疗黄带、阴痒及尿道炎甚好,因要脱鞋袜,我较少用。

临床我经常用妇科、还巢搭配云白、李白,或者搭配通肾、通胃、通背,云白、李白在肩膀上,夏天穿短袖就比较好针。

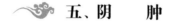

五、阴　肿

(一)董师原书设穴

阴门发肿	11. 还巢穴

【解析】

阴门发肿就针还巢穴。此穴能补肝肾、理三焦、疏肝理气,治妇科病甚效。包括子宫痛、子宫瘤、子宫炎、月经不调、赤白带下、输卵管不通、子宫不正、小便过多、阴门发肿、安胎等。此穴在指缝至指尖间,对应少腹部,善治少腹部之病,如子宫、卵巢等。

（二）临床常用选穴

1. 还巢穴。

2. 妇科穴。

【解说】

阴肿，针还巢，也可以针妇科穴，两穴常一起用针，为治妇科通用针。妇科、还巢皆在指缝至指尖间，对应少腹部，善治少腹部之病。

火硬也有效，肝经绕阴部一周，火硬为肝经穴位，又阴部一带病变以湿热居多，亦多从清利湿热着手，火硬相当荥穴位置，能清热消肿。

六、子宫炎（阴道炎）

（一）董师原书设穴

子宫炎	11. 还巢穴、妇科穴;44. 云白穴;66. 木妇穴、火硬穴、火主穴、海豹穴、水晶穴;88. 姐妹一穴、姐妹二穴、姐妹三穴;1111. 三江穴（三棱针）;1212. 腑巢二十三穴（三棱针）

【解析】

子宫炎及阴道炎的针治取穴基本上是一样的。治疗子宫炎的取穴，如还巢穴、云白穴、木妇穴，与"赤白带"一样取穴。可以参看前面的说明。

姐妹一二三穴位于脾经。足太阴脾经起于隐白穴，上行足之阴前侧，行下腹，经任脉之中极、关元，从此循脾与胃，上侧胁，至咽舌。除与消化系统有关外，与下腹部之生殖器亦有关，善治妇科病。

水晶穴在内踝尖直下二寸，治妇科子宫病及小腹胀，疗效甚好。穴在肾经上，贴骨针，骨肾相应，作用更强。

子宫炎及阴道炎常会有黄带，可用云白、海豹穴针刺有效，海豹穴在大趾脾经部位，能健脾去湿，在荥穴位置，能清热。阴部的病变常以湿热居多，除云白、海豹穴外，火主、火硬穴亦有效。

三江穴有三行，包括中央十三椎下每下一椎一穴之连续七穴，其位置与督脉相合。及双河穴的两行，自第十四椎旁开三寸起，每下一椎旁开三寸各一穴，计六穴，两侧合计十二穴，其位置分布与膀胱经相符。中央及两侧，每次可间隔选穴,轮刺。这些穴包括了督脉第一腰椎棘突下缘凹陷处的悬枢,第二腰椎棘突下缘凹陷处的命门,第四腰椎棘突下缘凹陷处的腰阳关,以及膀胱经的肾俞、气海俞、大肠俞、关元俞、小肠俞、膀胱俞,属于局部取穴直接刺激。

腑巢二十三穴包括:①中央:肚脐直上一寸一穴,共二穴,肚脐每下一寸一穴,共五穴(包括任脉的五个穴都在里面),这样有七个穴。②旁边:肚脐旁开一寸一穴,其上一穴,其下二穴(共四穴,两边共八穴)。肚脐旁开两寸一穴,其上一穴,其下二穴(共四穴,两边共八穴),总共二十三穴。但并不每穴皆用,在精穴简针原则下,主要取肚脐周边及任脉穴位为主。

腰背的三江穴及腹部的腑巢穴,穴位较多,且需脱衣,一般都不应用。

(二)临床常用选穴

1. 妇科穴、还巢穴。

2. 云白、海豹穴。

3. 火主穴、火硬穴。

【解说】

董师可治疗子宫炎的穴位颇多,我一般取妇科穴、还巢穴。其次为火主穴、火硬穴。夏天穿短袖,则会针云白、海豹穴。各穴的应用机制,前面已经讲过了,这里不再赘述。

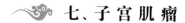

七、子宫肌瘤

(一)董师原书设穴

子宫瘤	11. 妇科穴、还巢穴;66. 火硬穴、火主穴、水晶穴;77. 地皇穴;88. 姐妹一穴、姐妹二穴、姐妹三穴

【解析】

子宫瘤,指的是子宫肌瘤,在老师的书上也有很多穴位可治,妇科穴配还巢穴,是最基本的用法。老师常用姐妹一二三穴。我们可以用妇科或者还巢来搭配姐妹穴。姐妹穴不必都取,按经验一般取下面两个穴即可。

其他选穴还有火硬、火主,两穴为肝经穴位,肝经绕阴部一周,两穴在脚踝太极对应于少腹部。针此穴治多种妇科病皆有效,如子宫炎、子宫瘤、痛经、前阴痛等。

水晶,穴名水晶,水之结晶,指子宫,又在肾经上,专治子宫病。

地皇位于脾经漏谷(三阴交上三寸)及郄穴地机(阴陵泉穴直下三寸)之间,系浮动取穴。或在肾关向下三寸,距内踝八寸半;或在人皇向上三寸,距内踝六寸。我们知道脾经与肝经之循环,在小腿内踝八寸半这个范围,恰是肝经向后交出太阴之后的区域。即"肝足厥阴之脉,起于大趾丛毛之际,上循足跗上廉,去内踝一寸,上踝八寸,交出太阴之后"。因此本穴能脾肝肾皆治。

(二)临床常用选穴

1. 还巢穴、姐妹三穴。

2. 重子穴、重仙穴。

3. 妇科穴甚效,配还巢穴更佳。

4. 内踝至三阴交之间点刺出血有效。

【解说】

子宫肌瘤,妇科穴甚效,配还巢穴更佳,在前面已经说明。在内踝到三阴交一带点刺出血,是老师治疗生殖系统病变常用的治法,在前面讲过,疝气、睾丸炎等阴部病变,可用此法,妇科子宫肌瘤、阴道炎也可以这样。此处都是细小的青筋,刺几针出点血还是不错的。

子宫肌瘤,重子、重仙也有效,可以点刺,也可以扎针,主要是重仙穴。重仙穴的位置接近手掌下部中央,手掌伸出来,在生命线的内侧,重仙穴的下面,如果有一条青筋的话,可能是子宫后倾,如果是一条黑线,可能有子宫肌瘤,如果鼓出来,那大概率就是子宫肌瘤。

治疗子宫肌瘤,我们可以用妇科、还巢配重仙,肌瘤如果比较小的话还是可以消的,超过 6cm 就很难了。

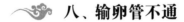 八、输卵管不通

(一)董师原书设穴

输卵管不通	11. 还巢穴;66. 木妇穴

【解析】

治疗输卵管不通,老师写了还巢、木妇。

还巢穴在无名指三焦经上,三焦与肾通,本穴能理三焦补肾,故治妇科病甚效。此穴在指缝至指尖间,善治少腹部之病,如子宫、卵巢等。

木妇穴是脚上的妇科穴,主治妇科病为主,近于荥穴位置,荥主热症,对肝脾不和及肝胆湿热之妇科病尤效。本穴在大太极基于"足躯顺对"对应阴部,在足小太极中,脚趾端及井穴对应阴窍,脚趾对应少腹,本穴对应于阴窍及少腹之间,故善治子宫、阴道病。

输卵管不通用还巢最为主要,可配木妇穴。

（二）临床常用选穴

1. 还巢穴特效。

2. 配妇科穴更佳。

3. 木妇穴甚佳。

【解说】

治疗不孕时,虽然妇科穴及还巢穴一起用,但它们还是略有区别,妇科偏于治子宫,还巢偏于治输卵管,两个搭配,基本上所有的妇科病,以至于不孕症都能治。

输卵管不通是不孕的一个很重要原因,还巢的巢,就是卵巢,卵巢跟输卵管是连接的,所以还巢比较偏于治输卵管,妇科穴也可以治,只是有偏重,治疗输卵管不通还巢特效,配妇科更好。

木妇穴也很有效,可以与还巢穴配伍应用,但因在脚趾上,不如手指的穴位方便,而且较痛。

九、久年不孕

育龄妇女婚后同居两年以上,未避孕而不受孕者,称为原发性不孕。中医学认为,本证多由肾脏、天癸、冲任、胞宫功能失调所致。临床可分为寒证、热证、虚证、气逆证、血瘀证等类型。西医学认为,不孕由多种原因导致,女子的卵巢、输卵管、子宫、阴道、会阴等任何一个器官的病变均会导致不孕。针刺治疗不孕症,可以促进子宫发育而易受孕。

（一）董师原书设穴

妇人久年不孕	11. 妇科穴
子宫不正	11. 还巢穴

【解析】

久年不孕，老师只写了一个妇科穴，没写还巢穴，子宫不正他写了还巢穴。子宫不正也会影响不孕。我们刚才讲了，还巢穴比较偏于治疗卵巢，可老师写的子宫不正用的是还巢穴，也就是说这两个穴其实可以交互着治疗，所以应用时最好一起用。用法：可以一次取左边的妇科、右边的还巢，下次取右边的妇科、左边的还巢。这两个穴都在指间上，对应少腹。我们讲小腹、少腹，小腹是肚脐以下的部位，少腹是有毛的部位。妇科、还巢位于同一水平，都可以治疗下焦少腹的病变。两穴配伍的特点是一阴一阳，还巢在 E 线，在阴阳交界的位置，偏于阴面。妇科是从大指阳面进针，所以这两个穴一阴一阳，有相互调补交济的作用。

另外，还巢在三焦经上，肾与三焦通，可以治肾，调整内分泌；妇科穴在大拇指的肺经上，肺与膀胱通，也就是肺与子宫通。所以，妇科穴就比较偏于治子宫，还巢穴比较偏于调整内分泌，调整卵巢。两个穴搭配，卵巢、子宫都能治到。

（二）临床常用选穴

1. 妇科穴特效。

2. 还巢穴有效。

3. 妇科、还巢穴左右交叉针刺应用效果最好（维杰特殊经验）。

十四经效穴：常用穴为中极、关元、肾俞、三阴交。

安胎：①还巢穴；②通肾、通胃、通背任取一针。

【解说】

董老师治不孕症常是以姐妹一二三穴为主，当年扎针因为不脱衣服，大腿上的穴位都是隔衣进针，所以用得很多。这三穴在大腿偏上面的位置，现在我们就不方便扎，所以我后来研究用妇科、还巢这两个穴统治妇科病。就是我的妇科区位二针，简称"妇科二针"。

我们以前治疗不孕症机会很大，现在都不太找中医了，很多人一不孕就想到去做人工受孕,也有少数觉得看人工受孕太贵了,才来找中医。人工受孕的成功率也不是特别高,有人做一次、两次不成功,需要休息一段时间才能再做,在中间休息的阶段就来试试针灸,有些就在针灸期间怀孕了。也有人很急,只针灸一个月,就不看了,去做人工受孕,可是过去做了三次都不成功,经过我们针灸一个月后,成功了。可见针灸,尤其是董氏奇穴助孕效果很好。我的病人,有四分之一是纯粹要针灸,有四分之一纯粹要开药,也有一半想又针灸又吃药,这样说来针灸还是占了四分之三。我治过很多不孕症,保守估计,有600~800对最终怀孕,连学生加起来,就更多了。

举个例子,有位先生在报纸上写了一篇文章《八位医师,六年苦求》。文章是这么写的:他的太太不孕,找了七位医师,看了六年,都没有效果。有一天他到一位杨姓中医诊所看腰痛,治疗过程中跟杨医师的助手聊起自己太太的不孕,助手说他的老师治疗完全没有问题,三个月内可以怀孕。他有点儿不太相信,三个月嘛,试试看,就带太太来了,结果真的在不到三个月的时候怀孕了。太太顺利生产,他就把这段过程写了出来。他太太看过的七位医师包括当时中国台湾最有名的西医妇科医师,也包括最有名的老中医,都没有怀孕,为什么到我这边一下子就怀孕了? 大家会认为是董氏奇穴的功劳。董氏奇穴的确有效,但请注意一点,这位先生来看**腰痛**,这很关键。太太过去看妇科,因为先生的精子检查都正常,就没有跟着一起看。表面上,这位先生精子正常,可是他腰痛,还是表示有肾亏的现象。通过治疗他的腰痛,再同时治疗他太太,就水到渠成,很容易怀孕了。这就给了我一个经验,如果太太来看不孕,除了要问先生检查正常与否,还要问先生有没有腰痛的问题,有腰痛就要把腰痛治好,这是有些道理的。

这些年,不孕症越来越多,我前几年看到一篇报道,胆固醇、血脂高了也容易不孕不育。确实,现代人的营养过高了,不容易怀孕。

不孕症,四十年前看病,十之八九都是女的问题,大概二三十年前,男的已经占了三四成,现在甚至于男方的问题已经超过女方了。现代人不爱运动,因为久坐不动,下半身发育不好,精子质量不高。我治过几个面包师傅及厨师,太太不孕,因为他们在厨房里温度太高,精子质量有问题。很多原因要考虑,如果排除这些原因,纯粹治女的,就是妇科、还巢,太有效了。

早期我们治不孕还有一个特点,大家结婚一般都比较早,比如说我治过一位女士,她27岁了来看不孕,20岁结婚,7年还没有怀孕。扎针1个月不到,怀孕了。她的一个朋友听说她1个月左右怀孕了,也来了,说自己结婚3年多了,还没怀孕,我问你几岁啊,她说38啦,我说对不起,你那个朋友1个月怀孕,你可能要三四个月,甚至更久。她说我才结婚两三年,她结婚都7年了。我说这跟结婚多久没有关系,跟你的年龄有关系。

早期很多人十八九岁就结婚了,可能五六年没有怀孕,就去看西医,看了两三年又不怀孕,就来找我们中医,这时还没到30岁,一扎针就怀孕了。现代人有的35岁才结婚,然后3年不孕就看西医,又看了3年,已经到了40岁,才来找我们,困难度自然比以前高。

以前不孕常会先想到看中医,现在动辄就去做人工受孕。我四年前治过一个不孕病患,是这样的,她先生来看病,治胆结石,看好后提起他太太不孕,说太太已经做过两次人工受孕了,中间要休息久一点,休息三四个月,问说是不是可以来试试针灸,我说你来啊,就叫他太太来扎,针了两个多月不到三个月,怀孕了,生了一个男孩,很好,隔了一年多不到两年又怀孕了,是自然怀孕,现在已经两个小孩了,很高兴。做人工受孕在美国都要上万美金,他这样省了很多钱,而且怀孕以后第二胎就不需要再做。做人工受孕有可能第一胎怀孕,第二胎还要做人工,可你自然怀孕了,那么后面就不需要人工了。

中医学认为久年不孕多有瘀血,因此对于多年不孕,如能先在内踝到三阴交之间点刺出点血,作为加强更好。然后再针妇科、还巢穴。30年前,病人常是每天或隔天针刺,因此很快就能怀孕,现在因为时代不同了,大家都很忙,不太可能每天这样做,病人往往好几天才针刺一次,效果较以前自然慢了。

不孕症的原因很多,处方用药需根据不同状况施治,例如不能排卵该怎样用药,黄体激素不足该怎样用药,输卵管不通该怎样用药,比较复杂,针灸的用法比较简单。

如果是男方的问题,那么当然要男的一起治,下三皇就很重要,下三皇基本上就是补肾补脾的,尤其是可以补肾。精子量不足、精子质量差,如果能配合吃药当然更好更快。如果没有办法吃中药就针下三皇。如果是死精子多,那要针行间、太冲,或者火硬、火主。

十四经治疗不孕,常取任脉之中极、关元。"任者,妊也",任脉起于胞中,主持人之胞胎以及生殖功能,可治不孕症。足三阴经与人之生殖功能相关,肾脏产生的物质及"天癸",肝经循行环阴器,足三阴经循行经小腹,通过中极、关元的交会关系,与任脉相连。灸中极、关元尤佳,《医心方》说:"治无子法:灸中极穴。"《千金要方》说:"妇人绝嗣不生,胞门闭塞,灸关元三十壮报之。"也常取膀胱经穴,常用穴为肾俞,《素问·长刺节论篇》说:"迫藏刺背。"即刺激背部的穴位可直接治内脏病。肾俞穴能够补肾,《医学入门》就说肾俞"主诸虚,令人有子"。三阴交为脾肝肾之交会点,调理气血功效甚好,亦为妇科病及生殖系统疾病要穴。

另外看看安胎,一些病人在治疗期间不知道自己已经怀孕,仍然继续使用妇科、还巢穴针刺,但对胎儿无碍,这是因为妇科、还巢有双向调节作用,还能安胎,所以没有任何问题。当然已经怀孕了,我们也就不多扎了。

关于安胎,董老师书中只在通背穴之"运用"说:"通肾、通胃、通背三穴可任取一穴为治疗妇人流产之补针,连续治疗半月即无流产之虞。"此三穴位于脾经,脾经之一项治疗特征是能治生殖系统疾患,除趾端(如隐白)附近,三阴交至下腹部冲门之间的经穴,对此种疾患均有效(下三皇即是治疗生殖系统疾患的效穴)。此穴组位于脾经上,妇科疾病,多由脾虚而来,此三穴夹血海穴,血海又称血之海,如子宫出血、月经异常等,凡与血有关之病均用此穴,故能治子宫痛、妇科赤白带下,并能安胎。

十、难　产

(一)董师原书设穴

难产	22. 灵骨穴;55. 火包穴;66. 火主穴
胎衣不下	55. 火包穴;66. 火硬穴

【解析】

难产,老师书上写着灵骨、火包、火主。胎衣不下写着针火包、火硬。

火包穴既能治难产,又能治胎衣不下,此穴位于第二足趾脚底第二道横纹正中央,与奇穴"独阴"相符,本就能治胎衣不下,当然也就能治难产。而且本穴太极全息之足躯顺对,对应于阴部,善治阴部病,又,穴在胃经上,阳明经多气多血,能治经血不调。

火硬、火主在大太极对应"足躯顺对"中皆对应到阴部子宫。灵骨穴在大太极对应"手躯顺对"中亦对应到阴部子宫。火硬、火主为肝经穴位,肝经绕行阴部一周。灵骨则透过肝与大肠通,能治疗肝经病变。

（二）临床常用选穴

1. 火包穴。

2. 灵骨穴。

十四经效穴:至阴穴及三阴交。

死胎不下:水腑穴。

【解说】

难产,老师用灵骨、火包、火主,胎衣不下用火包、火硬。我有用这些穴位的经验。1998 年,我到缅北义诊,我们义诊队中间有一个西医,接生一个妇人,难产,胎位转不正,一天都下不来,就找我过去了,我给她针了火包、内庭、至阴三个穴。一个小时左右,胎转正,就生下来了。这些穴位有通利下焦、调理胞宫的作用,也可用于胎盘滞留(胞衣不下)。

死胎不下,老师写水腑穴,其实死胎不容易下来,还是可以按照胎衣难下来扎,针内庭、至阴、火包这些穴。我也用调胃承气汤加减治过死胎不下,效果迅速。

治疗难产,十四经方面最常用的就是至阴穴。火包穴单用虽有效,但配合加三阴交穴更好。三阴交穴配火包穴及至阴穴一起使用,治疗难产很有效。

第二节　儿　　科

小儿夜哭	11. 胆穴；1010. 木枝穴
小儿梦惊	1010. 正会穴、镇静穴（皮下针）
小儿惊风	1010. 正会穴
小儿各种风症	1111. 七星穴（三棱针）
小儿高烧	1111. 七星穴（三棱针）
小儿气喘	22. 大白穴
小孩流口水	1010. 止涎穴
小儿麻痹	44. 肩中穴、天宗穴、云白穴、李白穴、下曲穴、上曲穴；66. 木斗穴、木留穴

【解析】

儿科方面,董氏奇穴记录得比较少,但有几个可以看看。小儿夜哭,取胆穴。有小孩夜里哭得很厉害,家长按压这个胆穴,小孩很快就不哭了。老师有写着胆穴还能治心惊,小儿夜哭可能是受到惊吓,害怕。

木枝穴也可以治小儿夜哭,老师认为小儿夜哭跟胆虚有关,木枝是治疗胆结石的特效穴,所以基本上从胆来着手。

小儿夜梦多,梦惊常常一下子吓醒,那就针正会穴或镇静穴,都有效。两穴都在督脉上,镇定作用很强。

小儿惊风,是小孩受到惊吓以后,会抽筋发烧这类的病,就扎正会穴镇定。

所谓小儿各种风症,多半是摇动震颤这类病变,会发抖害怕,严重的可以在七星穴用三棱针刺血,七星穴在颈部,本穴组之总枢、分枢与风府、哑门穴相邻,有镇定祛风之作用。

小儿发烧也是以总枢穴为主,现在我们不用三棱针了,都用采血片。在上下左右各一针,安全很多,采血片的针尖也就一二分,用力刺都不会有危险。对于一些恶心呕吐、受到惊吓、风症,都可以在总枢,配合上面的风府、下面的哑门,就这样三针,或者按照老师的七星针,总枢上、下、左、右各一寸,以一个方阵来点刺,效果很好。

老师说大白穴用三棱针治小儿气喘。一般在大白穴这个地方,每个人都会有青筋,只是走向不太一样,在青筋处刺血,可以治疗小儿高烧、气喘。

小孩流口水,针止涎穴,本穴在大指背第一节内侧,且在肺经上,有补气收摄之效。又,脾在液为涎,口水多与脾有关,止涎穴透过手足太阴同名经相通,肺与脾通,能治口水多。注意小孩流口水是偏热,看到好吃的东西胃活动了,流口水,需要清火,针荥穴。止涎穴在荥穴的位置,效果很好。

如果大人流口水,要针水通或者水金,顺气理气。有些人中风以后口水流出来,就要针水通。还有喉咙不对劲出怪声,例如小儿秽动症,患儿的喉咙会发出奇怪的声音,其实是痰作怪,扎了水通以后,喉咙发怪音就少了。

就这样,大人流口水,针水通或者水金,小孩流口水针止涎。

小儿麻痹现在很少了,当年因为脑膜炎流行,脑炎发烧的后遗症就是肌肉萎缩,小腿萎缩不长肉,走路一瘸一拐。我们看老师的取穴,表面上很多穴,其实只有两组：一组是肩部的穴，有肩中穴、天宗穴、云白穴、李白穴、下曲穴、上曲穴等，肩部肌肉多，能健脾，以肉治肉，治疗肌肉麻痹、无力、肌肉萎缩。这几个穴每次可选三四穴轮针。一组是脚上的木斗穴、木留穴，这两穴位于足第三、四趾之间，胃经支脉行于此，阳明经多气多血，调气血作用甚强。

小儿病就给大家简单地介绍到这里。

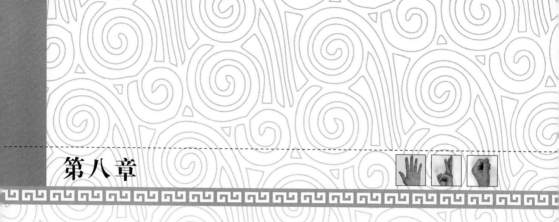

第八章

皮 肤 外 科

一、皮 肤 病

（一）董师原书设穴

皮肤病	11. 指驷马穴；44. 后枝穴；88. 驷马中穴、驷马上穴、驷马下穴
皮肤病（颈项皮肤病）	44. 肩中穴（有特效）

【解析】

皮肤病的总治穴位就是驷马上中下，可以解决很多问题。颈项皮肤病，针肩中穴（有特效）。

驷马上中下及后枝穴、肩中穴，都在肉多的地方，肌肉鼓出来的部位为阳，能调阳、调气，并且有推动、温煦、防御、固摄、气化等作用，其气向上、向外，故能治气病、阳病、皮肤病。

（二）临床常用选穴

1. 驷马穴特效。

2. 耳尖或耳背刺血特效（维杰特殊经验）。

【解说】

各类皮肤病，针驷马上中下都有效，再配合耳尖刺血，几乎所有的皮肤病都可以解决。

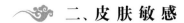

二、皮 肤 敏 感

（一）董师原书设穴

皮肤敏感	88. 金前下穴、金前上穴

【解析】

皮肤敏感，可以针金前上、下，这两个穴在膝盖上面，穴名金，与肺有关，肺主皮肤，能治皮肤敏感。两穴一在梁丘下一寸，一在梁丘上一寸半，包围梁丘穴，梁丘为胃经郄穴，多气多血，作用于肺（气）肝（血），故此两穴治疗与肺及肝风有关之病。

（二）临床常用选穴

1. 驷马穴特效。

2. 耳尖或耳背刺血特效（维杰特殊经验）。

【解说】

治疗皮肤敏感，可以在金前上、下穴扎针，我还是用驷马为主，另外，在耳尖或者耳背点刺也很好。

治疗皮肤敏感可以隔日针驷马穴，每周在耳尖或者耳背点刺一次。

三、牛 皮 癣

牛皮癣，西医称为"神经性皮炎"，是以阵发性皮肤瘙痒和皮肤苔藓样变为主症的慢性炎症性皮肤病。好发于四肢的外露部位，以颈后部和颈侧面，四肢伸侧，尾骶部等处最为常见。以皮损潮红、干燥、脱屑为主症。先有局部瘙痒，搔抓后出现圆形或多角形扁平丘疹，密集成群，日久丘疹融合成片，皮肤增厚干燥，皮纹加深而呈苔藓样变，皮损处有阵发性剧烈瘙痒。本病较为顽固，容易复发。情绪变化、局部摩擦常为诱因。

中医认为血热为本病的主因，由于平素血热，外受风邪，而致血热生风，风盛则燥，故皮损潮红、脱屑；风燥日久，伤阴伤血，而致阴虚血燥，肌肤失养，故皮肤干燥，迭起白屑。

（一）董师原书设穴

| 牛皮癣 | 88. 驷马中穴、驷马上穴、驷马下穴 |

【解析】

来看牛皮癣,老师就是扎驷马穴。

驷马上中下,一是在肉多的地方,肌肉鼓出来的部位为阳,能调阳、调气,其气向上、向外,走表分,走气分,故能治气病、阳病、皮肤病;二是穴位都在足阳明胃经上,阳明经多气多血,善于调营卫,治皮肤病甚好。

（二）临床常用选穴

1. 驷马穴特效。

2. 耳背泻血特效(维杰特殊经验)。

【解说】

牛皮癣是一个很复杂、很难治的病,当年董老师就是只针驷马上中下,效果很好。老师没有在耳背、耳尖刺血,后来我在耳背或耳尖配合刺血,好得更快。如果牛皮癣比较多地长在肩膀、脖子一带,可以加一个肩中穴。

我们讲过"诸痛痒疮,皆属于心",董氏奇穴书上的驷马中穴,是从大腿中九里往内三寸。实际临床,要从中九里往内三寸半,它刚好在膝盖外缘上面直线上,如果再往里面一点,甚至接近于四寸,靠近内通关,有的时候效果会更好。驷马往里面贴近治心的通关、通山,除了肺主皮肤,也配合了从心来治。如果不这样做也没关系,用驷马上中下就已经治到肺主皮肤了,再配合耳尖刺血,心开窍于耳,也就治到心了

四、青 春 痘

临床常用选穴

1. 驷马穴特效。

2. 耳背或耳尖刺血特效(维杰特殊经验)。

3. 背部刺血特效。

按:加迎香穴牵引尤佳。

【解说】

青春痘,俗称粉刺,还是针驷马穴特效,可以每隔一个星期在耳尖或耳背刺血一次,快则五天就可以再刺。加个迎香牵引,效果更快。面部属阳明,迎香是手足阳明的交会点。

曾经治过一位女士,还有两周就要结婚,脸上长了很多青春痘,可能是因为心情有点紧张,又熬夜,火气大。她心情很急,拜托我扎针,我就让她每隔一天来扎一次,我就是针驷马,加配迎香,然后每三天再在耳尖或耳背点刺,扎了大概十天共五次就已经好了,这样比较密集的扎针,患者皮肤变得白嫩许多,高兴地结婚去了。

用驷马治疗青春痘,好了以后皮肤会变得白嫩,甚至有些人脸上都已经有一点小疤了,扎了以后都会收口,大一点就很难讲了。这个青春痘,一般来的时候,患者常常都是脸很红,扎了驷马,并在耳尖刺过血以后,几天脸色就变白了、不红了,痘痘开始减少,然后继续扎,痘痘没了,脸也变白了。很多经过驷马扎过的人,皮肤又白又嫩,可见这个驷马还有美容作用。

青春痘要注意几点:第一少吃甜的;第二少吃油;第三少晒太阳,晒太阳容易火旺,脸上就容易长青春痘,为什么年轻孩子容易长痘,他正在发育,是火旺之体,晒太阳比较多,火就更旺,洛杉矶长青春痘的挺多的,因为太阳大;第四大便要通,大便不通就上火;第五睡眠要够,睡眠不够也会上火;第六要多吃瓜果蔬菜;第七要多洗脸,青春痘的脸都是油油的,很容易出油,要多洗脸。掌握这几点,不治疗,痘也会少一半。本病不难治,效果也好,而且治好了还是一个活广告。能够治好半身不遂及青春痘,病人就会增加,因为满脸青春痘大家都看得到,病好了人家会问你哪里治的,半身不遂本来一瘸一拐的,后来不拐了,人家也会问你哪里治的,这就是个广告效应了。

五、风疹块(荨麻疹)

荨麻疹俗称"风疹块",也称"风疹疙瘩",各种病因均可导致荨麻疹,是一种常见的过敏性皮肤病。

发生风疹块的原因很多,常见的有以下几种:食物、药物、吸入物、接触物、物理因素、感染、内部疾病、遗传。

大家叫它"风疹块",是因为它来得快,去得也快。病人突然觉得全身发痒,随之出现皮疹,呈白色、淡黄色或红色,周围绕有红晕,往往为环形,疹之大小不定,多易互相融合成大片。这种皮疹,往往在几小时内就完全消失,不留任何痕迹,但不久之后,新的皮疹又迅速出现,或时消时起。少数病人因充血过剧而遗留色素沉着。

荨麻疹多为急性,经过治疗一般在几天之内痊愈。但是,也有相当一部分患者经久不愈,转变为慢性荨麻疹,可长达数月甚至数年。

临床常用选穴

1. 耳背或耳尖点刺出血特效(维杰特殊经验)。

2. 驷马、肩中、九里穴。

十四经效穴:曲池、血海、三阴交,神阙(火罐)。

【解说】

风疹块就是荨麻疹,是常见的皮肤病,常常是食物过敏就加重了,也有人是吹阵风就加重,有些人冬天找个椅子一坐,皮肤一凉,就满身起疙瘩。

治法还是以驷马为主,然后耳尖点刺。有一个自我辅助治疗的好方法,可以帮助荨麻疹加速痊愈。叫患者回家拔火罐,早中晚各拔一回,每回拔三次,每一次大概是三分钟,三分钟起罐再拔,早上三次,中午三次,晚上三次。几天以内,荨麻疹就不发了。因为荨麻疹跟免疫功能有关,神阙是我们的元气所在,在神阙穴拔火罐能补任脉之虚,并有行气活血、驱风祛邪、补益扶正作用,可以增强免疫功能,邪不可干,则虚风能消。

很多人过去都得过荨麻疹,然后就好了很多年,可能一阵子生活压力紧张,或面临某一个重要工作时,或者吃了一顿大酒席之后,就又发作了。经常发作,就是针驷马,耳尖点刺。

十四经方面,用曲池、血海、三阴交也可以,这是一组。曲池在大肠经,因大肠与肺相表里,肺主皮毛;手阳明经多气多血,此穴能调理气血。又此处肌肉丰厚,走表分、阳分,治皮肤甚好。血海在脾经上,因脾统血,血海又为理血要穴。三阴交为脾肝肾三阴经交会,善于调血。所谓"治风宜治血,血行风自灭",所以曲池、血海、三阴交三穴相辅为用,可以达到疏风邪、散瘀血之目的。

如果是上部发得比较多,针刺时可以加用肩中穴,下部发得多可加刺九里

（风市穴）。此两穴肌肉丰厚，皆能走表分、阳分，治皮肤甚好。

荨麻疹不管怎么样的状况，要注意吃东西，不要吃发物，鸡、虾等都很容易复发。

六、湿 疹

湿疹是常见的过敏性皮肤疾病，皮疹形态为多形性、弥漫性、对称性分布，不断有渗出液，可发生在全身各处，复发性很强，病程迁延。

湿疹发病原因很复杂，主要决定于两个因素：一是病人的过敏体质；二是致敏因素。但内因是主要的，也就是过敏体质起主导作用。引起湿疹的原因很多：气候季节变化，如寒冷、日光、湿气等；日常所及，电气、接触及吸入物、羽毛、灰尘、花粉、染料、塑料制品等；食物特别是蛋白质，如鱼、虾、蟹、蚌、鸡蛋、牛乳、糖类等。还有病灶感染、代谢障碍、内分泌功能失调、肠寄生虫、肠功能紊乱，均会引起湿疹。中医认为湿疹的病因亦以内因为主，不外湿热风三者。

婴儿皮肤最敏感，吃东西稍不注意即易患湿疹，肥胖的人比身体瘦的易于患湿疹。

根据湿疹的病程和皮疹形态，可分为急性、亚急性和慢性三种。不论急慢，湿疹有一些特点：好发于四肢屈侧，呈对称性发作；有剧烈瘙痒；常呈多形性皮疹，即红斑、水疱、出疹、糜烂、结痂同时存在，或以某一种为主；渗液倾向明显，纵然慢性湿疹，搔抓后亦易渗液形成糜烂；病程反复，不易彻底治愈。

对于湿疹的防治，首先要找寻和去除诱因。在日常生活中忌饮酒，不要吃辛辣、海鲜等食物。避免外来刺激，如搔抓、烫洗、冷浴，更不可用肥皂。要防止继发感染。

临床常用选穴

1. 驷马穴特效。

2. 耳背或耳尖刺血特效（维杰特殊经验）。

3. 手解穴。

十四经效穴：曲池、血海配三阴交。

【解说】

湿疹也是常见的皮肤病。湿疹和荨麻疹的不同，一属风一属湿，荨麻疹常常是突然就来了，一阵儿就过去了，就如同风。湿疹属湿，湿为阴邪，是很缠绵的，绝大多数都是长在阴暗的、有皱纹的地方，像腹股沟、耳朵后面的皱褶等，还有小腿脚踝附近，它是属于阴邪。治疗阴邪，扎针要扎阳的部位，董氏奇穴一些穴位，如驷马、火腑海、肩中等穴，肌肉肥厚属阳，十四经的曲池肉厚，也属阳，以阳来治阴最好。

湿疹基本上还是要针驷马，然后在耳尖刺血，但要考虑湿疹多半长在下半身小腿和脚上，"治风宜治血，血行风自灭"，要取除风、理血的穴位来针。古人治皮肤病常用曲池、血海、三阴交，这是我们治疗湿疹、风疹都常用的通治穴位。因为湿疹常在小腿、脚踝上下最多，三阴交能够理血分，针此也有牵引的作用，能把其他穴，诸如驷马等的效果作用带过来。

也可以针肩臂的穴位，因为肩臂的穴位在大太极全息的"手躯逆对"中，对应到下部，湿疹发生在下部居多。湿疹要健脾去湿，所以还是驷马为主，可以取曲池、血海、三阴交为辅针。或者以驷马为主针，配三阴交（人皇）也可以。

在耳尖刺血很重要，皮肤痒是越烦越痒，耳尖刺血的作用就是能使人平心静气，为什么呢？大家知道在耳尖刺血是治失眠第一特效针，它能够治失眠，就是能够让人镇定。心开窍于耳，有镇定的作用。此外，"诸痛痒疮，皆属于心"，所以皮肤病常常在耳尖刺血，是很有道理的。

我们为什么说"诸痛痒疮，皆属于心"？这些皆跟神志有关，你越烦躁越痒，越怕痛越痛，因此手解穴治荨麻疹也很好。手解穴即少府穴，是心经的荥穴，火经火穴，镇定及清火作用都很强，对于各类的痒症都很有效，主要因为它能镇定。

在洛杉矶，到了冬天才会下雨。冬天来临之前，秋天的9月底至11月初，很多人的皮肤很痒，都抓破了，尤其是老年人，因为天气太燥了，燥痒需要养血润燥。治疗燥痒最有效的穴位是哪里呢？就是手解穴。好几位老先生来时皮肤很痒，扎手解穴，马上就觉得不痒了。手解穴可以治疗皮肤燥痒，透过双向调整，对于湿痒也有效，整体来说，手解穴能让人镇定，还能清火。很多痒症都会使皮肤颜色改变，尤其是荨麻疹，抓得一块一块红红的，"病变于色者取之荥"，手解为荥穴，治疗红痒，疗效很好。还可治阴道瘙痒。

治疗湿疹，基本上就是驷马配三阴交为一组，另外一组就是曲池、血海，配三阴交，两组都要在耳尖刺血。湿疹比荨麻疹要难治一点，因为湿为阴邪，最缠绵。

七、异位性皮炎

异位性皮炎(Atopic Dermatitis, AD)是一种顽固而易复发的皮肤疾患,是婴儿、儿童及少年最常见的慢性皮肤病。本病病因不明,但一般认为与遗传、免疫及多种环境因素(包括压力、饮食、过敏原、环境污染、住宅环境变化)相关。

本病最大的特征就是呼吸系统疾病(气喘、过敏性鼻炎)与湿疹交替进行,交替恶化,甚至会变成长期的支气管炎或气喘。

本病好发于肘部、膝部、膝后窝,且常呈对称性发作,所以称作"四弯风"。皮疹多种多样(多形性损害),急性者常见潮红、丘疹、水疱、流液、结痂并存;慢性者有鳞屑、苔藓化等损害。皮损有融合及渗出倾向。

中医认为风胜则剧痒,游移(泛发);湿胜则渗液;燥胜则粗糙脱屑,呈苔藓化;有瘀则肥厚并色素沉着。

临床常用选穴

1. 驷马穴特效。

2. 耳背或耳尖刺血特效(维杰特殊经验)。

3. 分枝上下穴(维杰特殊经验)。

十四经效穴:曲池、血海配三阴交。

【解说】

异位性皮炎现在日益增多,跟饮食很有关系,我们小时候吃的都是当地当季的食物,没有问题,现在由于交通空运便利,冷冻发达,可以吃到不同地区、不同季节的食物,小儿脏腑幼嫩,发育不全,无法承受。加上周边人家养宠物,以及环境空气污染等,都跟本病的发生有很大关系。

由于身体无法承受,就要向外排斥,肘弯系手太阴为开,腿弯系足太阳为开,就从肘弯、腿弯向外排出,肘部、膝后窝,最为明显,称作"四弯风"。

对于本病之治疗,针灸效果甚佳,可大幅缩短疗程。可用董氏奇穴分枝上下穴解毒,治小儿异位性皮炎。其次,可针驷马穴,专治各种皮肤病。分枝上下穴与驷马上中下两组交替,每周针2~3次。若幼儿太小,不适合扎毫针,则每周在耳尖轻微点刺,出血几滴,泻其血热,疗效亦佳,盖耳为手足少阳太阳之交会点,少阳主风,太阳主表。

十四经穴则针曲池、血海、三阴交,搭配耳尖点刺,效果很好。

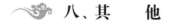

八、其　　他

董师原书设穴

脸面黑斑	11. 指驷马穴
全身发痒	1111. 分枝上穴、分枝下穴
狐臭	44. 天宗穴、李白穴;1111. 分枝上穴、分枝下穴
久年恶疮、恶瘤开刀后刀口流水不止,不结口	11. 制污穴

【解析】

这里看一下其他的皮外科,**脸面黑斑**,针指驷马,虽然方便,但效果不如大腿上的驷马穴。

久年恶疮、恶瘤开刀后刀口流水不止,不结口,针制污穴,非常有效。很多人脚破了、手破了,好几个月甚至好几年不收口,在制污穴刺血就收口了。

有少数例外的,并非穴位没有作用,而是护理不够。我曾治过一个病人,脚底流脓两三年了,一直不收口。扎针刺了几次血没有效,为什么呢? 后来发现,他因为癌症,腿开刀割掉了一大块肉,下腿部的知觉很迟钝,所以他的脚一直踩压着伤口,后来就叫他在脚底伤口附近垫几块棉花纱布,脚踩下去就不会直接压到伤口,这样处理后很快就好了。遇到这种状况就要考虑,扎完针为什么仍一直不收口呢,因为一直还在压迫那里,所以就要在旁边做个保护,不要直接压到伤口,很快就好了。

治疗狐臭,针天宗穴、李白穴、分枝上穴、分枝下穴,都在肩膀前后,天宗、李白在肩膀上,分枝上下在背后,属于局部治疗。

全身发痒可能为食物中毒,或药物性中毒,针分枝上下穴,有解毒作用。本穴为解毒要穴,治疗还包括被虫子咬伤,老师还写了原子尘中毒。原子尘中毒,现在我们用在放疗后遗症,很多人患癌症都要做放射治疗,放疗以后会有一些症状,就可以针分枝上下。或者是做化疗,化疗以后头发掉了,或者有其他毛病,也可以在分枝上下扎针。这个穴在后背腋窝上面,小肠经在那里绕行,小肠经气所发的地方就是后背,小肠经是泌别清浊的,所以它有解毒作用,小肠经属手太阳,亦为开阖枢之开,针后可以从小便、大便排掉一些东西,所以能治疗中毒一类的病变。

好,以上这些,就是皮肤病的治疗方法,总治就是针驷马上中下穴,在耳尖或者耳背刺血是最基本的辅助治法。如果是因为某些毒素中毒,可以针分枝上下穴,治疗皮肤病就是这样。

九、痔　疮

痔疮是因痔静脉曲张而引起的肛门疾患,是肛门最常见的一种疾病。其主要症状为肛门部胀痛或刺痛,异物感或下坠感,便后有肿块脱出肛门,大便带血或便后带血。根据痔的部位可将其分为三种,凡表面是黏膜的称内痔;表面是皮肤的称外痔,内外痔同时存在的称混合痔。中医学认为多由嗜食辛辣,饮酒过量,湿热下注,或久坐久立,过度负重,房劳过度,长期便秘以及妊娠等,致使气血失调,经络阻滞,瘀血浊气下注肛门所致。

（一）董师原书设穴

痔疮痛	33. 其门穴、其角穴、其正穴

【解析】

治疗痔疮,老师的书上写了其门穴、其角穴、其正穴。这三穴均位于大肠经上。董师对此三穴之原刺法是:拳头直放,正拳,亦即三间及合谷穴在上,用皮下针,自大肠经向小肠经方向皮下横刺（也是皮下刺）,皮下刺与肺应,能治大肠病。

我用此三穴有另一刺法:针刺时采皮下刺,自其正透向其角,或其角透向其门。这就是皮下针法。

其门、其角夹偏历穴,在腕太极中,与肛门阴部对应。偏历与支沟、二白在同一水平上,亦皆与肛门阴部对应。又其角、其正夹温溜,温溜系大肠经郄穴,有调理气血之功,故能治痔疮及脱肛。

（二）临床常用选穴

1. 在委中穴点刺出血（放血）特效。

2. 针其门、其正、其角穴有效。

十四经效穴：商丘、承山。

【解说】

治疗痔疮，老师的书上只写着其门、其角、其正，但老师并不用这些穴位，一般都在委中穴刺血，极为特效。

治疗痔疮单用其门、其角、其正虽能见效，但较费时，要把痔疮消掉，至少也要五六次。

老师治疗痔疮，就叫病人趴下，在委中刺血。往往刺血一次，就见大效。我个人单独用委中点刺出血，治疗一次而愈者，不乏其人。

十四经的商丘、承山，针刺有效，但最好用的还是在委中刺血。许多人在委中有青筋，在下面一些的承山穴也有青筋，委中与承山一起刺血，出血量足，往往一次痔疮就好了。委中刺血，一般是趴在床上放，若是站着放，趴靠在墙上，脚往后挺，委中的青筋血管鼓出来，就比较好刺。但要小心，血可能会喷很远。

附：谈谈刺血

关于刺血，各位可以看看我写的《董氏奇穴原理解构》一书。该书对"三棱针之适应范围""常用之三棱针刺法""三棱针之经验操作""三棱针施针准备事项""三棱针施针注意事项"皆有详细的解说。

我的刺血有6种刺法，包括点刺、钻刺、散刺、挑刺、剉刺、飘刺等，各有其妙。

1. 点刺　属于快速刺法，用在井穴及耳尖、耳背，因为穴位小，只要轻轻一点就出血了，刺手上井穴可用较细之三棱针，或测糖尿病之采血片亦可。点刺亦适用于四肢如委中、尺泽等及背部腧穴。用针可稍粗些，由于针体较大，虽进针浅，但进气量够（针孔略大），很易出血。进针时对准血管快速直刺。背部看不见血管，也可用此法。董老师放血最常用点刺法。

2. 钻刺　属慢速刺法，以倾斜角度略似毫针之斜刺或横刺，以 $15° \sim 30°$ 之间的角度进针，缓缓地刺入浅静脉血管中，此法最适宜头部太阳穴出血。太阳穴由于肌肉较浅，后面是头骨，不能直刺，用此法最妥。既不痛，又容易出血。此法也适用于四肢，因目前用针较细，必须刺入一定深度，出针后始易出血。有人不论所有的血管都斜刺。斜刺有一个好处，空气比较容易进去，其实刺血能刺出多少，跟空气的进气量有关。虽然针较细，但因钻进去较深，空气进气量大，一出针,血就出不少。

3. 散刺　是用三棱针散在地多点刺激皮肤,以轻微见血为度,也可用梅花针代替,常用于治疗丹毒、疔疮、皮肤麻木、脱发、神经性皮炎等皮肤病。

4. 挑刺　在施术部位或反应点,用三棱针挑破浅层皮肤,然后再向深层挑断组织纤维。多用于痔疮、眼疾、羊毛痧等。

5. 挫刺　主要用于治疗口歪眼斜之口腔刺血。施术时三棱针与口腔黏膜接近平行。刺血时,除了用三棱针尖刺出血外,三棱针的三个面也像锉刀一样,同时挫破皮肤,出血量会较单以针尖出血为多,较佳。

6. 飘刺　是学生对我刺血法的称呼,主要用在肘弯、腿弯、小腿阳侧,如蜻蜓点水般地一接触到血管,血就出来了。方法是将针尖对准血管,轻轻往下一压,随即快速提起,即能见血流出。此法最为轻盈,既不痛,又出血快且多。刺血技术只要到位,手法漂亮,病人也不会害怕,因为很容易就出血了。

点刺及钻刺,主要针对外浮较大之青筋(静脉)刺血,是目前三棱针最常用的刺法。

上述几种刺法,刺血前,皆应让穴位先充血,刺血才能不痛,又出血多。

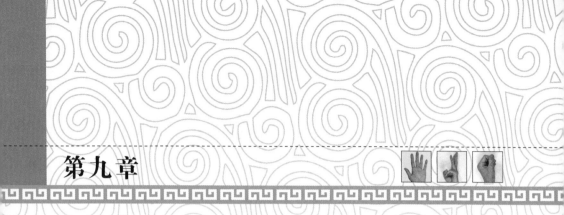

第九章

其 他 疾 病

第一节　四 肢 躯 干

现在我们看其他疾病,先看四肢躯干。有关四肢躯干的疼痛已经在"痛症"一章讲过了,这里要讲的是从疼痛方面分出来的,诸如手指麻、脚趾麻等,就在这一章讲述。

上 肢 疾 病

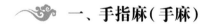 一、手指麻(手麻)

(一)董师原书设穴

手发麻	66. 火菊穴
手麻	77. 人皇穴;88. 中九里穴

【解析】

董老师在书里说手发麻用火菊穴,手麻用人皇、中九里。

火菊穴、人皇穴皆在脾经,脾主四肢,可治手麻。手麻与血压高或颈椎病有关,火菊穴能治疗高血压、颈项扭转不灵,而能治疗手麻。火菊穴在脚上,与手掌相对应,亦系原因之一。

很多人手麻与颈椎骨刺有关,中九里穴能治骨刺,效果甚好,本穴所以能治疗骨刺者,一则因足少阳主骨,一则因内有支撑身体最重要之长骨,以骨治骨也。

此外,手麻与腕管综合征、末梢神经炎有关,火菊穴、人皇穴、中九里穴基本上都能治得到。

（二）临床常用选穴

1. 针肾关穴、复溜穴特效(维杰特殊经验)。

2. 针火菊穴有效。

3. 九里穴。

4. 木斗、木留穴。

5. 对侧五虎一穴。

6. 侧三里、侧下三里穴。

十四经效穴:颈腰骨刺三针:人中、后溪、束骨(维杰特殊经验)。

【解说】

治疗手麻,针火菊穴、九里穴有效,前面已经讲过。老师常用火菊穴,我也常用。

治疗手指酸麻或不灵活,我的经验用肾关(天皇亦可)单取有效,配复溜合用更佳,肾关配火菊穴也常用治手发麻。

木斗、木留治疗无名指、中指麻比较有效,因为它在脚的三四趾间,能与手指相对应。

五虎一穴治疗手麻很好,我常用五虎一,不但治手痛也治手麻。针手上就用五虎一,针脚上就用肾关、复溜,或者是肾关、火菊。肾关在小腿的位置,跟火菊在脚的位置是对称的:我们用肾关来治前头痛,也可用火菊来治前头痛;肾关能治肩膀、手麻,火菊也能。我过去用肾关配复溜,现在常用肾关配火菊。

手麻用侧三里、侧下三里也有效,这两穴能治疗的范围很大,从手指、手腕到肩臂、偏头都有效。我在西班牙讲课时,有位医师手麻,示范时我扎了侧三里、侧下三里,马上就感觉轻松。

但有些手麻是严重的颈椎骨刺压迫所致,治疗颈椎、腰椎骨刺,我最常用的一组针,就是骨刺三针:人中、后溪、束骨。有人称此为"杨三针",如果加中九里(风市),就叫骨刺四针,效果非常好。但风市穴不太方便,要脱衣服,所以平常我不针,只针人中、后溪、束骨就可以。

如果不是骨刺导致的,只是单纯的手麻,那么火菊与肾关就很好。

❧ 二、中 指 麻

临床常用选穴

1. 通关、通山有效。

2. 火串。

十四经效穴:内关甚效。

【解说】

中指麻,与心包经有关,董老师针通关、通山。针火串也有效,因为火串为三焦经穴位,三焦与心包经相表里。我一般针内关穴,如果针感一下儿传到中指,效果更好。

❧ 三、手 抽 筋

(一)董师原书设穴

手抽筋	33. 火陵穴、火山穴

【解析】

手抽筋多半指的是手千金、手五金、火陵、火山这一带,针对侧的火陵穴、火山穴,这两穴都是三焦经的穴位,火陵穴在火串穴后面 2 寸,火山穴在火串穴后面 3 寸半,是等高对应的应用。

(二)临床常用选穴

1. 针对侧火山穴。

2. 曲陵、搏球。

【解说】

针对侧火山穴,是遵循老师针法。针曲陵,贴筋进针,是以筋治筋,一般可针同侧,对侧也有效。针搏球或者承山,也是以筋治筋,可以针对侧,以脚上对应到手。

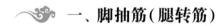

四、两手拘挛

临床常用选穴

1. 泻曲陵穴,针肾关穴(维杰特殊经验)。

2. 重子、重仙(维杰特殊经验)。

3. 侧三里、侧下三里。

【解说】

两手拘挛,针重子、重仙很好。这两穴治疗手不能伸摊很有效。有些喜爱喝酒的人,酒喝多了会变成书痉,书痉就是手痉挛,伸不开,常常要用另外一只手去掰,针重子、重仙很好。我用侧三里、侧下三里也可以治,但是比较常用重子、重仙。

泻曲陵也非常有效。手伸不开,泻了曲陵,再针肾关,或者针重子、重仙,效果更好。重子、重仙或肾关,或侧三里、侧下三里,都是针对侧,泻曲陵则是同侧。

我前天上课示范了两位肩膀抬不起来的学员,都当场抬起来了,你们有注意到我用的是哪一侧? 是同侧,一般我泻曲陵都是同侧,它可以治肩凝肩膀抬不起来,也可以治疗手的痉挛,手凝。

中风半身不遂,很多人就会手脚痉挛,脚的痉挛,内翻外翻比手要难治,这种情况可以在委中刺血,痉挛多半在脚踝附近,可以针小节穴。

下 肢 疾 病

一、脚抽筋(腿转筋)

(一)董师原书设穴

腿转筋	77. 搏球穴

【解析】

腿转筋一般指的是小腿肚抽筋,针对侧搏球穴有效,系等高对应的应用。搏球穴位于小腿肚,此处为块状之肉,主筋。本穴在筋下,以筋治筋,可舒筋活络,调理脏腑功能,同承山一样可用治腿转筋及痔疾,极有效。与承山倒马并用,疗效更佳。

（二）临床常用选穴

1. 针正筋穴有效。

2. 针次白穴（维杰特殊经验）。

3. 肝门（维杰特殊经验）。

十四经效穴:承山。

【解说】

小腿抽筋,针正筋有效,正筋在跟腱上,可以以筋治筋。

小腿抽筋一般多发生在小腿中段承山穴周边,针肝门甚效。肝门穴位于前臂中段,手足对应,而且在手太阳经,对应到小腿足太阳经中段,治疗腿抽筋极好。

腿抽筋的状况很多,走路走多了,腿就可能抽筋,或晚上睡觉时,腿伸在棉被外面受凉,也可能会抽筋。以手对应脚,来治疗小腿肚抽筋非常好。同理,手抽筋也可以足对应手来治疗,针相对的承山穴、搏球穴。

另外,我用次白穴也是非常好,次白穴位置在手上第三四指中间后面五分,对应到脚的木斗、木留,跟肝、筋有关系,所以次白穴也治抽筋。

治疗腿转筋,我经常在手上扎针,正筋就不针了,搏球,老师说可以针,我也不用了,我就用次白和肝门,有效而方便。

少数人大腿也会抽筋,针刺正筋、搏球也有效。有时连脚也会抽筋,就是脚掌心一带抽筋。脚掌抽筋针次白穴比较好,小腿肚抽筋针肝门比较好。不论腿脚抽筋,也可以两个一起用。

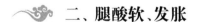

二、腿酸软、发胀

（一）董师原书设穴

两腿酸软	1010. 正会穴、镇静穴（皮下针）
腿酸	33. 火腑海穴;44. 水愈穴
小腿发胀	33. 手五金穴、手千金穴;1111. 精枝穴（三棱针）

【解析】

我们看腿酸软及发胀。董老师原书写的是：**两腿酸软**，针正会、镇静；腿酸针火腑海、水愈；小腿发胀，针手五金穴、手千金穴、精枝穴（三棱针）。

正会穴及镇静穴在督脉上，有扶阳及镇定作用，常用在中风后遗症之两腿酸软。

火腑海在手臂肌肉比较肥厚的地方，可以健脾，治疗**腿酸无力**，而且前臂对应小腿。

水愈穴位置与小肠经之臑俞相符，臑俞穴在腋后直上，肩胛骨下缘，则水愈穴亦位于活动中枢下缘，此穴对应于肾，肾为作强之官，与体力有关。又，穴在小肠经上，基于手足太阳经相通，"小肠与脾通"，能去湿，治肾炎、肾结石、腰酸腰痛、蛋白尿等，此亦皆系健脾作用。水愈的用法，主要是以三棱针刺血为主。

以上两腿酸软、腿酸，应包括大小腿。

小腿发胀，不论侧面还是后面，我们用手千金和手五金都是有效的，在手上扎针治腿，放射得比较远。这两个穴在筋的后面、骨的前面，可以筋骨并治，治疗坐骨神经痛也很不错，治疗小腿足酸难行有效。

精枝穴包括金精、金枝两穴，分别位于背上第二椎及第三椎旁开六寸处。以三棱针点刺出血，治疗小腿酸胀疼痛，效果极为迅速而突出。此二穴"以上治下"，合乎古法"泻络远针"。

（二）临床常用选穴

1. 针次白穴或是在委中穴上的青筋放血（维杰特殊经验）。

2. 精枝穴点刺出血。

3. 三叉三穴（维杰特殊经验）。

4. 对侧九里（风市）穴。

【解说】

我治疗小腿酸软及发胀，常用次白穴，治疗大腿酸软及发胀常用三叉三穴。三叉三穴治小腿酸软及发胀难行也有效。若是小腿抽筋难行，我首选次白穴，如果大腿、小腿都有酸软或发胀，那就只扎三叉三，可以加次白穴加强疗效。

三、腿软无力

临床常用选穴

1. 针肩中、通天穴特效(维杰特殊经验)。

2. 针木枝穴效亦佳。

3. 针水金或水通穴亦效。

4. 木火穴(治半身不遂、下肢无力)。

【解说】

腿软无力,我们针肩中,有些人上下楼梯,膝盖无力且痛,这时针肩中最好,肩中肉厚,也属筋,能健脾增气力,筋肉并治。早期我用通天,后来不用了,因为针大腿的通天,要把裤子卷起来,针肩中只要把衣袖卷起来,肩中还是比较方便。

很多老年人腿软无力,我们就针木枝,木枝在胆经跟胃经交汇点,可以少阳阳明两经并治,除了治胆结石以外,主要用于老年人。

木火穴可以治疗半身不遂后的下肢无力,其实只要是半身不遂,开始治疗都会先扎木火穴,针三四次,就不扎了,老师的书写明第一次是5分,第二次3分,第三次1分。我则是第一次8分,第二次5分,第三次3分,第四次1分,可用四次,起针以后再扎肩中。配灵骨、大白更佳,可治半身不遂。

水金或水通有补肾作用,肾为作强之官,与体力有关,这两穴治疗老人腿软无力甚效。

四、腿　麻

(一)董师原书设穴

脚麻	33. 手五金穴、手千金穴
下肢麻痹	1010. 州水穴

【解析】

脚麻,针手五金、手千金,这两穴基本上跟脚上的侧三里、侧下三里是对应的。侧三里、侧下三里治疗手麻有效,手五金、手千金治疗脚麻有效。

下肢麻痹针州水穴,本穴在督脉上,在后脑高骨之中央,对应脊椎,亦治脊椎。督脉之穴位有温阳作用,本穴治下肢无力,与风府穴穴理类近。

（二）临床常用选穴

1. 针肩中穴。

2. 手五金、手千金。

3. 背部双凤穴刺血。

【解说】

治疗腿麻,我用手五金、手千金,是基于手脚对应,原理及应用在前面已经介绍过了。

肩中肉厚,也属筋,能健脾增气力,筋肉并治。

背部的双凤穴刺血,手麻、脚麻都治,双凤穴位于第二椎旁开寸半,连续7个穴位。运用时选几个穴,不必都用,可以选穴跳着针,比如:这次是1+3+5,下次就是3+5+7,再来就是2+4+6,隔穴针,选三个穴就可以,两边刺血。

五、脚　趾　麻

临床常用选穴

1. 针下三皇穴（维杰特殊经验）。

2. 针五虎三穴（维杰特殊经验）。

3. 双凤穴点刺出血。

【解说】

脚趾麻针五虎穴最有效,我的经验是五虎三很有效,下三皇也有效,可是在下三皇扎了针,脚不能活动,用不上动气针法,出针以后才知道它有没有好转。而五虎穴扎针之后,可以留针走走,就可以感觉好转。

脚趾麻也可以在双凤穴刺血,具体操作可参看我在前面"腿麻"一节所讲内容。

上下肢共病

这里看看上下肢共病,包括手脚麻、手足血管硬化、四肢骨肿、四肢无力等。

一、手脚麻及麻痹

董师原书设穴

手麻脚麻	1111. 双凤穴(三棱针)
手足血管硬化	1111. 双凤穴(三棱针)
高血压引起之手足麻痹	1111. 五岭穴(三棱针)
半面神经麻痹	22. 灵骨穴
四肢神经麻痹	88. 内通关穴、内通山穴、内通天穴;1010. 正会穴、镇静穴(皮下针)
神经麻痹	88. 中九里穴;1010. 后会穴

【解析】

手脚都麻,就以背部的双凤穴刺血为首选。手脚血管硬化也是以双凤穴为首选,具体操作请参考"腿麻"一节。

高血压引起的手脚麻痹,可以在五岭穴刺血,五岭穴在背部,穴位很多,总共有40个,不必都扎,也是选择性地针。依我的经验,针双凤穴就可以了,因为双凤穴就贴在五岭穴旁边。

半面的神经麻痹,指的是半个身子麻痹,可以针对侧的灵骨穴为主,单针此一穴不够,要再加大白倒马,或加九里穴,作用才大。半身不遂也是这样治疗。

四肢神经麻痹,老师是从调整血液循环着手,第一个就是内三通——内通关、内通山、内通天;第二个就针头部的正会和镇静。正会穴及镇静穴在督脉上,有通阳及镇定作用,通阳就能治麻痹,常用于治疗中风后遗症之四肢神经麻痹。

这里把神经麻痹区分出来,单列一项,针中九里、后会。其实四肢神经麻痹也可以这样针,后会镇定及通阳作用很好,作为正会穴的倒马针不错,单独用也很好。中九里的镇定及通阳作用也很好,与后会可以一起配用。

神经麻痹和四肢神经麻痹,不必刻意区分。临床时,治疗四肢麻痹的正会,及治疗神经麻痹的后会,可以组成一组,也就是正会与后会倒马,效果很好。

二、四肢颤抖

四肢颤抖,在讲"帕金森病"的时候已经讲过了。虽然是四肢病变,这里不再重复。

三、四 肢 其 他

（一）董师原书设穴

四肢无力	44. 落通穴；88. 内通关穴、内通山穴、内通天穴；1010. 州圆穴、州昆穴、州仑穴、州火穴
全身骨肿	11. 五虎穴
四肢骨肿	22. 腕顺一穴、腕顺二穴
肌肉萎缩	11. 指三重穴

【解析】

治疗四肢无力，老师的设穴，集中在三个部位。有肩臂的落通穴；大腿的内通关、内通山、内通天；还有头上的州昆、州仑、州圆、州火。

肩臂的落通穴，大腿的内通关、内通山、内通天，都是肌肉丰厚的地方，能强脾健胃，治疗四肢无力；又内通关、内通山、内通天能强心，治疗心脏衰弱之四肢无力。这些都能以大太极之手躯顺对，及大太极之手躯逆对解说其理。若再配合三焦对应之正象及倒象说明，就更能理解。

州昆、州仑、州圆皆在头顶之上，至高之位，阳气特盛，有温阳升提作用，通阳之力强，故能治四肢无力。州圆、州昆、州仑皆在膀胱经上，足太阳膀胱"与肺通"，能治肺气不足之病，如半身不遂、四肢无力、虚弱、气喘等，亦系原因。

州火在耳朵上，为胆经循行所过，心与胆通，心开窍于耳。能治心血管病，如心悸、风湿性心脏病、四肢无力及腰痛。

全身骨肿，写的是五虎穴，但是我们最常用此穴来治疗类风湿关节炎的手指骨肿，一般取五虎一来治疗手指僵硬与骨肿。

四肢骨肿，老师针腕顺一、二穴。从全文看，"主治：肾亏之头痛、眼花、坐骨神经痛、疲劳、肾脏炎、四肢骨肿、重性腰两边痛、背痛"，应是以肾亏为主的四肢骨肿。此处常作为肾亏之诊断点，腕顺一、二穴掌缘软弱无力多系肾亏，从补肾发挥可治疗许多疾病，前述各病多系由肾亏而起，针之甚效。腕顺一、二穴基于手脚对应还治脚掌痛。贴骨进针,疗效尤佳。

肌肉萎缩取指三重穴,力道太小,很少取用。

（二）临床常用选穴

1. 五虎穴。

2. 肾关。

3. 腕顺一穴。

4. 通关、通天、通山。

5. 明黄、天黄、其黄。

十四经效穴:阳陵泉、风市。开四关。

【解说】

老师说的四肢骨肿或全身骨肿,一般指类风湿关节炎,这是常见病,特点是指头僵硬,就是晨僵,一早起来手很僵硬,慢慢到了中午就好了,这是初期症状。越来越厉害就骨头都变形了。在手上,我们一般取五虎一来治疗手指僵硬与骨肿。在脚上取穴,我们可以针阳陵泉、肾关,肾关可以治疗十个手指痛,五虎可以治手指,也可以治脚趾,五虎一治手指,五虎三治脚趾。阳陵泉可治筋、骨的病变。

老师用通关、通山、通天治疗四肢痛,改善血液循环,包括类风湿关节炎,不是三穴都扎,每次取两穴,也可以搭配五虎穴。

类风湿关节炎我治过很多,《金匮要略》的桂枝芍药知母汤,加上全蝎,非常有效。曾经有位患者找我看病,不方便扎针,我就开了桂芍知母汤加全蝎,差不多吃了两个多月,后来知道我要到明尼苏达州教课,就开车来找我看,再扎个针换个药方。中间示范,要给她看病时,她说她很高兴,最近检查,类风湿关节炎的指数已经转阴了,症状也都没了。那天就没有给她扎针,类风湿关节炎本来是很难治的,我们治得不错,她给当场的学员们带来了很大信心。

四肢骨肿,老师写的是腕顺一、二穴。腕顺一穴贴近后溪穴,后溪是我治疗骨刺常用针,治疗骨肿也有一定疗效。治骨病要贴骨进针,疗效较佳。

明黄、天黄、其黄在老师的书里也写了治疗骨骼胀大,这三个穴主要治疗脊椎骨刺,都在大腿上,下面是支撑身体最重要之长骨,能以骨治骨,疗效甚好。

十四经方面,治疗四肢骨肿,由于足少阳主骨,可针足少阳经的风市及阳陵泉,配合开四关(合谷、太冲),效果更好。

第二节　腰　背　病

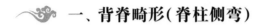

一、背脊畸形(脊柱侧弯)

(一)董师原书设穴

腰脊椎骨弯曲	99. 金耳穴

【解析】

腰脊椎骨弯曲,老师写的针金耳穴,本穴相当于耳针之肺区。膀胱经自头顶下于耳上缘,其经别贯脊,故能治脊椎病,然而耳朵上的穴位作用都慢,力道较小。如果只是闪腰岔气、弯腰而行,针此效果尚好。若是治疗慢性病,就要扎很久,还需配伍其他穴位。

(二)临床常用选穴

针明黄、其黄、天黄有效。

十四经效穴:灸脾俞跟肝俞。

【解说】

我们看腰背病,这里的背脊畸形,应该指的是脊柱侧弯,老师治疗脊椎的病变都是针上三黄,即明黄、其黄、天黄。

治疗脊柱侧弯,最好是灸脾俞、肝俞,由于脊柱最容易侧弯的部位,就是在这个区域。早期日本很多中学生,书包背得很重,之后就有脊柱侧弯,有位代田文志先生写了一本《针灸真髓》,是专门讲艾灸的,他就在脾俞、肝俞灸治,治愈了很多患者,我们可以作为参考应用。

二、脊椎骨刺

（一）董师原书设穴

脊椎长芽骨（脊椎骨膜炎）	88. 明黄穴、天黄穴、其黄穴
消骨头胀大（胀）	11. 复原穴；22. 灵骨穴；77. 四花中穴、四花副穴
骨骼胀大	66. 火硬穴、火主穴；88. 明黄穴、天黄穴、其黄穴
脊椎骨痛及弯曲困难	1111. 水腑穴

【解析】

脊椎长芽骨就是脊椎长骨刺，即椎间盘突出，老师针明黄穴、天黄穴、其黄穴（上三黄穴），此三穴在肝经上，之所以能治疗骨刺，是因穴内有支撑身体最重要之长骨，能以骨治骨。而且肝经与足少阳相表里，足少阳亦主骨。

老师消骨头胀大，还有复原、灵骨、四花中、四花副等穴。

复原穴的"复原"，是使已肿之骨胀大复原也，此处之消骨头胀大，是指"指关节胀大"。

灵骨穴贴骨进针，以骨治骨，消骨头胀大，本穴在腰脊线，主要系针对腰脊部的骨刺，治疗腰椎间盘突出的坐骨神经痛，亦可治疗类风湿关节炎之指骨胀大。

四花中、副穴，贴骨进针，叫做削骨针，能消骨头胀大，主要用于膝盖与足跟骨刺，对于腰椎及颈椎骨刺也有效。老师写的是四花中、副，但临床常连四花下穴一起用，三针一起贴骨，效果更好。要注意，这三针基本上是针同侧，左边有骨刺就扎左边，右边有就扎右边。

治疗其他骨骼胀大，还是以明黄穴、天黄穴、其黄穴为主。老师亦用火硬穴、火主穴，两穴也在肝经，火主穴贴骨进针，主要治疗脚骨胀大，与灵骨穴搭配，则手脚骨骼胀大皆治，还能治疗类风湿关节炎的骨骼胀大。

老师说脊椎弯曲困难，针水腑穴，可以是一时闪腰，也可以是腰弯不下去，直不起来的病。水腑穴即肾俞，本就能补肾，治疗腰与脊椎。

（二）临床常用选穴

1. 委中点刺甚效，配合针明黄更佳。

2. 针四花中、副穴（一起贴骨进针，叫做削骨针）。

3. 九里、七里(维杰特殊经验)。

十四经特效穴:人中、后溪、束骨。

【解说】

治疗脊椎骨骼胀大,就是脊椎骨刺,包括颈椎及腰椎骨刺。老师主要用明黄、天黄、其黄这三穴。后来我研究改为针九里穴,还是针在大腿上,但比较好扎,因为针大腿内侧不太方便。《灵枢·经脉》说"足少阳主骨",足少阳刚好就在肝经的对面,所以后来我用九里取代了这三穴,若九里再加一个倒马针,可加针下两寸的七里穴,效果更好。

我自己有一套治疗骨头胀大、椎间盘突出压迫神经的特效经验针,就是人中、后溪、束骨,再配风市(中九里)就更好,多年来我用这几个穴治愈了数百例颈腰椎骨刺。在"痛症"的"脊椎压痛"一节,对于人中、后溪、束骨治疗颈腰椎骨刺,我已经讲得很详细,大家可以回头看看。这里再略微谈谈削骨针。

四花中、副在小腿上,紧贴胫骨一起进针,叫削骨针。若四花中、副、下穴,三针一起更好。削骨针的特点是扎几次之后,膝盖骨刺的疼痛会明显减轻。膝盖长骨刺的特点就是下坡特别痛,上坡好一点。足跟长骨刺也有特点,早上起来一踩地,足跟特别痛,稍微走一走就好了,可是走多了又痛。

不论是颈椎、腰椎骨刺,还是膝盖、足跟骨刺,都可以在委中点刺,效果很好。

第三节　其　　他

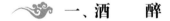

一、酒　醉

(一)董师原书设穴

解酒	99. 耳环穴

【解析】

老师解酒针耳环穴,就是耳朵戴耳环的地方,本穴相当于耳穴眼点,眼与肝应,强肝而能解酒。手法采用皮下针,即用细毫针由外向里(向面部)斜刺一分至二分半。

（二）临床常用选穴

1. 刺耳环,配针正本更佳。

2. 火包穴(维杰特殊经验)。

3. 总枢穴(三棱针)(维杰特殊经验)。

【解说】

酒醉解酒,我们可以在几个穴位扎针。耳环穴皮下针,是老师的治法,配合正本更好,正本就是素髎,本穴在督脉上,督为诸阳之会,能通阳。本穴通阳急救作用甚强,又具有开窍、回阳救逆之功,提神醒脑作用极强,能治酒醉。

醉酒之呕吐,以验血糖之采血片在总枢穴刺血,既简单又安全,而且有效。基于前后对应,能治前面之口喉病,如酒醉呕吐。

火包穴也治酒醉,本穴在第二脚趾下,穴在胃经,能强胃,属井穴范围,能治酒醉急症。

二、解 晕 针

（一）董师原书设穴

主解晕针与下针后引起之麻木感及气血错乱之刺痛	22. 手解

【解析】

手解即心经的少府穴,少府为心经(属火)荥穴(属火),为火中之火穴,为真火穴,强心及温阳之作用甚强,故能解晕针。又《灵枢·顺气一日分为四时》篇说:"病变于色者取之荥。"晕针时脸色必变,针心经之荥穴甚为有效,这也是手解穴能解晕针之理。

（二）临床常用选穴

1. 针手解穴特效。

2. 针腿之解穴针刺亦甚效。

【解说】

解晕针一个是手解穴,一个是腿上的解穴。这两穴解晕针效果很好。手解即心经之少府穴,能强心解晕针。

腿上的解穴在胃经郄穴梁丘下一寸，调理气血作用甚强，因此能解晕针、滞针、弯针，解气血错乱、新急之痛。原理同梁丘类似。治疗新发初患之各种疼痛及扭伤尤具卓效。晕针是新发之症状，故能解之。

⁂ 三、解气血错乱

（一）董师原书设穴

主解晕针与下针后引起之麻木感及气血错乱之刺痛	22. 手解
扎针后**气血错乱**，血不归经，下针处起包、疼痛，或是西医注射后引起之疼痛，跌打损伤、精神刺激而引起之疼痛，疲劳过度之疼痛	88. 解穴

【解析】

手解穴即心经之少府穴，能解晕针，及下针后引起之麻木感、气血错乱之刺痛，已在前节说明。

解穴在胃经郄穴梁丘穴下一寸，治疗新发初患之各种病痛，解气血错乱，也已在前节说明，可参考。

（二）临床常用选穴

1. 针解穴有效。

2. 手解穴。

【解说】

气血错乱可以针解穴、手解穴，但以腿上的解穴效果较好。解穴就在梁丘下一寸，可以治疗气血错乱。在跌打损伤的前两天，常会有气血错乱现象，全身酸痛，不治疗也会慢慢变好，但那是低平衡，马上扎针治疗就是正平衡。

前段时间我治过一位大学女生，她的车子被后车撞了，全身都痛，我就给她针了一个解穴，只留针 8 分钟，非常舒服。第二天她再来，说我还想针那个 8 分钟的针，就是解穴。

⁂ 四、昏　迷

临床常用选穴

1. 火硬、火主。

2. 十二井穴放血。

十四经效穴:人中、内关、太冲穴。

【解说】

现在看昏迷,前面讲内科病证中风时,曾对中风昏迷详加介绍,也举过几个病例,大家可以参考前面所讲的。这里再就昏迷略作补充,我也曾经治疗过一些昏迷的患者,针刺火硬、火主,效果不错。一般人对昏迷多半都是针刺人中、内关,往往在针人中、内关尚差一点劲仍未苏醒,再加针太冲或火硬、火主其中之一,常能立刻醒来。这是因为:①这几个穴下面有太冲脉,刺这些穴可以"以脉治心"。②这几个穴在足厥阴肝经上,透过手足厥阴相通至心,可以强心。③足厥阴经从脑内上至头,与督脉会于巅顶,督脉主通阳,亦主神志。④刺太冲或火主,也可透刺涌泉,肝肾并治,且涌泉亦为井穴,更能加强急救复苏的效果。

严重昏迷,要在十二井穴刺血。《伤寒论》厥阴篇曾说:"凡阴阳经不相顺接便为厥。"昏厥就要在十二井穴放血,因为井穴都在经络之起点或终点,在十二井穴针刺或刺血,能起到通经接阴阳的作用。井穴急救以放血最好。根据治疗多例昏迷经验,强心为首要,可首选手厥阴心包经的井穴中冲,中冲为火经木穴,能治疗与木(即肝风)、火(即痰火)等有关的神志病;其次选肺经井穴少商,再针其他井穴。少商穴能理气化痰,而且位于拇指,从神经及全息来看,与脑部的联系最为密切。

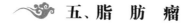

五、脂 肪 瘤

(一)董师原书设穴

各种瘤	77. 外三关穴

【解析】

老师没有特别治脂肪瘤的针,老师写的是用外三关治疗各种瘤。外三关在小腿之上中下各一针,有理三焦、整体调整的意味。脂肪瘤与脂肪的存积过多有关,特别是脂肪多的部位,最容易长脂肪瘤,可以用治疗胆固醇偏高的穴位来治疗。三焦经的火串,胆经的七里、九里及阳陵泉,都有一定效果。老师之外三关穴位,基本上与胆经有关。

（二）临床常用选穴

1. 针明黄穴特效。

2. 针外三关穴有效。

3. 四花外有效。

十四经效穴：以合谷穴为主,加经络牵引针。

【解说】

脂肪瘤与脂肪的存积过多有关,跟肝胆都有关系,可以用治疗胆固醇偏高的穴位来治疗,针明黄有效,明黄穴在大腿肉多的地方,可以"以肉治肉",而且在肝经上,故治疗脂肪瘤有效。

外三关、四花外也有效。四花外在丰隆穴旁,丰隆为"痰会",能调理脾胃,去湿去痰,在此刺血可以痰瘀并治,有一定疗效。

已故师弟郭啸天,对于治疗脂肪瘤有独特经验,他以合谷穴为主,效果非常好。

为什么用合谷呢？史上最有名的医案应是唐朝宰相狄仁杰赴京（长安）时,在旅途中,为旅舍老板鼻下如拳大之瘤扎了一针合谷,据唐史记载:其瘤应手而落。一般人认为这段记载可能是假的,而郭啸天的父亲用合谷一试,果然有效,治愈了很多脂肪瘤及肉瘤。

我吸收了这个经验,也用合谷来治疗肉瘤,然后看它是在哪一条经,可以在远处加一个牵引针,效果更好。有一位患者脖子后面风府旁边长了一个瘤,我就针合谷,因为是长在膀胱经上,就在束骨加一针牵引,然后让患者自我按摩肉瘤,很有效,两次就完全消了。

很多人乳房纤维增生,长了一个小瘤,你可以帮她针对侧的合谷,配合悬钟或三重针一针,然后让她自己按揉,本来是花生米那么大,揉一揉可能就变成绿豆大小了,再针几次就没了。

一般小肉瘤,针合谷穴很好。如果是长在膀胱经或督脉,要有牵引针,我们就针束骨牵引。如果是长在胸部,我们知道三重可以治疗胸部、乳部的病变,可以把它当牵引针。如果是乳头,可以用门金当牵引。

六、睡眠中咬牙

(一)董师原书设穴

睡中咬牙	77. 四花下穴、腑肠穴

【解析】

睡中咬牙多系胃热之证。四花下穴位于胃经上,所治之病多系胃肠病;腑肠穴亦在胃经上,主治相同,两针通常配合应用,能治睡中咬牙。

(二)临床常用选穴

1. 针四花下穴特效。

2. 腑肠穴。

3. 耳尖放血。

【解说】

睡中咬牙,是"胃不和卧不安"之症。多因胃热所致,董老师针四花下穴、腑肠穴,效果很好。此外,耳尖刺血能镇定安神助眠,也可治疗本病。

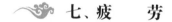

七、疲　劳

(一)董师原书设穴

疲劳	22. 中白穴(鬼门穴)、下白穴;44. 富顶穴、支通穴、落通穴;66. 木斗穴、木留穴
肝衰弱引起之疲劳	99. 木耳穴
肝机能不够引起之疲劳	88. 明黄穴、天黄穴、其黄穴
肾机能不够之疲劳	1010. 水通穴、水金穴
疲劳过度	33. 火腑海穴
全身无力	44. 水愈穴

【解析】

疲劳有多种,多与肝肾有关。董老师治疗疲劳,区分多种。

一般疲劳,治疗可分三个部位取穴:①手上的中白穴(鬼门穴)、下白穴;②上臂的富顶穴、支通穴、落通穴;③ 脚上的木斗穴、木留穴。

　　中白穴、下白穴能够脾肾双补。透过"三焦与肾通",两穴补肾作用甚好,能治疗肾亏各病。穴位之卦位为坤,亦主健脾,不少功用与脾肾双健有关。中白、下白倒马并用,疗效极佳。

　　支通穴及落通穴,皆贴近肱骨后缘扎针,以骨治肾,而且在小肠经,能去湿治疲劳。富顶穴在三焦经上,但与落通穴在同一水平。所治之病,多属肝肾亏虚之病。老师强调浅针治疲劳、肝弱。

　　肝衰弱与肝机能不够引起之疲劳,是一样的,都要强肝,可针木耳穴、明黄穴、天黄穴、其黄穴。

　　肾机能不够之疲劳,要补肾,可针水通穴、水金穴。

　　疲劳过度:灸火腑海穴。下针 10 分钟后取针,改用垫灸。本穴以三焦经定位,从阳明经取穴,三焦与肾"脏腑别通",手足阳明经同名经相通,故能补肾,亦调脾胃,有调补作用。可针亦可灸,补用灸法尤佳。大肠与肝"脏腑别通",还有补肝作用,能治头晕、眼花、疲劳。

　　全身无力:水愈穴用三棱针。穴名水愈,穴在小肠经上,基于手足太阳经相通,又"小肠与脾通"能去湿,所以治全身无力。

　　董氏奇穴在上臂太阳经上之支通、落通、水愈,皆能治疲倦及腰痛。一系手足太阳经相通,一系小肠经与脾别通能去湿。

　　(二)临床常用选穴

　　1. 针三叉三穴可消解疲劳(维杰特殊经验)。

　　2. 针鼻翼穴可消解疲劳(维杰特殊经验)。

【解说】

　　消除疲劳,我个人的经验,最有效的就是三叉三穴,老师用中白、下白治疲劳,但我用的三叉三,是一针两透,进针透过中白(中渚)、下白等输原穴位置,健脾益气。穴在三焦经上,透过肾与三焦通,也能补肾。脾肝肾皆治,又能增加免疫功能。三叉三又透达少府,为心经本穴,本就能提神振奋精神,是治疗感冒特效针,透达少府,就有麻黄附子细辛汤的意味在内,该方是治疗少阴阳虚困倦嗜睡很好的方子。

另外,一针消除疲劳很有效的穴位就是鼻翼。董老师的书里,鼻翼的主治没有疲劳,我用来治疗消除疲劳,非常有效。鼻翼穴在督脉与手足阳明经之间,温阳及调理气血之作用均甚佳。鼻子在面部最高点,为阳中之阳,温阳最速,温阳作用甚高。疲劳嗜睡者多为阳虚之病,本穴治之甚效。鼻为面部太极全息脾胃之处,鼻翼所治之病以理气为主,治气虚气滞之病。盖脾主湿,亦能消除疲劳,又脾主湿主四肢。

八、解　　毒

董师原书设穴

中毒、虫毒:药物中毒,蛇、蝎、蜈蚣等虫毒,食物中毒,疯狗咬伤,服毒自杀(轻则可治,重则难医),瓦斯中毒、原子尘中毒	1111. 分枝上穴、分枝下穴

【解析】

解毒用分枝上、下穴非常好,这是董氏奇穴独特之处。分枝上、下穴在上臂活动枢纽之下侧肌肉丰厚处,对应太极犹如上臂之关元,作用亦有相近之处。能增强体力,对抗外邪。

分枝上、下穴当肩贞穴旁,为小肠脉气所发,能分清泌浊,董师认为其有泌别清浊、利尿利湿之作用,也有疏利三焦、调整内分泌、增强免疫功能的作用。

此两穴作为解毒要穴,治疗食物中毒、药物中毒及各种虫毒咬伤有特殊作用。治疗病毒感染性疾病亦有作用,还可治疗其他中毒,包括癌症之放疗及化疗,能减轻其副作用。

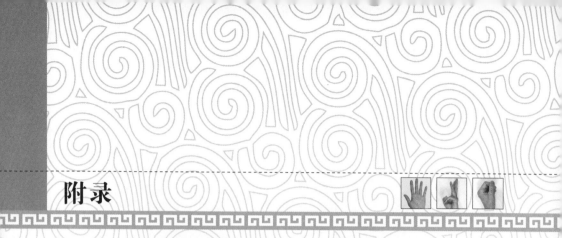
董氏奇穴各部位总图

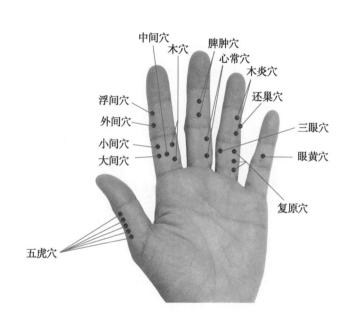

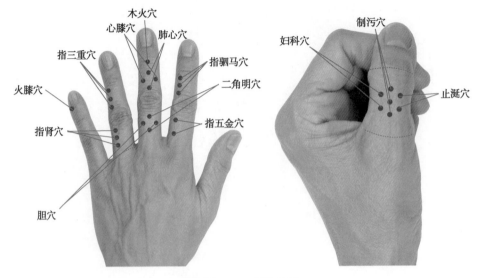

附图 1 ——部位总图

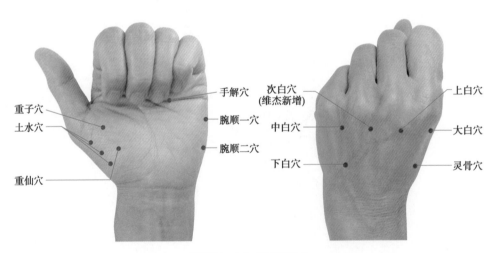

附图 2 二二部位总图

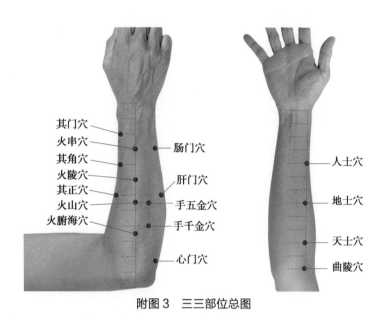

其门穴

火串穴 —— 肠门穴

其角穴

火陵穴 —— 肝门穴

其正穴

火山穴 —— 手五金穴

火腑海穴 —— 手千金穴

—— 心门穴

人士穴

地士穴

天士穴

曲陵穴

附图3 三三部位总图

背面穴 —— 水愈穴

云白穴

肩中穴 —— 上曲穴

李白穴

后枝穴 —— 下曲穴

富顶穴 —— 落通穴

首英穴 —— 支通穴

后椎穴

天宗穴

地宗穴

人宗穴

分金穴

附图4 四四部位总图

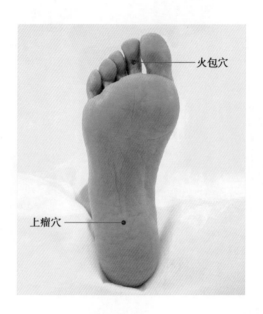

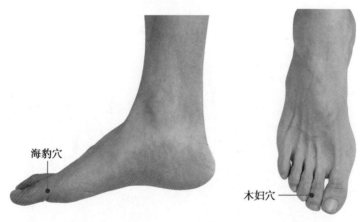

附图 5　五五部位总图

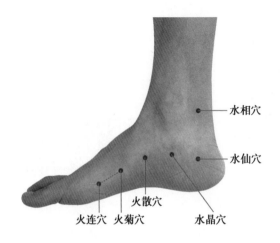

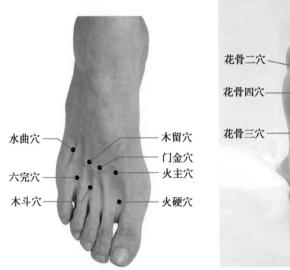

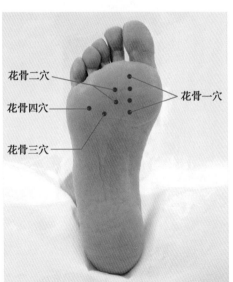

附图6 六六部位总图

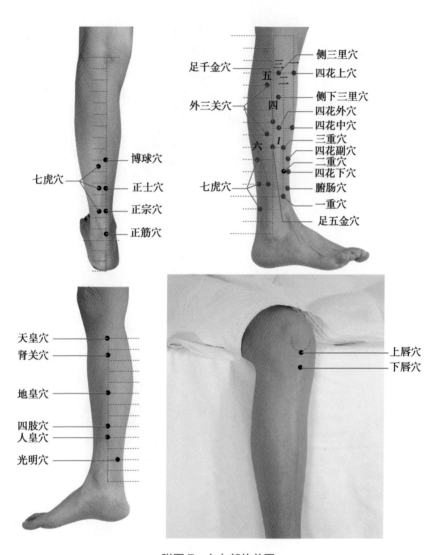

附图 7　七七部位总图

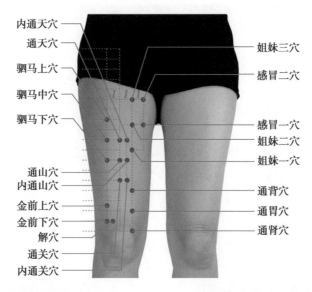

内通天穴　　通天穴　　驷马上穴　　驷马中穴　　驷马下穴

姐妹三穴　　感冒二穴

感冒一穴　　姐妹二穴　　姐妹一穴

通山穴　　内通山穴　　金前上穴　　金前下穴　　解穴　　通关穴　　内通关穴

通背穴　　通胃穴　　通肾穴

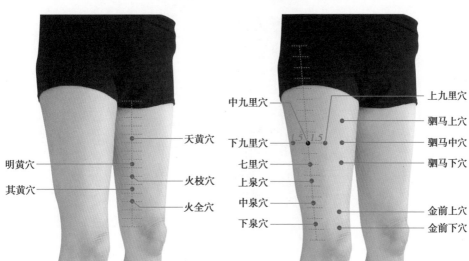

明黄穴　　其黄穴

天黄穴　　火枝穴　　火全穴

中九里穴　　下九里穴　　七里穴　　上泉穴　　中泉穴　　下泉穴

上九里穴　　驷马上穴　　驷马中穴　　驷马下穴

金前上穴　　金前下穴

附图 8　八八部位总图

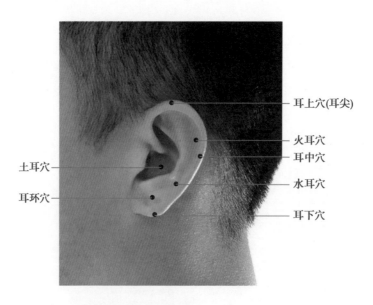

土耳穴
耳环穴

耳上穴(耳尖)
火耳穴
耳中穴
水耳穴
耳下穴

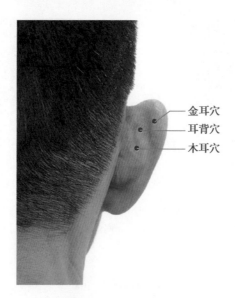

金耳穴
耳背穴
木耳穴

附图 9　九九部位总图

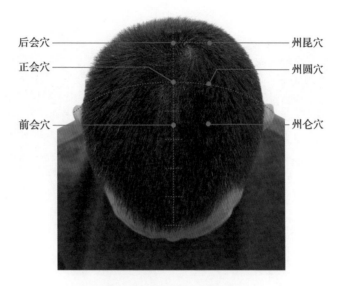

后会穴 —————— 州昆穴

正会穴 —————— 州圆穴

前会穴 —————— 州仑穴

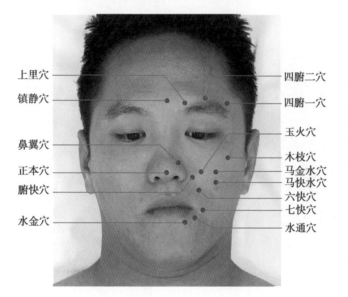

上里穴 —————— 四腑二穴

镇静穴 —————— 四腑一穴

鼻翼穴 —————— 玉火穴

正本穴 —————— 木枝穴

腑快穴 —————— 马金水穴

水金穴 —————— 马快水穴

六快穴

七快穴

水通穴

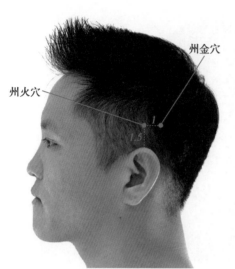
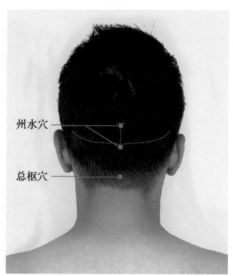

附图 10　十十部位总图

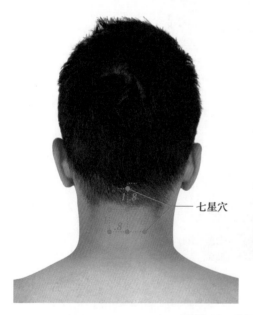
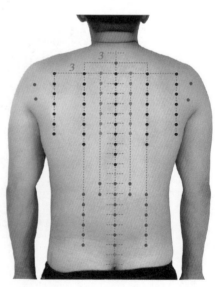

附图 11　背腰部位总图

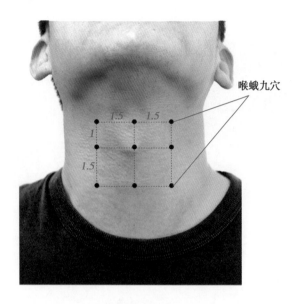

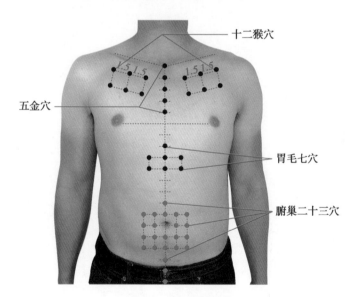

附图 12　胸腹部位总图

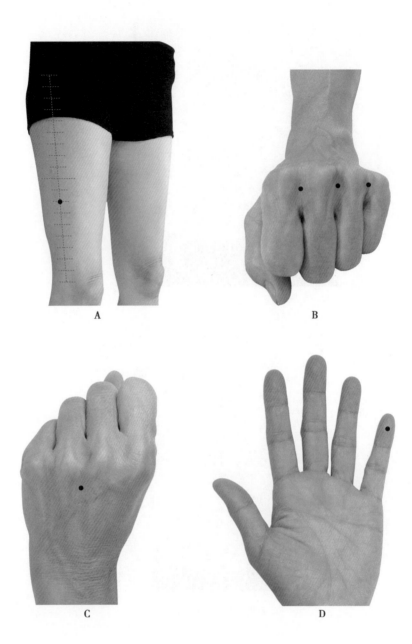

A

B

C

D

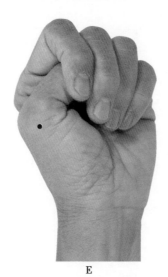

E

附图 13　维杰增补穴位

A. 七里穴　B. 三叉一穴、三叉二穴、三叉三穴　C. 次白穴　D. 夜盲穴　E. 小节穴